Jean Pütz · Horst Minge

Das Goldene Buch

Das Beste aus 30 Jahren hobbythek

vgs EGMONT

Bibliografische Information Der Deutschen Bibliothek
Die Deutsche Bibliothek verzeichnet diese Publikation in der Deutschen Nationalbibliografie; detaillierte bibliografische Daten sind im Internet über http://dnb.ddb.de abrufbar.

Bildquellen:
S. 7, 8: WDR/Jean Pütz; S. 9: akg-images/Cameraphoto; S. 11, 41, 52, 58, 69, 90, 116, 121, 138: Mauritius – Die Bildagentur; S. 26 (links), 146 (oben und Mitte): Jean Pütz; S. 26 (rechts): © Given Imaging; S. 66, 67: Dr. med. Walter Boehres, Ibiza; S. 76: Phan/Steffens, Deutsches Wollforschungsinstitut Aachen, Labor für Elektronenmikroskopie; S. 79 (links): Stefan Adam; S. 81, 126: © WDR; S. 104: Vorratsschutz GmbH, Laudenbach; S. 105 (beide): Prof. Jan-Peter Frahm, Botanisches Institut, Universität Bonn; S. 108: Aurora Grisanti; S. 113: Henkel KgaG, Düsseldorf; S. 114 (links): Forschungsinstitute Hohenstein, Bönningheim; S. 114 (rechts): Fa. Müko, Hof; S. 117: Pictor International; S. 122 (links): Ellen Norten; S. 122 (rechts): Klaus Schrameyer, Heilbronn; S. 124 (beide): Prof. Jan Lelley; S. 140: Meyhall AG (Rhodia), CH-Kreuzlingen;
Alle übrigen Fotos: Cornelis Gollhardt, Köln/Stephan Wieland, Düsseldorf.
Grafiken: S. 10: Dirk Fried Karnath, Düsseldorf; S. 112: Syntana Handelsgesellschaft, Mühlheim;
alle übrigen Grafiken: Designbureau Jochen Kremer/Gabi Mahler, Köln.

1. Auflage 2004

Umschlaggestaltung: Achim Münster, Köln
Redaktion: Michael Büsgen
Lektorat: Jutta Beiner-Lehner
Produktion: Sandra Pennewitz
Satz: Achim Münster, Köln
Druck: Westermann Druck, Zwickau
Printed in Germany
ISBN 3-8025-6232-1

www.vgs.de

Inhalt

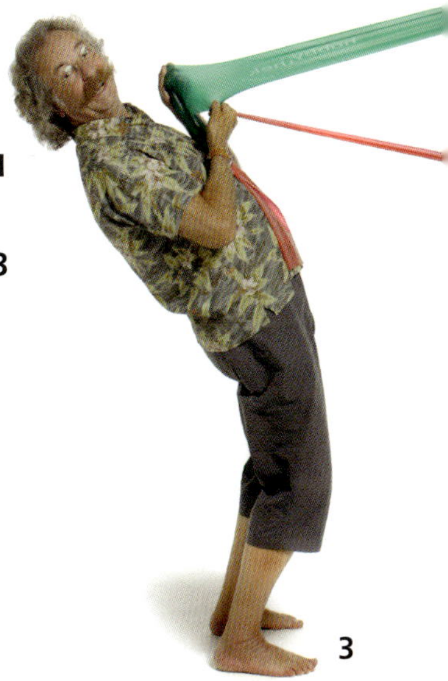

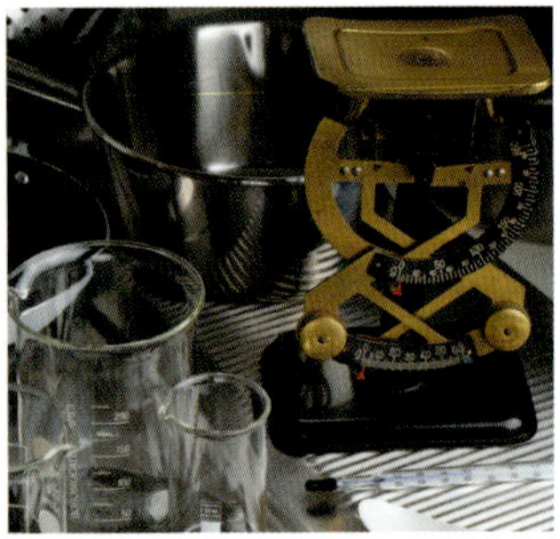

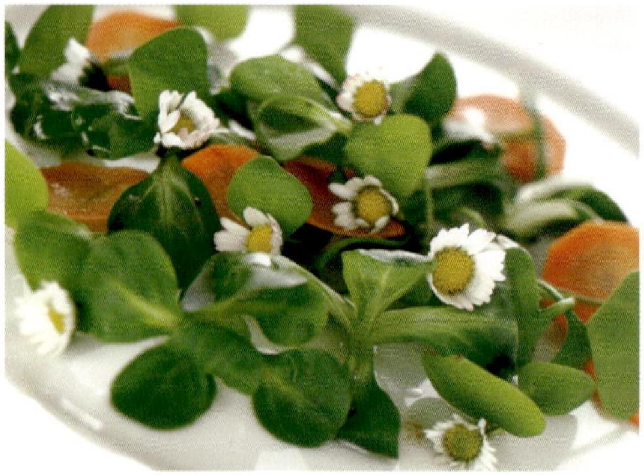

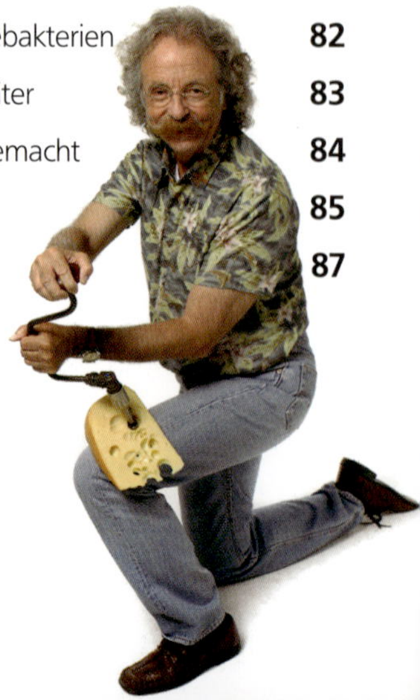

Liebe Leserinnen und Leser,

„hobbythek – eine Sendung für Hobbyfreunde, Tüftler, Bastler und Leute, die Spaß daran haben, sich selbst zu beschäftigen."
Jean Pütz (1974)

30 Jahre hobbythek – wer hätte das gedacht. Was am 22. Dezember 1974 im Fernsehen des Westdeutschen Rundfunks mit vergleichsweise bescheidenem Aufwand begann, sollte sich noch drei Jahrzehnte verheißungsvoll fortsetzen. Die meisten Kollegen – selbst diejenigen, die wie ich die Aufgabe hatten, Wissenschaft via Fernsehen zu vermitteln – gaben mir damals keine Chance, ja nicht selten wurde ich als der „Daniel Düsentrieb vom Dienst" belächelt. Doch ich habe mich nicht beirren lassen, denn ich hatte von Anfang an ein Konzept, ein Ziel, das sich bis heute nicht geändert hat. Die hobbythek war und ist ein Fernsehformat, das sich vor allem der Aufgabe widmet, sowohl Wissenschaft als auch objektive Verbraucherinformation zu vermitteln. Neben den Fernsehsendungen wurden bisher über 20 Millionen Exemplare unserer hobbytipps verschickt. Unsere hobbythek-Bücher, 55 an der Zahl, haben bis heute eine verkaufte Gesamtauflage von über fünf Millionen erreicht und zählen damit zu den erfolgreichsten Ratgeberreihen Deutschlands. Natürlich gibt es die hobbythek auch im Internet. Auf unsere homepage www.hobbythek.de wird monatlich rund eine Million mal zugegriffen.

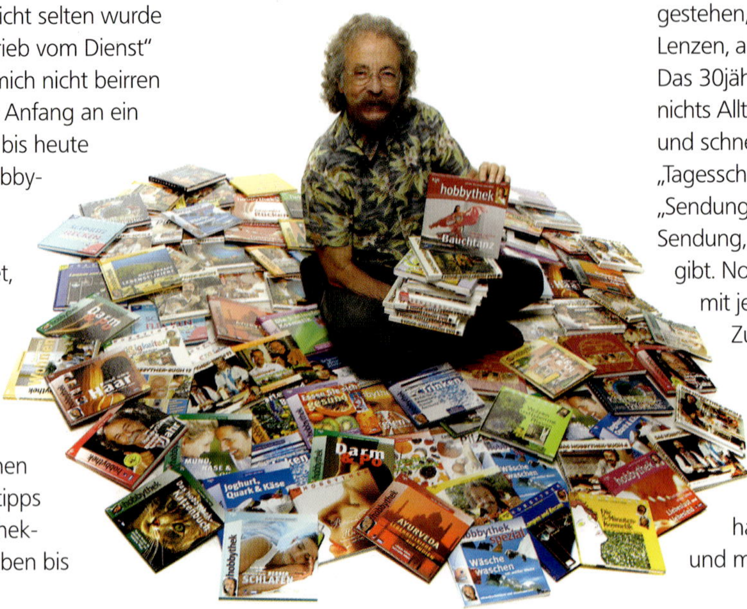

Die hobbythek ist also gewissermaßen ein „Trojanisches Steckenpferd", das den Menschen trockenes Wissen interessant verpackt und für den praktischen Gebrauch nutzbar vermitteln will. Kurzum, wir präsentieren ein Serviceprogramm, das hilft, etwas unabhängiger zu werden von den sich immer intensiver in den Markt drängenden Weltkonzernen im Bereich der Nahrungsmittel, Kosmetik und Technik. Wir geben praktische Tipps, die vor allem der eigenen Gesundheit dienen. Dabei ist es für uns selbstverständlich, dass wir zunächst einmal alles selbst ausprobieren. Ich muss ehrlich gestehen, dass ich, mit meinen immerhin 68 Lenzen, am meisten davon profitiert habe. Das 30jährige Jubiläum meiner Sendung ist nichts Alltägliches in unserer oberflächlichen und schnelllebigen Medienwelt. Nach der „Tagesschau", der „Sportschau" und der „Sendung mit der Maus" ist es die älteste Sendung, die es im deutschen Fernsehen gibt. Noch bis vor kurzem erreichten wir mit jeder Folge bis zu zwei Millionen Zuschauer bundesweit.

An dieser Stelle noch einmal einen herzlichen Dank an den Westdeutschen Rundfunk, der mir nie Vorgaben gemacht hat, was und wie ich zu moderieren habe, sondern mir stets freie Hand und mich Überzeugungstäter bleiben

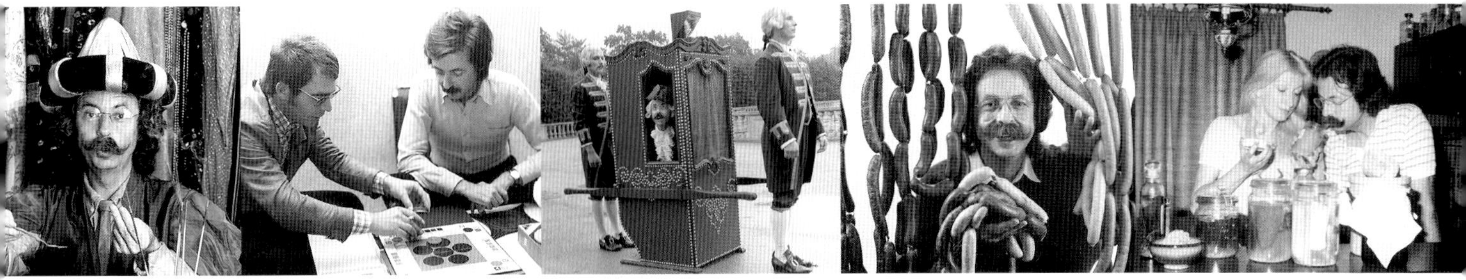

ließ. Vielleicht ist das der Grund dafür, dass wir in einer breit angelegten Medienuntersuchung vor ein paar Jahren sehr gute Noten in den Kategorien Glaubwürdigkeit und Verständlichkeit erhalten haben.
Vielen Dank auch an die Egmont vgs verlagsgesellschaft, bei der seit über 27 Jahren die hobbythek-Bücher erscheinen, vor allem an den damaligen Verleger Dr. Heinz Gollhardt, der mir mit der Zeit ein echter Freund geworden ist. Er war es auch, der mich dazu bewog, unsere hobbytipps in Buchform zu fassen. Aus dieser Zusammenarbeit sind aber auch rund 30 weit beachtete Bücher mit zum Teil technischem Inhalt entstanden. Genannt seien hier nur die Bestseller „Experimente Elektronik" und „Einführung in die Digitalelektronik", die erstmalig den Übergang der Röhren- zur Transistor- bzw. Digitaltechnik für jedermann verständlich vermitteln konnten. In den letzten Jahren habe ich dann zunehmend Titel zur Gesundheit, wie „Tausendsassa Teebaumöl", „Neue Aromatherapie", „anti-aging", usw. veröffentlicht. Einen Überblick über sämtliche von mir herausgegebenen Buchtitel können Sie meiner unten angegebenen Homepage entnehmen.
Aber hobbythek ist weit mehr als praktisch orientierter Wissenschaftsjournalismus. Ich erinnere da nur an unser Engagement für den TransFair-Handel mit der Dritten Welt. Länder wie Costa Rica, Honduras, Vietnam und die Philippinen können seit vielen Jahren unter anderem Kaffee, Nüsse, Zimteinlagesohlen und Trockenfrüchte zu fairen Preisen nach Deutschland liefern.
Dank gebührt in diesem Zusammenhang auch allen Läden, darunter auch Drogerien und Apotheken, die sich bereit erklärt haben, diese Produkte und sonstige Zutaten in Deutschland zu verkaufen. Es erfüllt mich mit Stolz, dass Qualität und Wirkung sämtlicher hobbythek-Produkte stets unabhängigen Analysen stand gehalten haben. Dafür verbürge ich mich auch weiterhin.
Umso mehr ärgert es mich, dass in letzter Zeit eher zweifelhafte Gesundheitsprodukte von fachfremder Prominenz beworben werden. Das halte ich für Quacksalberei und Gift für Qualitätsjournalismus.
Um Missverständnissen vorzubeugen: noch nie haben ich oder meine Autoren auch nur einen Cent an den Produkten rund um die hobbythek verdient, auch nicht an jenen, die wir selbst erfunden bzw. initiiert haben!
Es versteht sich von selbst, dass die hobbythek ihren Erfolg nur dadurch erlangt hat, weil es mir gelungen ist, ein schlagkräftiges Team zusammen zu stellen. Viele Mitarbeiter sind gleichzeitig auch Co-Autoren der hobbythek-Bücher geworden. Große Verdienste haben sich unter anderem Wolfgang Back, Pina Coluccia, Sabine Fricke, Monika Kirschner, Prof. Jan Lelley, Horst Minge, Christine Niklas, Dr. Ellen Norten, Monika Pohl, Vladimir Rydl, Rudolf Weber und Kordula Werner erworben.
Horst Minge bin ich zu besonderem Dank verpflichtet. Der engagierte Wissenschaftsjournalist und hobbythek-Kenner, hatte sich bereit erklärt, diesen Jubiläumsband zu gestalten. Es war eine Sisyphusarbeit mit vielen Nachtschichten, denn er hat sämtliche Themen der vergangenen 30 Jahre akribisch durchforstet und daraus dieses Buch geschaffen. So ist ein würdevolles Resümee ganz nach meinem Geschmack entstanden.
Das Goldene Buch der hobbythek glänzt nicht nur durch seine einzigartige Themen-

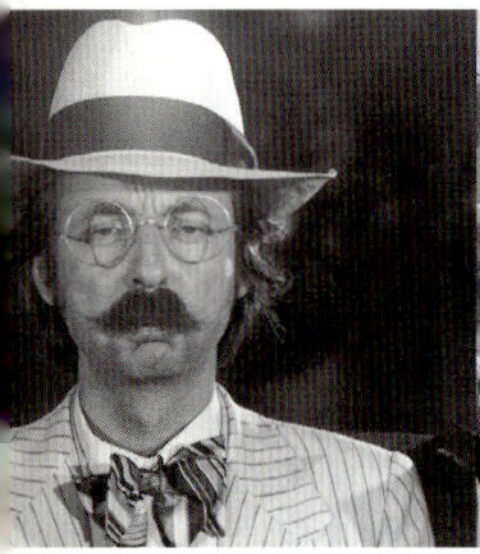
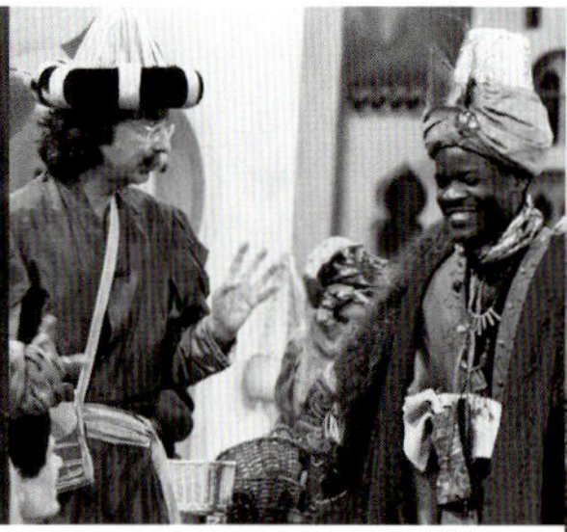
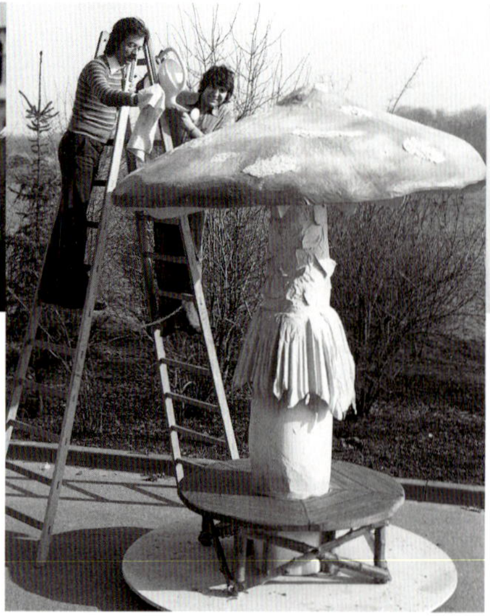
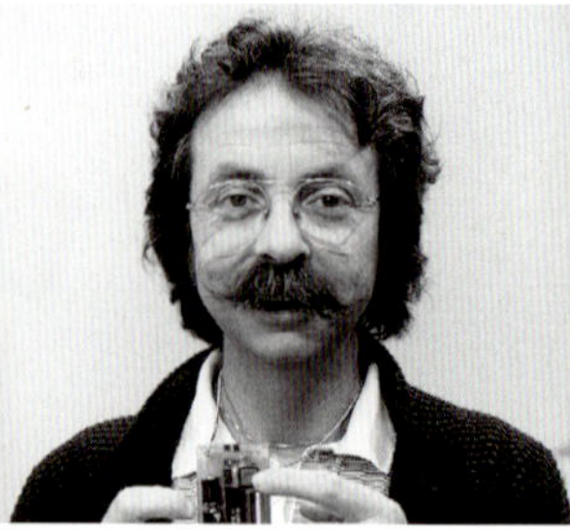
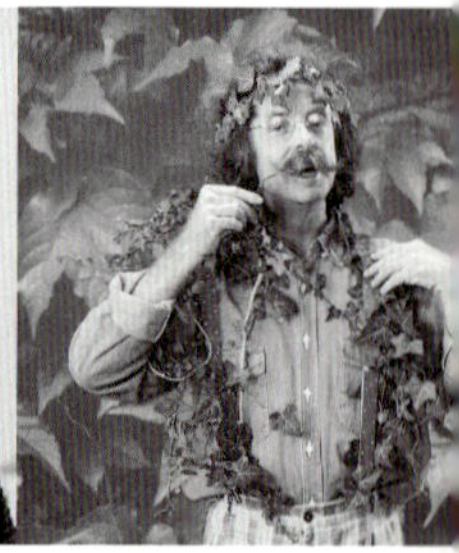

vielfalt – nie gab es eine größere Auswahl an Rezepten, Bastelanleitungen und Tipps. Die Spannbreite reicht von Gesundheit, über Kosmetik und Ernährung, bis hin zur häuslichen Umgebung und diversen Hobbythemen. Garantiert für jedermann ist etwas dabei.
Dennoch ist es kein Best-of-Buch im üblichen Sinne geworden. Eine Vielzahl, hauptsächlich älterer Anleitungen, wurde gründlich überarbeitet, getestet und aktualisiert. Viel Neues, bislang Unveröffentlichtes wurde in den Themenreigen aufgenommen. Favorisiert wurden Themen, die auf dem heutigen Buchmarkt kaum zu finden sind. Berücksichtigt wurden aber auch Erfahrungen und Verbesserungsvorschläge unserer Leser und Zuschauer. Es ist immerhin Ihr Verdienst, dass die hobbythek zu einer Wissenschaftssendung mit Kultcharakter avanciert ist.
Darum war es mir ebenso ein Anliegen, dass trotz des Facettenreichtums der wissenschaftliche Background nicht zu kurz kommt. Schließlich war die geschickte Symbiose aus dem „wie?" und „warum?" eines unserer Erfolgsrezepte.

„Schalt mal ab und knips Dich ein, sei doch einmal selbst der Mann. Schaff Dich mal, das ist nicht schwer, hobbythek im WDR."
Bläck Fööss (1975)

Liebe Leserinnen und Leser, mit einer „Träne im Knopfloch" sage ich der hobbythek im Dezember 2004 Adieu! Praktisch auf den Tag genau werde ich nach drei Jahrzehnten das hobbythek-Ruder aus der Hand geben. Aber es ist auch ein Ausstieg mit einem lachenden Auge – schließlich habe ich mir mit der hobbythek gewissermaßen ein „Ei" gelegt, das mich hoffentlich noch lange überleben wird …

Ich selbst werde aber auch in Zukunft interessante und vielversprechende Projekte rund um die Themen Gesundheit, Ökologie und Verbraucherschutz realisieren. Für 2005 sind weitere Auftritte im Print-, Hörfunk- und TV-Bereich geplant. Frei nach der Devise „auf zu neuen Ufern" wird es Wehmut und Ruhestand vorerst also nicht geben. Über Neuigkeiten und aktuelle Pläne informiere ich Sie laufend auf meiner neu eingerichteten Homepage

www.jean-puetz.net

In diesem Sinne wünsche ich Ihnen viel Spaß beim Lesen und Umsetzen unserer ausgewählten Tipps und Rezepte!

Jean Pütz

Ihr Jean Pütz

Gesundheit von Kopf bis Fuß

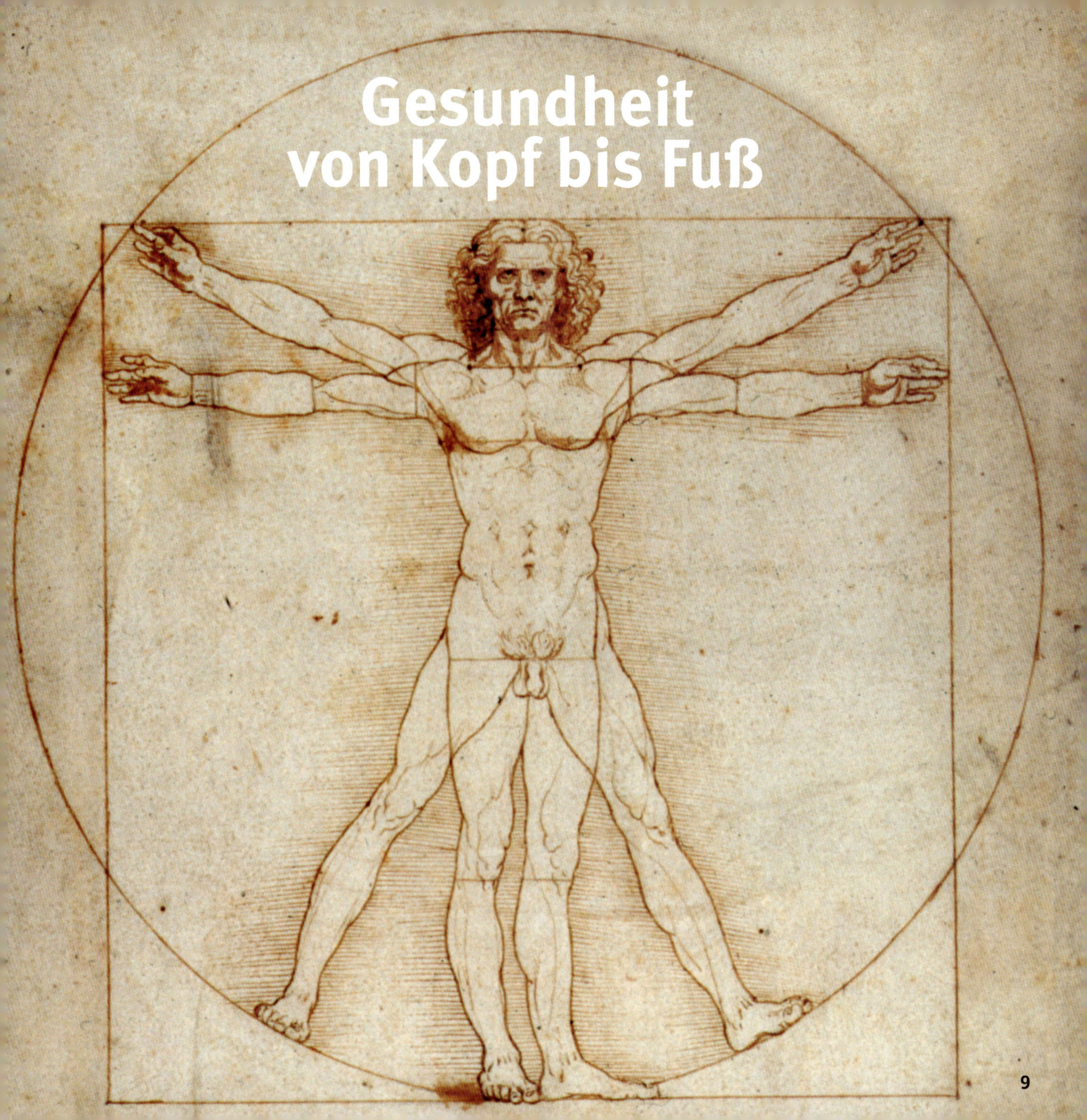

AUGENBLICK MAL! SCHÄRFER SEHEN

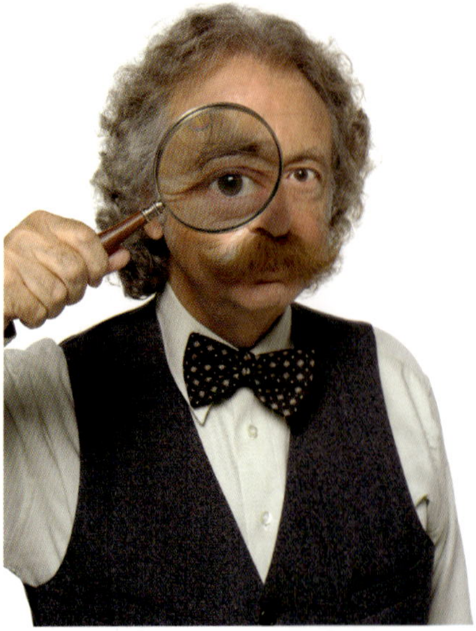

Immer wenn es in der hobbythek um das Thema „Sehen" ging, war das für mich mit Erinnerungen an den Anfang meiner Fernsehkarriere verbunden. Bereits Anfang 1974 wurde in unserer ARD-Sendung „Aus den Augen, in den Sinn, ein Spiel mit optischen Täuschungen" zum ersten Mal der Versuch unternommen, den Zuschauer via Bildschirm zu bewegen und alte, eingeübte Sehgewohnheiten zu durchbrechen. Weg vom rein passiven Zuschauen, das war die Devise.

Die Augen sind unsere wichtigsten Sinnesorgane. Über 80 Prozent aller Eindrücke aus der Umwelt nehmen wir mit ihnen auf. Das Auge ist eines der kleinsten Organe des Menschen. Es ist annähernd rund, im Durchschnitt 23,5 Millimeter lang und wiegt nur wenige Gramm. Beim gesunden Auge erzeugt das Zusammenspiel von Hornhaut, Pupille und Linse ein scharfes Bild der Umwelt auf der Netzhaut. Die Scharfstellung wird dabei durch eine automatische Verformung der Augenlinse erreicht. Das auf die Netzhaut projizierte Bild wird schließlich in elektrische Impulse umgewandelt und über den Sehnerv an das Sehzentrum weitergeleitet.

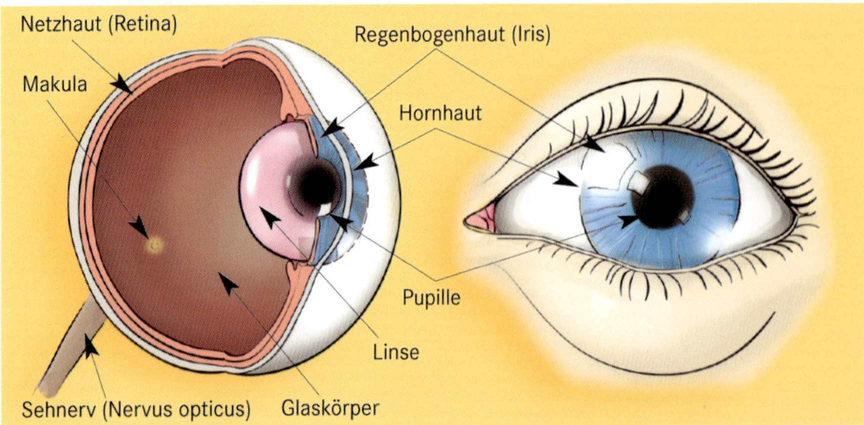

Der Aufbau unseres Sehorgans.

Meist schenken wir unseren „optischen Wunderwerken" bei der Gesundheitspflege nur wenig Beachtung. Dabei klagen viele über überlastete, müde und trockene Augen. Weiter sind rund 40 Millionen Bundesbürger auf eine Brille oder Kontaktlinsen angewiesen, um ihre Sehfehler auszugleichen. Ein vermindertes Sehvermögen schlägt sich unmittelbar auf unsere Lebensqualität nieder.
Es lohnt sich also, schonend mit unseren Augen umzugehen, sie zu pflegen, um die Sehkraft möglichst lange zu erhalten.

Schöne Augen machen

Die Haut rund um die Augen ist besonders dünn und empfindlich – was sie anfälliger für Fältchen macht. Unsere spezielle Pflege ist exakt auf diese Bedürfnisse abgestimmt. Gehen Sie beim Eincremen so behutsam wie möglich vor, um Fältchen nicht versehentlich zu verstärken! Bei der Nasenwurzel beginnen und das Pflegeprodukt mit dem kleinen Finger in kreisförmigen Bewegungen auftragen – am besten mit sanftem Einklopfen.

Aloe-vera-Augengel

50 ml	Wasser
½ Messl.	Gelbildner ht
2 Messl.	Aloe vera 10fach
20 Tr.	Seidenprotein
1 ml	Glycerin
1 Messl.	D-Panthenol
2 Messl.	Vitamin-E-Fluid
12 Tr.	Paraben K

Das Augengel ist feuchtigkeitsspendend und erhält die Spannkraft. Wasser mit dem Gelbildner ht andicken und die restlichen

Substanzen unterrühren. Das Gel hält sich ca. fünf Monate.

Augenfaltencreme

Fettphase:

17 g	Emulsan II
5 g	Fluidlecithin CM
2 g	Walratersatz
65 ml	Jojobaöl

Fertige Creme:

10 g	Fettphase (s.o.)
15 ml	dest. Wasser
30 Tr.	Vitamin-ACE-Fluid
1 Msp.	Hyaluronsäure ht
3 Tr.	Paraben K
¼ Messl.	Vitamin-E-Acetat

Die Fettphase bei ca. 70 °C langsam schmelzen und ca. 80 °C heißes Wasser dazugießen. Kräftig verrühren, damit sich die Emulsion bildet. Zum Abkühlen stehen lassen. Bei Handwärme die restlichen Wirkstoffe nacheinander unterrühren. Die Hyaluronsäure ht zunächst im Messlöffel mit ein bis zwei Milliliter Wasser verrühren.

Augenwasser für geschwollene Augen

55 ml	Myrtenwasser
55 ml	dest. Wasser
1 g	Kochsalz

Das Hydrolat Myrtenwasser ist wasserlöslich und deshalb für das wässrige Milieu der Augen vorzüglich geeignet. Besonders bei allergischen Irritationen kann unser Augenwasser mit einer Sprühflasche direkt auf die gereizten Augen gesprüht werden.

Der goldene hobby-Tipp

Nach einem anstrengenden Tag kann eine Augenkompresse mit beruhigendem, kühlendem **Rosenwasser** Wunder wirken. Einfach zwei Wattepads mit Rosenwasser tränken, auf die Augen legen und nach zehn Minuten wiederholen – zwei- bis dreimal. Teebeutel als „Augenmaske" sind nach neuesten Studien nicht so gut geeignet. Durch die Teebeutelfilter können winzige Schwebteilchen hindurchtreten, die das Auge reizen.

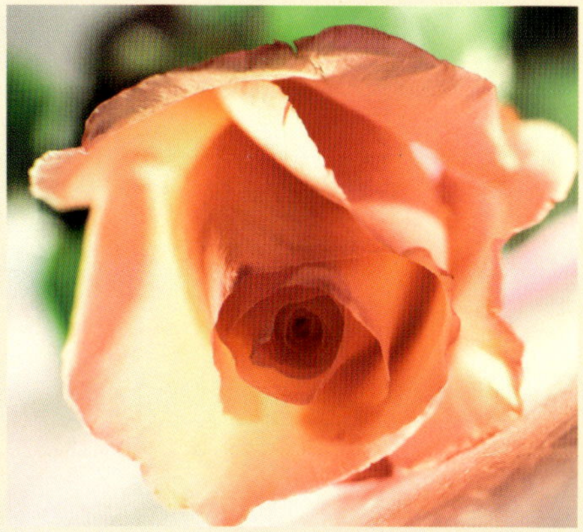

Klare Sache: der Seh-Check der hobbythek

Die Sehschärfe ist eine entscheidende Größe zur Beurteilung des Sehvermögens. So kann ein normalsichtiges Auge in einem Abstand von fünf Metern zwei Punkte unterscheiden, die 1,5 Millimeter voneinander entfernt sind.
Um die Sehschärfe zu testen, werden meist genormte Buchstaben oder Ziffern verwendet, die in unterschiedlicher Größe aus einer bestimmten Entfernung noch gelesen werden sollen (siehe *Seite 12*).

Führen Sie den Seh-Check der hobbythek bei Tageslicht durch und platzieren Sie das Buch im Abstand von **zwei** Metern. Am besten lassen Sie jemanden das Buch halten, der Ihre Angaben überprüft.

Auf der hobbythek-Homepage das Sehen testen

Auf unserer Internet-Seite **www.hobbythek.de/dyn/14920.phtml** können Sie online testen, wie es um Ihr Sehvermögen steht. Er funktioniert unabhängig von Größe und Auflösung des Monitors. Ein Zufallsgenerator liefert stets andere Tafeln. Zur besseren Kontrolle liest Jean Pütz die dargestellten Ziffern vor.
Den richtigen Abstand vom Monitor ermitteln Sie, indem Sie eine Scheckkarte mit ausgestrecktem Arm vor sich halten. Schließen Sie ein Auge und entfernen Sie sich nun so weit vom Monitor, bis die Breite der Scheckkarte der Breite der Bildröhre entspricht.

Scharfe Bilder auf der Netzhaut: die Lochbrille ht

Auch die hobbythek-Lochbrille prüft, wie gut Sie sehen. Das Faszinierende daran ist, dass nahezu alle „Augen", ob nun normal-

5

8 1 6

5 2 7 3 9

6 7 1 9 5 3 8

7

2 8 5

6 4 9 3 1

4 5 8 1 2 7 3

Halten Sie sich für die linke Tafel das rechte Auge zu und für die rechte Tafel das linke.
Je nach entzifferter Zahlenreihe beträgt die Sehschärfe (Visus) von oben nach unten: 40 %, 60 %, 80 %, 100 %.

oder fehlsichtig, beim Blick durch diese Brille scharf sehen können. Das gilt sowohl für die Fernsicht als auch für extrem augennahe Objekte. Eine anstrengende Akkommodation, d. h. Scharfstellen der Linse, ist praktisch nicht erforderlich. Viele kleine Löcher bündeln die einfallenden Lichtstrahlen enger, so dass diese nicht so stark streuen. Auf der Netzhaut entsteht ein scharfes Bild, allerdings auf Kosten der Helligkeit.

Die Konturen einer beliebigen Brille mit einem Stift auf die Pappe übertragen und anschließend ausschneiden. Aus Stabilitätsgründen sollte der Steg großzügig bemessen sein. Die „Brillengläser" mit der Stopf-

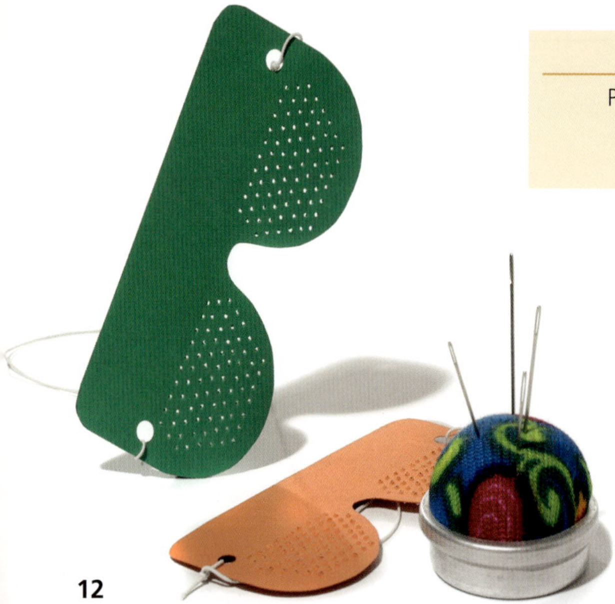

Wer mit Lochbrille schärfer sieht als ohne, bei dem könnte eine Fehlsichtigkeit vorliegen.

Lochbrille ht

Pappe DIN A5 (Fotokarton)
Gummischnur, ca. 50 cm
Stopfnadel, 1 mm dick

Der goldene hobby-Tipp

Möhren sind reich an Betacarotin, die Vorstufe von Vitamin A. Vitamin A ist wichtig für gutes Sehen. Da Betacarotin fettlöslich ist, verbessert etwas Fett die Aufnahme erheblich.

150 g	Möhren
1 Stich	Butter
1 Tasse	Milch
1 TL	Honig

Möhren raspeln und zusammen mit der Butter etwa fünf Minuten dünsten. Mit der Milch in den Mixer geben und pürieren, mit Honig abschmecken.

nadel gleichmäßig durchstechen. Der Abstand der Löcher zueinander beträgt ca. fünf Millimeter. An beiden Brillenseiten die Schnur verknoten.

Entspannter Blick: Augengymnastik mit dem Bildschirmschoner

Den ganzen Tag am Schreibtisch, den Bildschirm fixieren und in der Freizeit fernsehen oder lesen. Das ist purer Stress für die Augen. Sehschwächen und Kopfschmerzen sind häufig die Folge.
Schützen lässt sich unsere Sehkraft durch regelmäßige Pausen mit Augengymnastik. Unser animierter **Bildschirmschoner** mit drei effektiven Augen-Übungen lässt sich kostenlos downloaden unter:
www.hobbythek.de/dyn/14961.phtml

Der goldene hobby-Tipp

Auch optische Täuschungen stellen für die Augen und das Gehirn beeindruckende und faszinierende Reize dar. Wir sehen Dinge, Formen und Farben, die nicht so sind, wie wir es auf den ersten Blick annehmen.
Der Anblick und der „verzweifelte" Versuch, die Illusionsbilder zu entschlüsseln, fordert und trainiert die Wahrnehmungsfähigkeit.

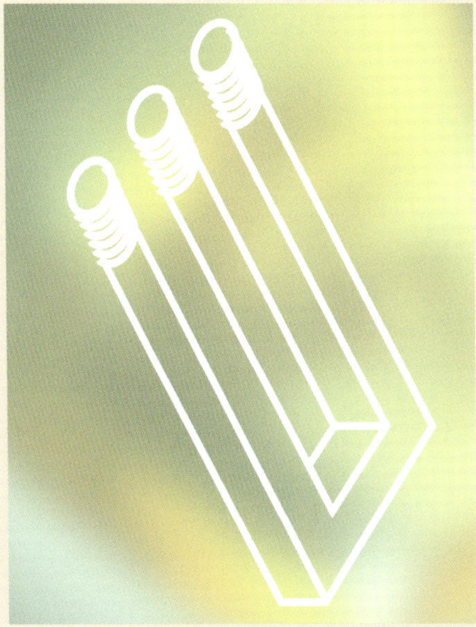

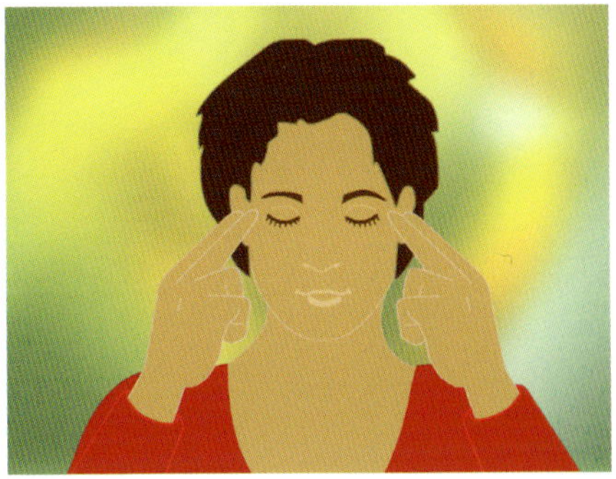

Bei der „Auszeit-Übung" wärmen Sie die Hände vor, indem Sie sie schnell aneinander reiben. Dann werden die Handinnenflächen für ein paar Minuten über die geschlossenen Augen gelegt. Durch die Dunkelheit können sich die Sehzellen wieder regenerieren, indem sie ihren Sehfarbstoff wieder aufbauen. Durch die Wärme entspannen sich die Augenmuskeln.

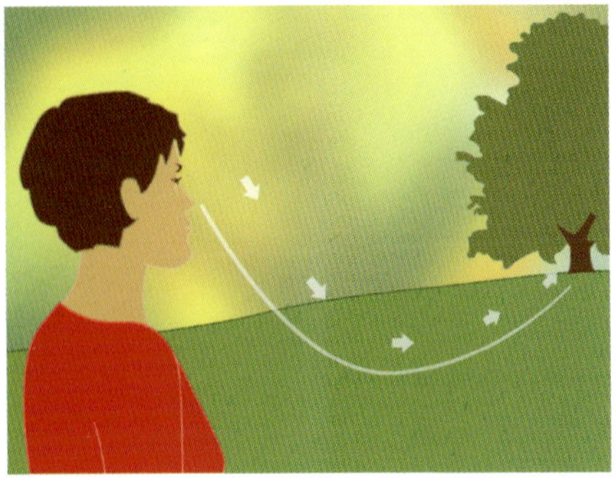

Stellen Sie sich vor Ihre Augen wären ein „Seiltänzer" und laufen langsam entlang einer gedachten Linie zu einem Punkt in der Ferne. Vor und zurück. Die Übung trainiert die Flexibilität der Linse, sich abwechselnd auf nahe bzw. entfernte Gegenstände einzustellen.

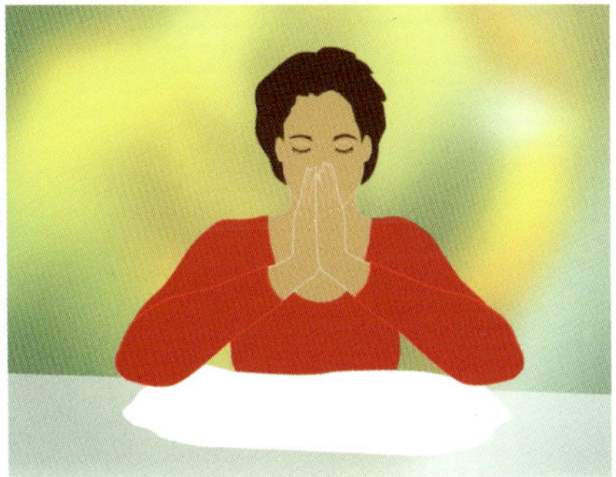

Bei der „Fingerdruck-Übung" werden drei Punkte mit den Kuppen der Mittelfinger sanft gepresst: Beim Ausatmen mit leichtem Druck, beim Einatmen nur halten. Der erste Punkt liegt an der Nasenwurzel, im inneren Augenwinkel. Punkt 2 finden Sie seitlich in einer kleinen Mulde am Ende der Augenbrauen und Punkt 3 unterhalb der Pupille auf dem Wangenknochen.

BESSER LEBEN – AUF DIE OHREN HÖREN

„Musik wird störend oft empfunden, dieweil sie mit Geräusch verbunden."

Dieses Gedicht, frei nach Wilhelm Busch, haben wir uns in der hobbythek oft zu Herzen, besser, zu *Ohren*, genommen, wenn es darum ging, Musik und Klang mit Genuss zu erzeugen. Vielleicht erinnern Sie sich noch an unsere Miniorgel oder unsere „stumme" Gitarre. Aus den Siebzigern stammt auch unser Kunstkopf „WDRna", mit dem wir Schall stereotechnisch aufgezeichnet haben – eine Technik, die mittlerweile zu erschwinglichen Preisen als „Kunstkopfmikrophon" angeboten wird (Bezugsquellen).

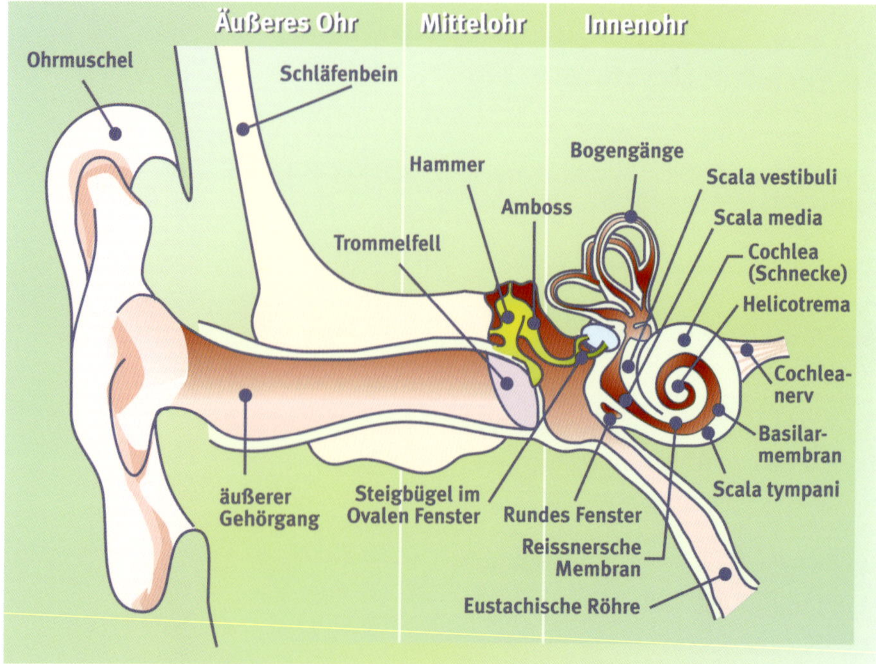

Schematische Darstellung des Ohres.

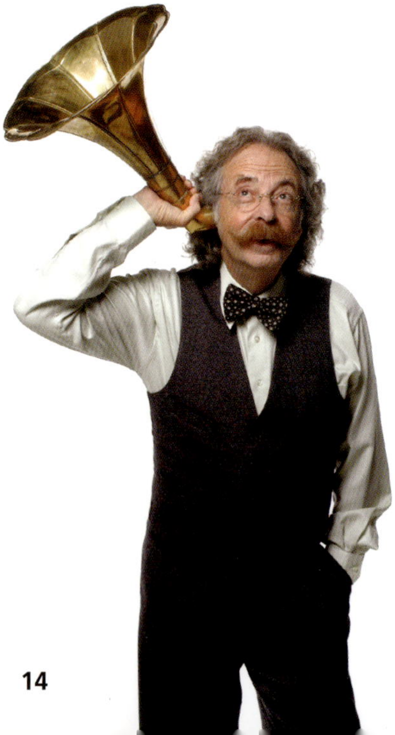

Unsere Ohren sind entwicklungsgeschichtlich älter als die Augen. Sie sind sensibler und sie verfügen über einen höchst wirkungsvollen und komplizierten Aufbau. Voraussetzung ist zunächst einmal Schall, den man sich als schwingende Luftteilchen vorstellen muss. Die besondere Form der Ohrmuschel reflektiert den Schall auf das Trommelfell, das seinerseits in Schwingung versetzt wird. Dadurch wird der Schall über die winzigen Gehörknöchelchen Hammer, Amboss und Steigbügel zum Ovalen Fenster weitergeleitet und um das 22fache verstärkt. Im Innenohr pflanzen sich die Schallwellen nun in Form von Flüssigkeitswellen bis in die Schnecke fort. Hier befindet sich die Basilarmembran, deren feinste Haarzellen die Schwingungen in elektrische Impulse umwandeln und an das Gehirn weiterleiten. Aus den akustischen Informationen werden Lautstärke, Frequenzgemisch und Schalldauer zum Höreindruck verarbeitet.

Bei diesen fein abgestimmten Vorgängen ist es kein Wunder, dass insbesondere laute Musik ebenso wie Arbeitslärm die Ohren durch eine hohe Dauerbelastung ermüden. So steht Lärmschwerhörigkeit an erster Stelle der Berufskrankheiten. Bereits Jugendliche hören oft schon so schlecht wie ältere Menschen. Also schützen Sie sich, selbst wenn Sie glauben, sich „daran gewöhnt zu haben".

Balsam für die Ohren

Während das Innenohr unzugänglich ist und praktisch nur über ausreichende Hörschutz-Stöpsel (Bezugsquellen) „gepflegt" werden kann, braucht das äußere Ohr, speziell der Gehörgang, eine gewisse Pflege. Da Wasser im Ohr leicht Schwierigkeiten bereitet, sollten lediglich die Ohrmuscheln vorsichtig mit Wasser gewaschen werden. Der Innenbereich, also der Gehörgang, reinigt sich von allein.

Ohrenschutz à la hobbythek

10 Tr.	Andirobaöl
	Watte

Beim Schwimmen oder Haarewaschen können Menschen mit empfindlichen Ohren diese vor dem Wasser schützen. Einfach das Öl auf das Wattebäuschchen geben, zu einer Kugel formen und in den Gehörgang einbringen. Es hat eine leicht entzündungs- und juckreizhemmende Wirkung.

Ohrenöl gegen Ekzeme

5 ml	Teebaumöl
5 ml	Olivenöl

Gechlortes Wasser in Schwimmbädern reizt die Gehörgänge ganz besonders. Dies kann bis zum Gehörgangsekzem führen, das aber auch durch Stoffwechselstörungen oder starke Schuppenbildung ausgelöst werden kann.

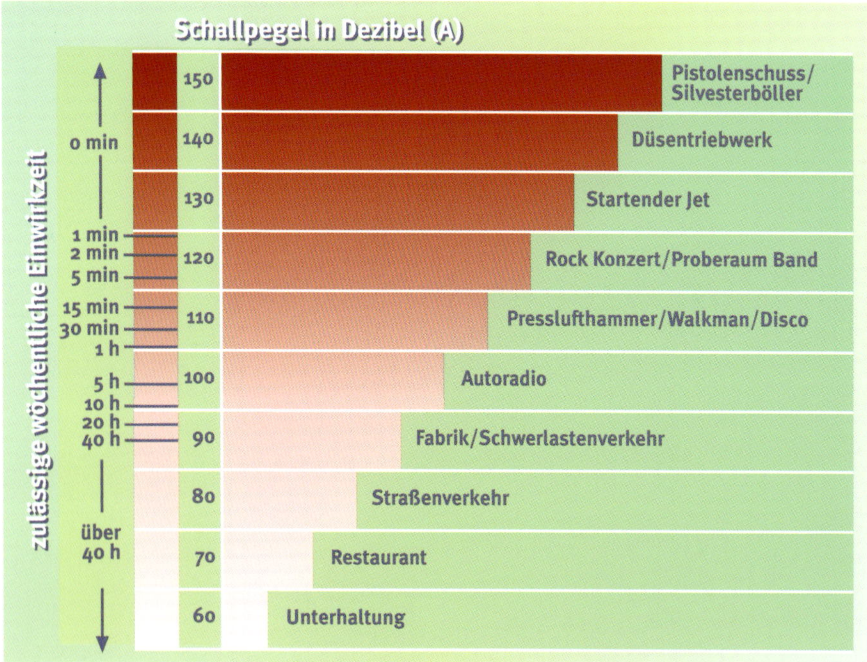

So lange lässt sich Lärm pro Woche schädigungsfrei ertragen, ausreichende Erholung vorausgesetzt.

Öle miteinander vermischen und in eine dunkle Vorratsflasche füllen. Etwas Flüssigkeit mit dem Finger, morgens und abends, in den Gehörgang bringen.

Lösung für den Ohrpfropf

2 Tr.	Teebaumöl
3 ml	Weingeist (70 %)
1 ml	Facetensid ht
2 ml	Glycerin
14 ml	abgekochtes Wasser

Hin und wieder verschließt ein Pfropf aus Ohrenschmalz (Zerumen) den Gehörgang. Gelangt Wasser ins Ohr, kann ein solcher Pfropf noch quellen und dann ist der Gehörgang zu. Mit unserer Lösung lässt sich der Pfropf in den meisten Fällen lösen. Teebaumöl im Alkohol lösen und den Rest dazugeben. Mischung in eine Pipettenflasche füllen. Einige Tropfen in den Gehörgang geben und das Ohr leicht massieren. Nach ca. fünf bis zehn Minuten den Gehörgang mithilfe einer Ohrspritze aus der Apotheke, mit warmem Wasser, spülen.

Der goldene hobby-Tipp

Wattestäbchen erfreuen sich in der Kosmetik großer Beliebtheit. In den Ohren haben sie aber nichts zu suchen, raten Hals-Nasen-Ohren-Ärzte. Der ständige Einsatz von Wattestäbchen kann den Selbstreinigungsprozess stören, etwa austretenden Schmalz zurück in den Gehörgang stopfen oder die Haut austrocknen lassen. Dadurch wird Keimen das Eindringen erleichtert.
Generell gilt, dass der Gehörgang nur mit dem kleinen Finger bearbeitet werden sollte, das reicht beim gesunden Ohr völlig aus – natürlich dann, wenn keiner guckt.

Auf Musik gebettet: das Klangkissen der hobbythek

Viele ruhen gerne bequem auf dem Rücken, während Sie entspannende Musik hören, die Arme locker neben dem Körper. Kopf und Nacken können dabei von einem Kissen gestützt werden.
Unser Klangkissen ermöglicht ein überaus entspanntes Hören im Liegen, ohne dass ein Kopfhörer auf den Ohren drückt. Da die Musik als ausgesprochen „unaufdringlich" empfunden wird, hilft diese Methode auch bei Schlafstörungen und sogar bei Ohrgeräuschen, dem Tinnitus.

Klangkissen ht

Kissenstoff 80 x 160 cm
Füllwatte
Stereo-Ohrhörer (ohne Kopfbügel)
Kabelverlängerung
Stoffband

Die Kissengröße beträgt etwa 80 mal 80 Zentimeter. Beim Zusammennähen darauf achten, dass in einer Ecke eine handbreit große Einfüllöffnung bleibt.
Die Ohrhörer müssen innerhalb des Bezuges zentral fixiert sein. Dazu werden die Kapseln im Abstand von etwa 35 Zentimetern an ein längeres Stoffband geknotet. Das Band wird dann auf 80 Zentimeter gekürzt und mit den Enden an zwei gegenüberliegende Kissenseiten genäht. Der Bezug wird auf „rechts" gedreht und nach Belieben mit Kissenwatte gefüllt. Achten Sie darauf, dass die Hörkapseln ausreichend in das Füllmaterial eingebettet sind. Das Kabel wird aus der Einfüllöffnung geführt und diese schließlich zugenäht. Gegebenenfalls bringt eine Kabelverlängerung (mit integrierter Fernbedienung) noch höheren Komfort.

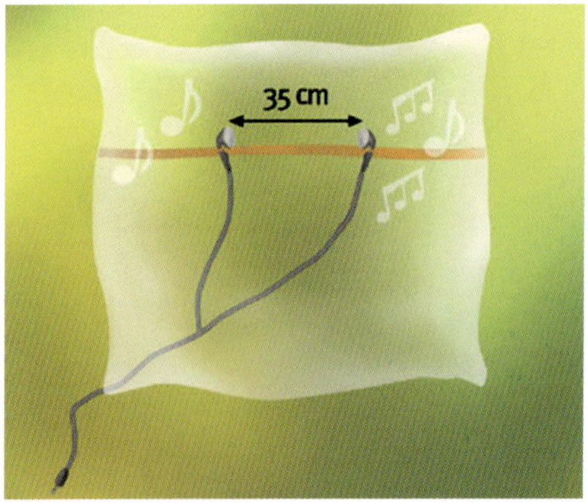

Einfach, aber verblüffend: sanfte Rhythmen aus dem Klangkissen.

Der goldene hobby-Tipp

Beim Hören von barocken Kompositionen, die einem Takt von ca. 60 Schlägen pro Minute folgen, gelangt der Körper allmählich in den so genannten Alpha-Zustand. Dabei erzeugt das Gehirn Ströme im Frequenzbereich von etwa acht bis zwölf Hertz. Diese einfache Form der Entspannung führt zur Lockerung der Muskulatur, zur Beruhigung der Herz- und Atemfrequenz, zur Senkung des Blutdrucks und des Stresshormonspiegels.
Lauschen Sie doch einmal folgenden Stücken:

- **Johann Sebastian Bach**
  „Aria zu den Goldberg-Variationen"
- **Georg Friedrich Händel**
  „Largo aus Konzert für Viola, Streicher und Basso continuo in G-Dur"
- **Antonio Vivaldi**
  „Largo aus Winter, die Vier Jahreszeiten"

GUT DURCHATMEN – FREIHEIT FÜR NASE & LUNGE

„Im Atemholen sind zweierlei Gnaden:
Die Luft einziehen, sich ihrer entladen.
Jenes bedrängt, dieses erfrischt,
so wunderbar ist das Leben gemischt."

Wer könnte schöner zum Ausdruck bringen wie wichtig die Atmung für unser Befinden ist, als Johann Wolfgang von Goethe.
Bei der Atmung wird die Luft aufgrund eines Unterdrucks in der Lunge über die Nase eingeatmet. Dabei wird die Atemluft befeuchtet und erwärmt. Binnen ein bis zwei Sekunden kann unser Riechorgan minus 12 °C kalte Luft auf plus 25 °C erwärmen und durch das Nasensekret mit Wasserdampf sättigen. Dieses Sekret wird von der Nasenschleimhaut über winzige Zellfortsätze in den Rachen transportiert und unbewusst verschluckt.
Aber die Nase ist nicht nur für das Atmen zuständig, sondern auch für das Riechen. In der Nasenschleimhaut sind rund 20 Millionen Riechzellen angesiedelt, die jeweils mit etwa fünf winzigen Riechhärchen, so genannte Cilien, besetzt sind. Diese sind in der Lage, gelöste Duftmoleküle aufzufangen und einen Nervenimpuls zu erzeugen. Die Riechnervenfasern übermitteln den Impuls schließlich über den Riechkolben in die verschiedenen Gehirnzentren.
Die Nase hatte mit dem Thema Düfte und Aromen stets einen gebührenden Platz in der hobbythek. Einer unserer größten Erfolge war sicherlich die Entwicklung unseres legendären Parfümbaukastens im Jahre 1993. Mit Hilfe einiger weniger Basisdüfte und Zusatznoten wurde es nun möglich, eine Vielzahl der bekannten Parfümdüfte nachzuempfinden.
Dass ätherische Öle nicht nur durch ihren Duft faszinieren können, sondern als Aromatherapie auch unserer Gesundheit nutzen, beschäftigte das Team der hobbythek bereits seit 1996. Die Heilung von Erkältungskrankheiten, Herpes und Infektionen wurde damit in vielen Fällen auch ohne Griff in den Arzneischrank auf den Weg gebracht.

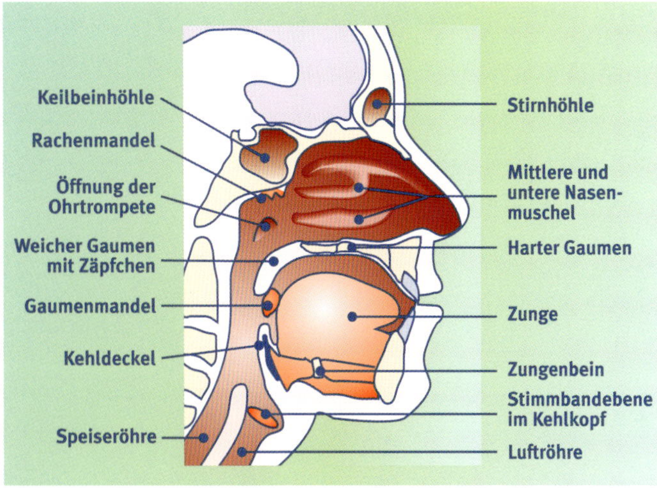

Ein Blick in das Innere unseres Kopfes zeigt die Lage der Nebenhöhlen sowie den Aufbau des Mund- und Rachenraums.

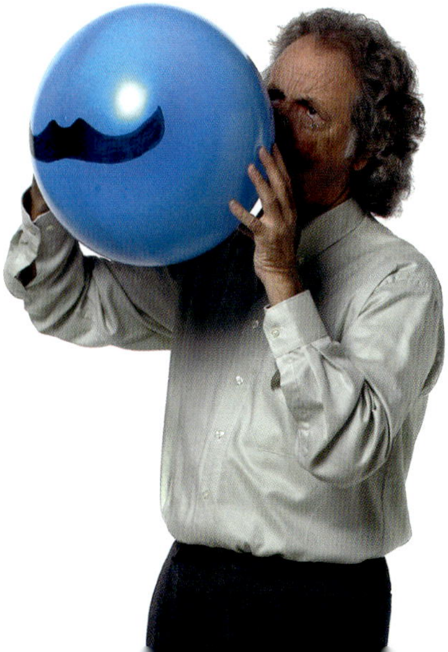

Meine Nase ist Zeit meines Lebens ein empfindliches Organ gewesen. Als es mich im Alter von 19 Jahren vom ländlichen Moselstädtchen Remich in Luxemburg in die Großstadt Köln gezogen hat, litt ich lange Zeit unter einer Getreide- und Gräserpollenallergie. Das Gefühl einer laufenden und juckenden Nase kenne ich daher nur zu gut. Seit ich mich für eine probiotische Ernährung entschieden habe, geht es mir und meiner Nase gut (siehe *Seite 82 ff.*). Heute bereitet mir die Pollensaison kaum noch Kummer. Gut durchatmen ist alles.

Betörende Düfte: der kleine Parfüm-Baukasten

Der Mini-Baukasten besteht aus sechs Basisdüften (Amber-Oriental, Jasmin, Animalisch, Rose, Maiglöckchen, Holz klassisch), sechs Zusatznoten (Moschus ht, Cumarin, Vanillin, Ylang-Ylang, Bergamottöl, Orangenöl) und dem kosmetischen Basiswasser. Daraus lässt sich eigenhändig Ihr persönlicher Lieblingsduft komponieren. Hier zwei anregende Rezepte zum selber machen:

Parfüm „Pinette"

Duftgruppe: blumig, Jasmin

4 Tr.	Basis Amber-Oriental
3 Tr.	Basis Holz klassisch
10 Tr.	Basis Jasmin
6 Tr.	Basis Rose
6 Tr.	Moschus ht
15 Tr.	kosm. Basiswasser

Parfüm „Mittsommernachtswind"

Duftgruppe: orientalisch, würzig

5 Tr.	Basis Rose
3 Tr.	Basis Amber-Oriental
25 Tr.	Basis Holz klassisch
20 Tr.	Basis Jasmin
10 Tr.	Basis Maiglöckchen
5 Tr.	Moschus ht
3 Tr.	Ylang-Ylang
18 Tr.	kosm. Basiswasser

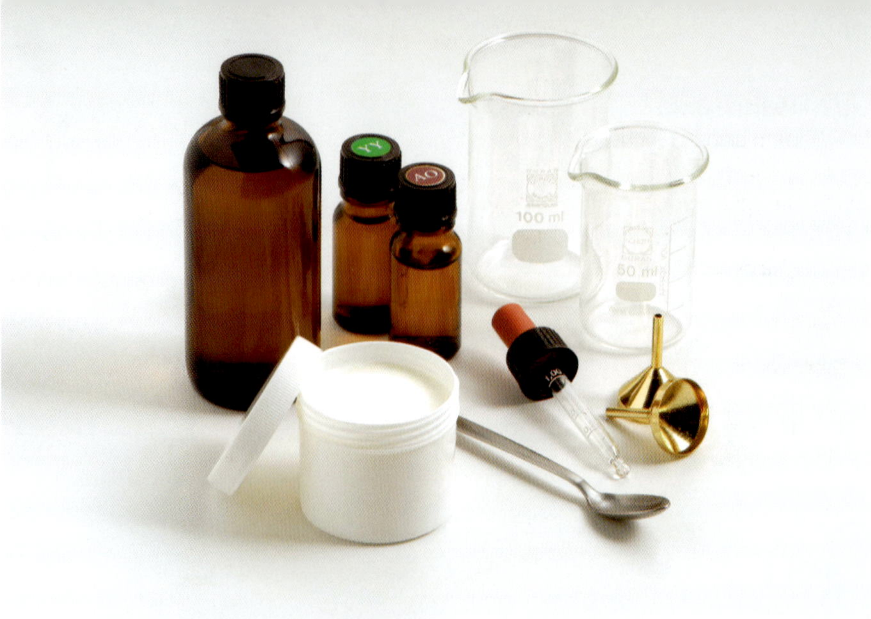

Der hobbythek-Parfümbaukasten besteht aus sechs Basisdüften sowie sechs Zusatznoten.

Guter Riecher, freie Atemwege

Wenn die Nase zu ist

Die Nasenschleimhäute schwellen leicht zu, etwa bei chronischen Nasennebenhöhlen-Entzündungen oder Infektionen. Dabei wird zusätzliche Flüssigkeit aus den Gefäßen abgesondert. Schon verstopft Schleim die Nase. Schnell wirken zwar Nasentropfen aus der Apotheke, aber es kann sich leicht ein Gewöhnungseffekt einstellen. Die hobbythek hat einige sanfte Alternativen entwickelt:

Milde Nasentropfen „Nase frei"

Für die Salzlösung:

1 TL	Kochsalz
500 ml	Wasser

Fertige Nasentropfen:

15 ml	Salzlösung (s. o.)
1 Tr.	Aloe vera 10fach

Zunächst wird die Salzlösung hergestellt. Kochsalz im frisch abgekochtem Wasser lösen, abkühlen lassen und davon 15 Milliliter abnehmen. Dazu den Tropfen Aloe vera geben.
Die Nasentropfen können am besten in eine leere Pipettenflasche gefüllt werden. Pro Nasenloch ein bis zwei Tropfen, bis zu viermal am Tag, einflößen. Die Tropfen wirken entzündungshemmend, antiallergisierend und befeuchtend. Sie sind zwei Wochen haltbar.

Nasenspüllösung gegen Entzündungen

½ TL	Kochsalz
250 ml	warmes Wasser
10 Tr.	D-Panthenol

Eine Nasenspülung empfiehlt sich für Menschen, deren Nasenschleimhäute durch Schnupfen belastet oder die in staubbelasteter Luft arbeiten müssen. Salz im warmem Wasser lösen und D-Panthenol zugeben. Lösung in Nasendusche geben und sofort spülen. Die Spülung verbessert die Nasenatmung und befeuchtet die Schleimhäute. Bei einer Nasendusche kann mit dem Finger das Ausströmen der Flüssigkeit bequem geregelt werden. Der Kopf wird leicht schräg nach vorne gehalten. In das obere Nasenloch die Lösung einlaufen, durch das untere ablaufen lassen. Umgekehrt wiederholen.

Nasi-Salbe für wunde Nasen

10 ml	Avocadoöl
3 g	Fluidlecithin Super
3 g	Bienenwachs
2 Tr.	Eukalyptusöl

Der goldene hobby-Tipp

Diese Methode ist so genial und simpel, dass sie zu Ehren des Erfinders „*Pütz-Methode*" getauft wurde. Man träufelt einfach ein bis zwei Tropfen eines ätherischen Ölgemischs auf die Mitte eines fünf mal fünf Zentimeter großen Papiertaschentuchs und knüllt es so zusammen, dass das Öl innen eingeschlossen ist. Diese „Inhalationskügelchen" steckt man sich vor dem Einschlafen in die Nase. Zum Inhalieren durch den Mund kann das Papiertaschentuch auch in den Aufsatz eines Bronchialsprays gesteckt werden. Gegen Schnupfen empfehlen wir unser „Heilpflanzenöl":

4 Tr. Pfefferminzöl, 2 Tr. Teebaumöl
2 Tr. Thymianöl, 2 Tr. Lavendelöl

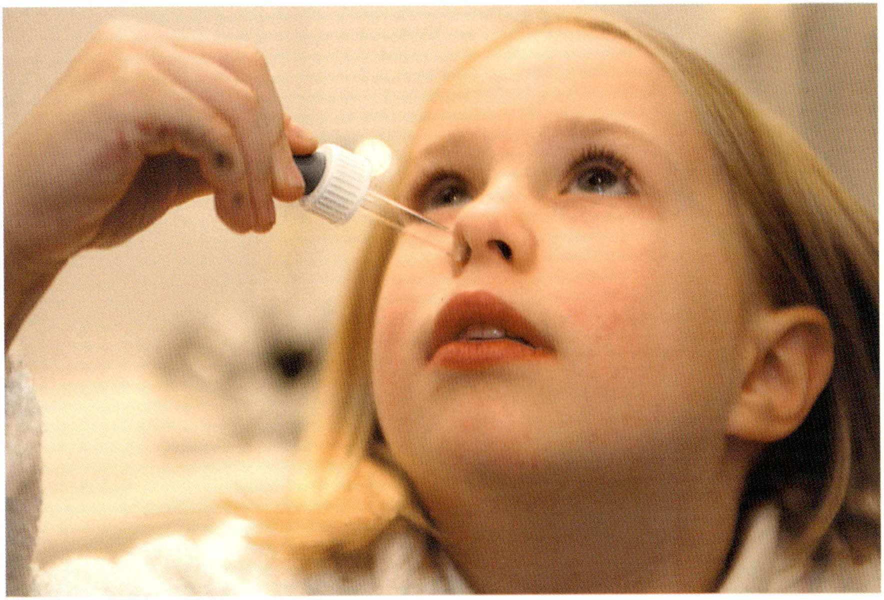

Salzlösungen sind eine sanfte Alternative zu Nasentropfen.

Avocadoöl, Fluidlecithin und Bienenwachs in einem Gefäß schmelzen und kalt rühren. Währenddessen Eukalyptusöl zugeben. Die Nasensalbe eignet sich besonders für den äußeren Bereich der Nasenlöcher. Sie ist im Kühlschrank eine Woche haltbar.

Mit Aromen gegen Erkältungen

Erkältungsbad

85 ml	Avocadoöl
1 ml	Pfefferminzöl
1 ml	Eukalyptusöl
1 ml	Latschenkiefernöl
1 ml	Thymianöl
1 ml	Teebaumöl
20 Tr.	LV 41

Baden Sie mit diesem Öl bei etwa 38 bis 40 °C. Anschließend geht es ab ins Bett. Das Öl reicht für zwei bis vier Vollbäder.

Brustsalbe bei Erkältung und Atembeschwerden

30 g	Cremaba ht
5 Tr.	Teebaumöl
5 Tr.	Eukalyptus
5 Tr.	Minze
2 Tr.	Thymian

Die Öle werden einfach kalt mit unserer Cremebasis verrührt. Die Salbe wird mehrmals täglich auf Brust und Rücken eingerieben.

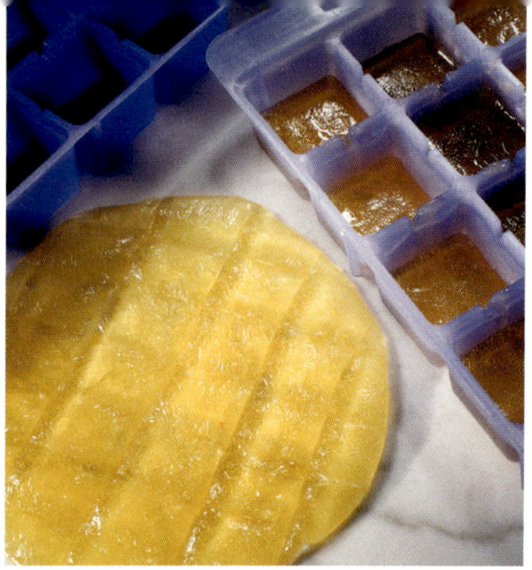

Die Hustenbonbons können auch auf einer gefetteten Unterlage geschnitten werden.

Hustenbonbons

200 g	Isomalt
5 Tr.	Eukalyptusöl
5 Tr.	Thymianöl
5 Tr.	Salbeiöl

Isomalt in der Pfanne schmelzen, Öle hinzugeben und anschließend die flüssige Masse in Förmchen gießen. Dazu verwendet man z. B. eine gefettete Eiswürfelform, die aber nur zur Hälfte ausgegossen wird. Da Isomalt eine leichte verdauungsfördernde Wirkung hat, sollten pro Tag nicht mehr als etwa fünf Bonbons verzehrt werden.

Der Schleimlöser der hobbythek

Bei Husten sollte grundsätzlich auf eine ausreichende Flüssigkeitszufuhr geachtet werden. Die Flüssigkeit hilft, den zähen Schleim in den Bronchien zu verflüssigen – er lässt sich dann viel leichter abhusten. Unterstützend wirkt unser simpler *Schleimlöser*:

Schleimlöser der hobbythek

10-Liter-Haushaltseimer
Wasserschlauch, ca. 80 cm lang

Der Eimer wird zur Hälfte mit Wasser gefüllt. Mit dem Schlauch atmet oder bläst man nun ins Wasser hinein. Je nach dem, wie tief der Schlauch im Wasser hängt, ergibt sich ein unterschiedlicher Druck. Immer wenn sich eine Luftblase vom Schlauchende abschnürt, erzeugt das nachfließende Wasser einen kurzzeitigen Gegendruck. Die entstehenden Druckschwankungen lösen so den Schleim.

„Hicks" – wenn die Atmung aus dem Takt gerät

Beim Genuss kalter Getränke oder bei Aufregung kann plötzlich Schluckauf entstehen. Beim Schluckauf zieht sich das Zwerchfell plötzlich krampfartig zusammen. Gleichzeitig verschließen sich die Stimm-

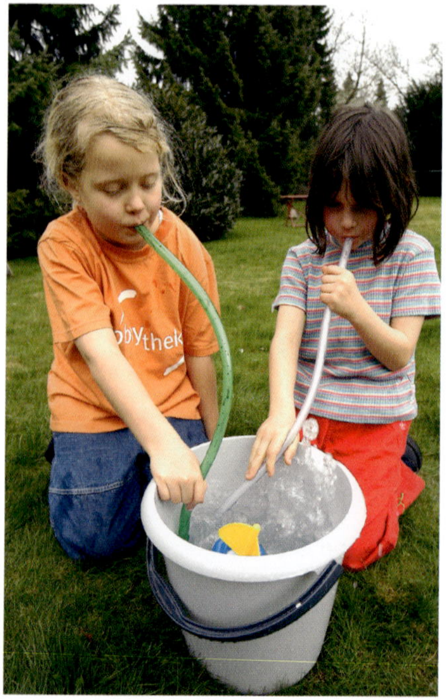

Der Schleimlöser der hobbythek.

Der goldene hobby-Tipp

Die einzig wissenschaftlich untersuchte Methode einen Schluckauf zu bekämpfen, ist das mehrfache Ein- und Ausatmen in eine Papiertüte. Da dabei von außen keine frische Luft nachströmt, sinkt der Sauerstoffgehalt immer weiter ab. Im Blut hingegen reichert sich Kohlendioxid an. Dadurch wird der Atemreflex ausgelöst und die Atmung normalisiert sich wieder. Die Behandlung sollte etwa eine Minute dauern.

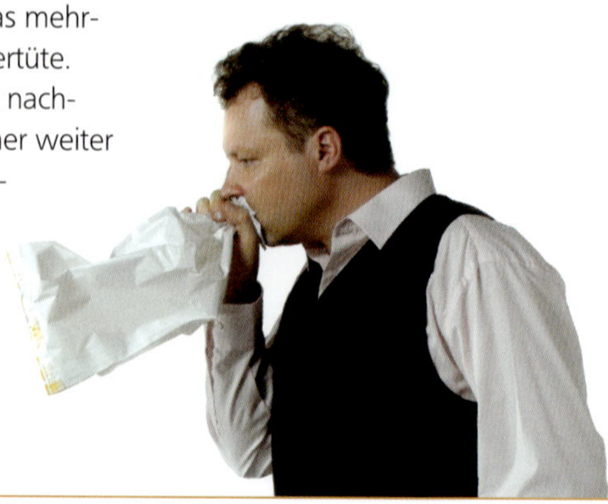

bänder im Kehlkopf. Der typische „Hicks"-Laut entsteht. In der Regel verschwindet diese Atemstörung von alleine.

Dillsamentee gegen Schluckauf

1 TL	Dillsamen
¼ l	Wasser

Horst Minge, Co-Autor dieses Buches, schwört bei Schluckauf auf ein altes Hausrezept. Es hilft prompt. Die Dillsamen mit dem kochenden Wasser überbrühen und drei Minuten ziehen lassen. Tee abseihen und schlückchenweise trinken.

„Pusten bitte" – Lungentest à la hobbythek

Die in der Nase befeuchtete und erwärmte Atemluft gelangt schließlich über den Kehlkopf in die Luftröhre. Diese teilt sich in die beiden Bronchien, die sich innerhalb der Lungenflügel in immer feinere Verästelungen, den Bronchiolen, verzweigen. Durch die Bronchiolen gelangt die Luft schließlich in die Lungenbläschen, auch Alveolen genannt. Diese sind nur ein Tausendstel Millimeter dünn und von feinsten Blutgefäßen durchzogen. Hier erfolgt der Gasaustausch: Aufnahme von Sauerstoff aus der Luft und Abgabe von Kohlendioxid aus dem Blut.

Das Zwerchfell ist der wichtigste Atemmuskel, weil er bei korrekter Atmung etwa 80 Prozent des Atemvolumens bewirkt. Es handelt sich dabei um eine gewölbte Muskelplatte, die den Brust- vom Bauchraum trennt. Beim Einatmen flacht sich das Zwerchfell nach unten ab und vergrößert dadurch den Brustraum. Durch den entstehenden Unterdruck füllt sich die Lunge mit Luft. Beim Ausatmen kommt das Zwerchfell wieder nach oben. Die Lunge leert sich.

Als Vitalkapazität wird das Luftvolumen bezeichnet, das maximal ein- und ausgeatmet werden kann. Sie ist abhängig von Geschlecht, Körperbau und Körpergröße und beträgt maximal etwa 4,5 Liter. Durch körperliches Training kann die Vitalkapazität gesteigert werden, im Alter nimmt sie ab. Die hobbythek hat ein einfaches und exaktes Messverfahren entwickelt:

Lungen-Check à la hobbythek

10-Liter-Eimer
Wasserschlauch, 1 m lang
Messbecher

Die Badewanne o. ä. wird so weit mit Wasser gefüllt, dass der Eimer komplett eingetaucht werden kann. Der Eimer wird unter Wasser auf den Kopf gestellt und ringsum das Wasser bis auf handbreit abgelassen. Das Ende des Schlauchs wird unter den Eimer geführt. Schließlich wird so

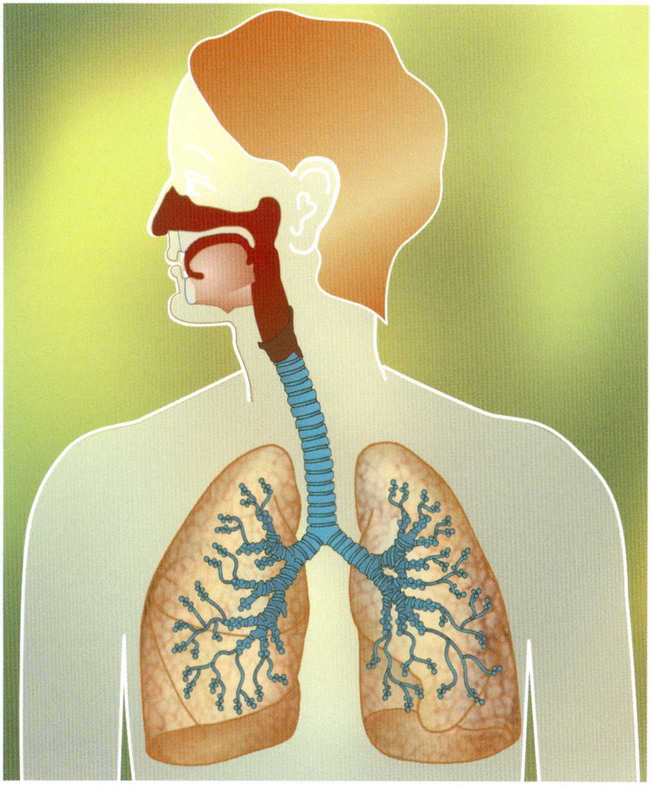

Das zentrale Organ unserer Atmung ist die Lunge.

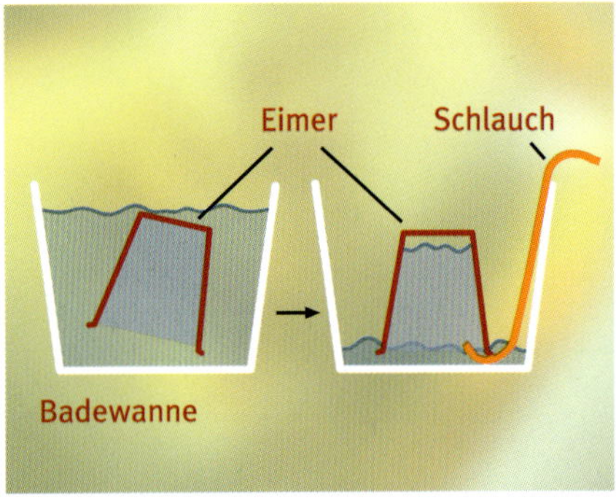

Bei einem Eimer mit transparenter Skalierung kann die Vitalkapazität direkt abgelesen werden (Bezugsquellen).

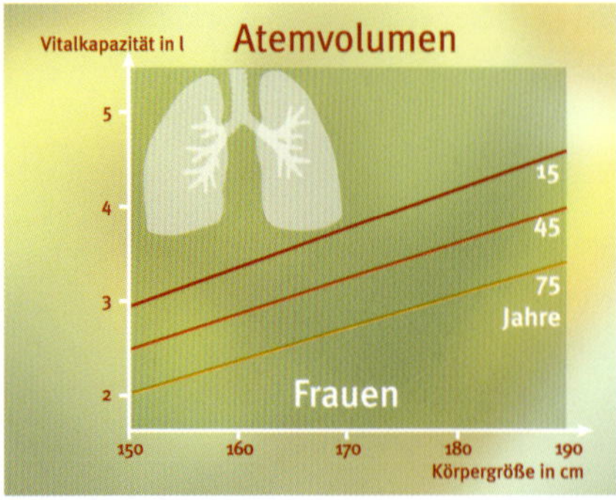

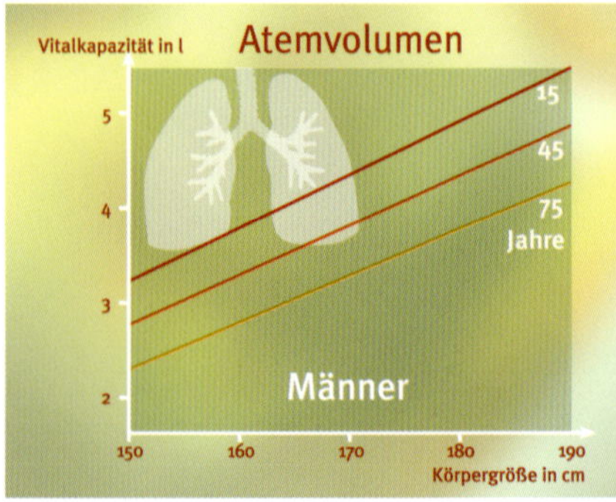

Die gemessenen Werte können leicht überprüft werden.

Der goldene hobby-Tipp

Der Atemmechanismus kann sehr anschaulich mit einem einfachen Lungenmodell simuliert werden. Dabei dient eine Flasche als Brusthöhle und ein Luftballon als Lunge:

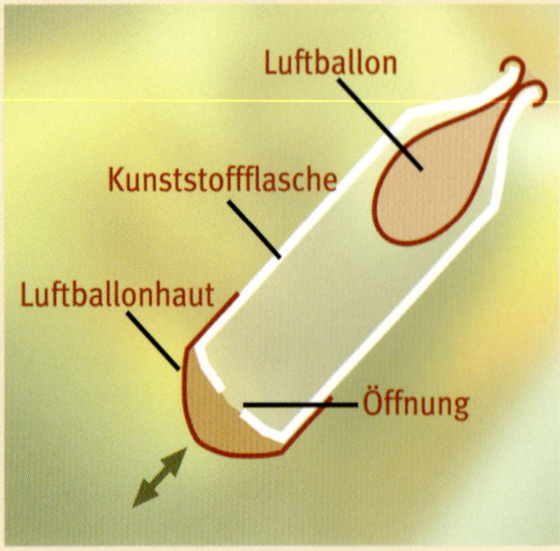

stabile 1,5-Liter-Kunststoffflasche
2 große Luftballons; unaufgeblasen
ca. 8 cm breit

Der Flaschenboden wird mit einer Zehn-Millimeter-Bohrung versehen. Von einem Ballon wird der Hals großzügig abgeschnitten und über den Flaschenboden gespannt. Der andere Ballon wird in den Flaschenhals gehängt und auf die Flaschenöffnung gezogen. Wird die untere Ballonhaut nun nach unten gezogen, entspricht das der Bewegung des Zwerchfells beim Einatmen. Durch den Unterdruck in der Flasche füllt sich der Ballon mit Luft.

weit wie möglich eingeatmet und bei zugehaltener Nase alle Luft durch den Schlauch ausgeatmet. Dadurch wird das Wasser aus dem Eimer verdrängt. Der Wasserstand wird außen am Eimer markiert. Eimer ausleeren und bis zur Markierung füllen. Den Inhalt (Vitalkapazität) mit einem Messbecher ermitteln.

Die hobbythek-Pfeife: spielerisch die Atmung trainieren

Es gibt viele einfache Möglichkeiten, die Atmung zu trainieren. Man kann z. B. versuchen, einen Luftballon mit Hilfe eines Trinkhalms durch einen Parcours aus Büchern, Stuhlbeinen und Papierkörben zu führen. Richtig kräftig muss man blasen, um ein Blatt Papier gegen die Wand zu drücken.
Unsere hobbythek-Pfeife, die sogar der Lunge Gutes tut, haben wir bereits 1975 vorgestellt:

hobbythek-Pfeife

1 Bambusrohr ca. 20 cm lang, 10 mm dick
1 Bambusrohr ca. 3 cm lang, 5 mm dick
ca. 25 cm Draht, 1,5 mm dick
ca. 7 cm Draht, 0,5 mm dick
1 Styroporball, Durchmesser ca. 25 mm

Beim Sägen des großen Bambusrohrs ist darauf zu achten, dass sich ca. zwei Zenti-

meter vor dem Ende ein Knoten befindet. Dort ist es dann luftdicht verschlossen. Knapp fünf Zentimeter vor dem Ende wird ein Loch gebohrt, in das das dünne Röhrchen so eingeklebt werden muss (vorher das Röhrchen leicht anspitzen), dass es Luft durchlässt, aber keine „Nebenluft" hat. Der lange Draht wird an einem Ende mit Hilfe eines Hammerstiels in eine Öse geformt und rechtwinklig abgebogen. Das andere Ende wird am Rohrende – hinter dem Knoten – durch eine dünne Bohrung gesteckt und einmal um das Rohr gewickelt. Die Öse muss exakt über dem dünnen Röhrchen stehen.
Der kurze Draht erhält einen Haken und wird durch den Styroporball gestochen.

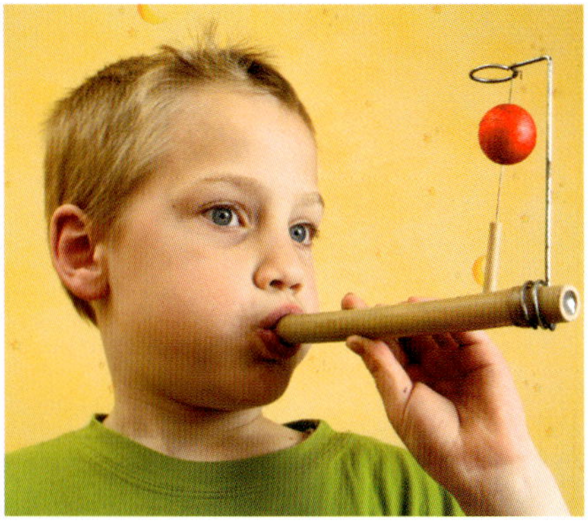

Durch geschicktes Blasen und leichte Kippbewegungen wird ein kleiner Ball in die Öse ein- und wieder ausgehängt.

Kräftige Lungen: Übungen mit dem Bildschirmschoner der hobbythek

Ständiges Sitzen lässt die Bauchmuskeln erschlaffen und klemmt die Atmungsorgane ein. Atemgymnastik hilft, die Atemmuskulatur zu trainieren, so ökonomisch wie möglich zu atmen und vorhandene Atemreserven optimal zu nutzen.
Während der Übungen sollten der Gürtel und der Hemdkragen geöffnet werden. Durch die Nase wird ein- und durch den halb geöffneten Mund ausgeatmet.
Unser animierter **Bildschirmschoner** mit zwei effektiven Lungen-Übungen lässt sich kostenlos downloaden unter :
www.hobbythek.de/dyn/12553.phtml

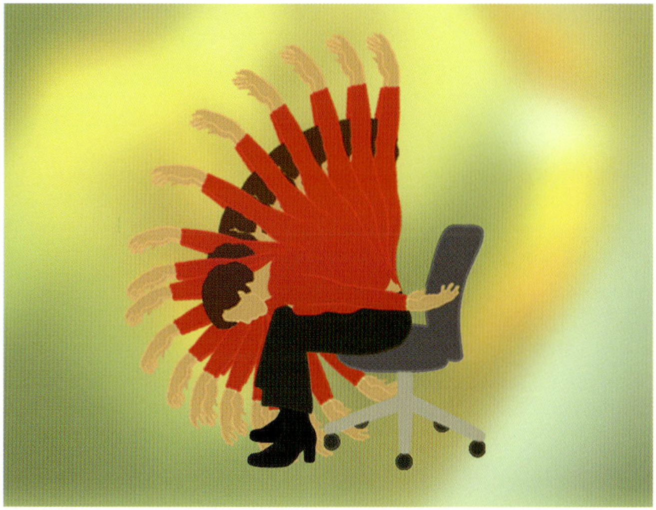

Die „Rumpfbeuge-Übung" dehnt die Lungen und entspannt den Brustkorb. Die Arme werden zunächst nach oben gestreckt und schwingen dann beim Vorbeugen des Oberkörpers nach hinten. Beim Vorbeugen ausatmen, beim Aufrichten wieder einatmen.

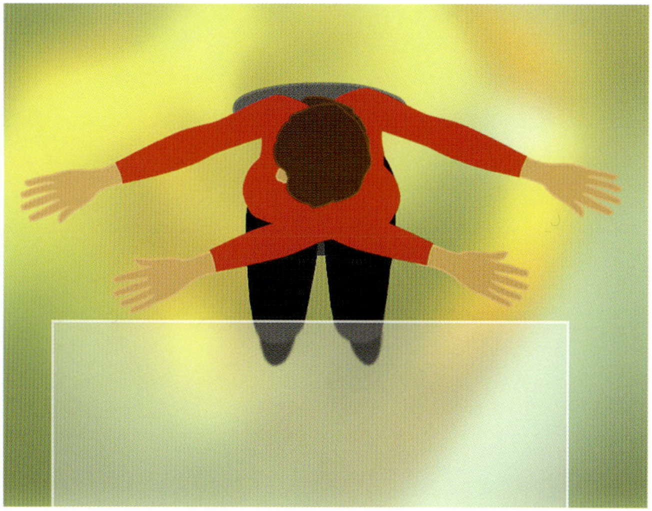

Die „Sensen-Übung" fördert eine bessere Atmung und die Beweglichkeit des Brustkorbes. Beide Arme werden horizontal in Schulterhöhe nach links, dann nach rechts geschwungen. Der Oberkörper dreht sich dabei mit. Wenn die Arme nach rechts zeigen, einatmen, beim Linksdreh ausatmen. Und umgekehrt.

Prima Klima – gute Luft zum Atmen

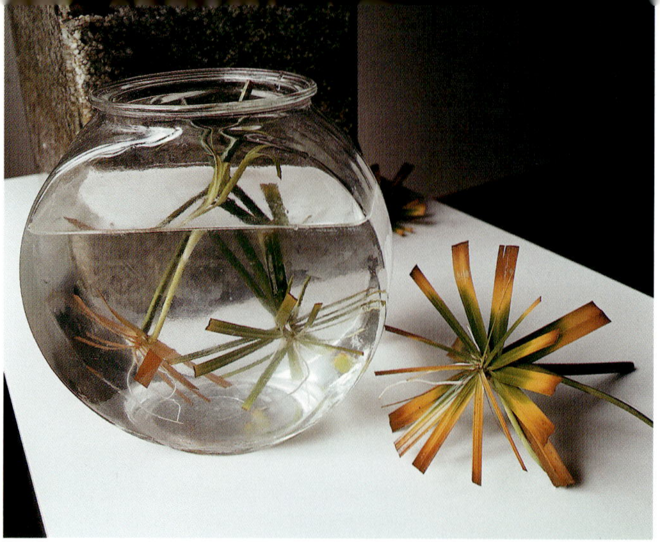

Blattquirle von einer Zyperngraspflanze mit ca. 15 Zentimeter Stiel abschneiden, Quirle etwas kürzen und umgekehrt in Wasser stellen. Für das Treiben der Wurzeln brauchen die Pflanzen viel Licht. Sind ausreichend Wurzeln vorhanden, mit dem Stiel nach oben in Sand einpflanzen. Nach kurzer Zeit treiben neue Schösslinge aus dem Sand.

Auf die Dosis kommt es an: Luftfeuchtigkeit

Ein gewisses Maß an Luftfeuchtigkeit ist für Schleimhäute in Nase, Mund und Rachen unerlässlich, aber auch für unser persönliches Wohlbefinden. Dabei gilt das Prinzip: Je höher die Luftfeuchtigkeit, desto höher die „gefühlte" Temperatur. Die Raumtemperatur kann also gedrosselt werden. Bei hoher Luftfeuchtigkeit ist nämlich der körpereigene Kühleffekt durch Transpiration geringer. Das spart Heizenergie.

Zur Luftbefeuchtung eignen sich Wasserverdunster für die Heizung oder Pflanzen. Papyrus und Zyperngras zählen dabei zu den Pflanzen mit dem größten Durst. Ein Exemplar von einem Meter kann pro Tag spielend zwei Liter Wasser verdunsten.

Die Luftfeuchtigkeit lässt sich problemlos mit einem Hygrometer überprüfen. Dieses wird zusammen mit einem Thermometer dort platziert, wo ein durchschnittliches Raumklima herrscht, also nicht an Außenwänden, Fenstern oder Türen. Luftfeuchtigkeiten oberhalb von 60 % sollten aber vermieden werden, da sich sonst nicht der Mensch, sondern Milben und Schimmelpilze pudelwohl fühlen (siehe Seite 105 ff.).

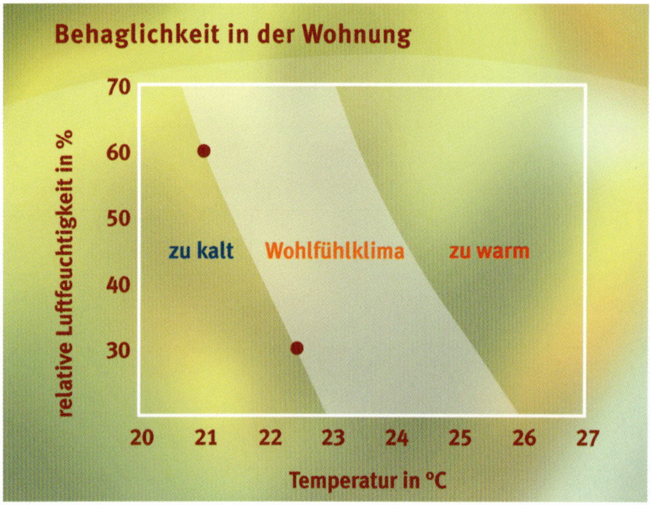

Bei einer 40 %igen Luftfeuchtigkeit und einer Raumtemperatur von 22 °C fühlen wir uns genauso wohl, wie bei einer 60 %igen Luftfeuchte und 21 °C.

Der goldene hobby-Tipp

In einer Duftlampe werden ätherische Öle in einen mit Wasser gefüllten Aufsatz geträufelt, unter dem ein Teelicht brennt. Dadurch verdunstet das Wasser und der Duft verteilt sich im Raum. Versuchen Sie doch mal eine erfrischende Mischung aus:

- 4 Tr. Zitronenöl
- 3 Tr. Latschenkiefernöl
- 3 Tr. Rosmarinöl

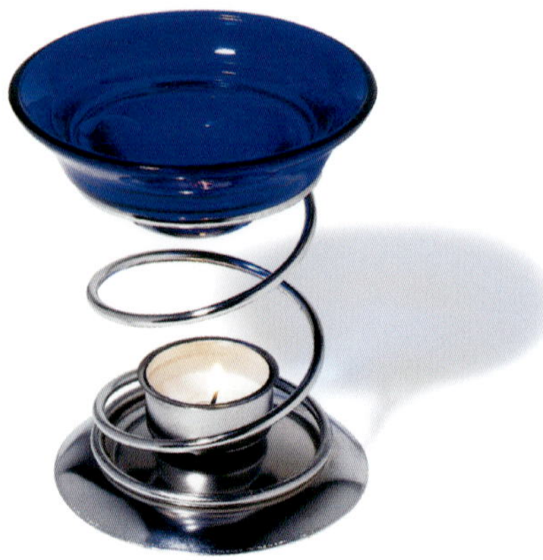

Pollenschutz im Alltag

Wer von Heuschnupfen geplagt ist, weiß, wie schwer es ist, Blütenpollen aus dem Wege zu gehen. Die winzig kleinen Partikel gelangen fast überall hin.
Allerdings tritt die allergische Reaktion erst bei einem bestimmten Schwellenwert auf. Der liegt bei jedem Patienten anders. In der Allergiesaison macht es also Sinn, Pollen zumindest teilweise zu meiden:

- Gesicht so oft wie möglich mit kaltem Wasser abspülen.
- Wäsche nicht im Freien trocknen.
- Vor dem Schlafengehen Haare gründlich waschen und den Kopfkissenbezug häufig wechseln.
- Für Gartenarbeiten und Balkonstunden empfehlen sich preiswerte Staubschutzmasken aus dem Baumarkt.

Der goldene hobby-Tipp

Professionelle Auto-Pollenfilter befinden sich im Motorraum direkt vor dem Luftgebläse. So können sich Pollen erst gar nicht in den Kanälen des Belüftungssystems sammeln.
Von diesem Prinzip abweichend funktioniert unsere sinnvolle und preiswerte Kompromisslösung: Einfach ein passend zurecht geschnittenes Stück Pollenschutzgitter (Bezugsquellen) mittels Klettband auf zwei Luftaustrittsdüsen setzen. Der Luftaustritt muss natürlich auf diese Düsen geleitet sein.
Regelmäßig sollte der Filter vor einer Staubsaugerdüse abgenommen und abgesaugt werden.

Flauschige Filter gegen dicke Luft: Schafwolle

Bei geringen Schadstoffbelastungen der Raumluft kann ein genauso einfaches wie umweltfreundliches Produkt helfen: Schafwolle bindet Formaldehyd und andere chemische Substanzen aus der Stoffgruppe der Aldehyde und hält diese über einen Zeitraum von etwa zehn Jahren fest. Es ist wissenschaftlich belegt, dass die Oberfläche von Schafwolle aus Eiweißfasern besteht und Eiweiß mit den überaus reaktiven Aldehyden umgehend eine feste Bindung eingeht. Aber auch Geruchsstoffe, z. B. Tabakrauch, werden von Schafwolle sehr gut aus der Luft gefiltert.
Für präventive Maßnahmen zu Hause empfehlen wir Schafwollvliese, die speziell zur Filterung der Luft entwickelt wurden. Mit solchen Vliesen wurden schon ganze Häuser und sogar Kindergärten saniert.

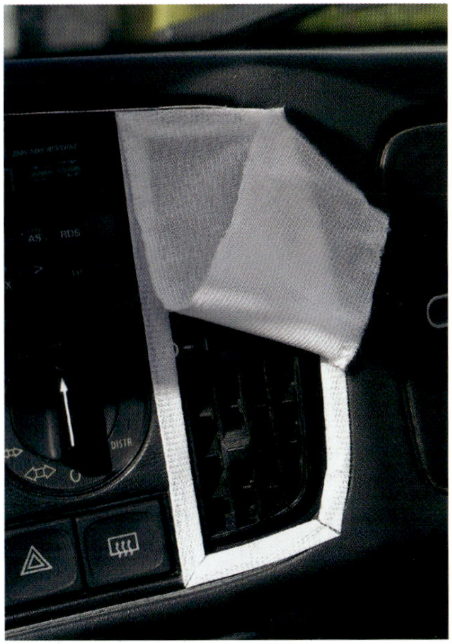

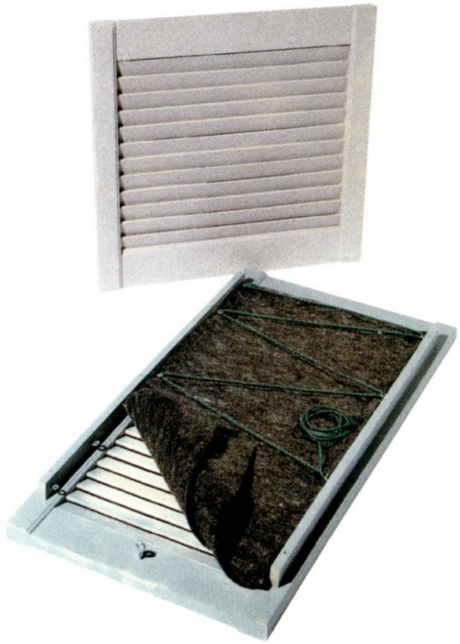

Das Schafwollvlies verschwindet hinter den seitlich angebrachten Holzleisten.

Im Fachhandel sind Module, in denen die Vliese integriert sind, erhältlich (Bezugsquellen). Obwohl optisch sehr ansprechend, sind sie jedoch mit einem Preis von ca. € 280,- pro Quadratmeter recht teuer. Viel preiswerter, aber genauso wirkungsvoll ist die hobbythek-Variante zum selber Bauen.

Schafwollvlies-Modul

Lamellentüre
Schafwollvlies „Kairatin®“, 10 mm dick (Bezugsquellen)
Kantholz, Querschnitt 10 x 40 mm
kleine Schraubhaken
1 große Ringschraube, 45 mm lang
Schnur

Die benötigten Schafwollvliese sind als Meterware in unterschiedlichen Stärken er-

hältlich. Ein Quadratmeter, ein Zentimeter dick, kostet etwa € 30,–. Damit lässt sich dann ein Raum mit einer Bodenfläche von ca. zwölf Quadratmetern effektiv filtern. Lamellentüren aus Massivholz, die in unterschiedlichen Größen im Baumarkt erhältlich sind, eignen sich als Verkleidung. Sie können mit einer passenden Farbe oder Lasur auf die Einrichtung abgestimmt werden.
Das Vlies wird rückseitig mit gespannten Schnüren gehalten. Drehen Sie dazu kleine Schraubhaken ein. Bringen Sie, für den nötigen Wandabstand, zwei breite Holzleisten an. Die große Ringschraube dient als Wandhalterung.
Die optimale Funktion der Schafwollvlies-Module wird in der Nähe von Heizungen erreicht, da hier die Luftströmung vergleichsweise hoch ist. Auch im Auto ist Schafwollvlies von Vorteil, z. B. hinten auf der Hutablage platziert. Es absorbiert die Schadstoffe, die gerade Neuwagen oft ausdünsten.

MUND, SCHLUND, MAGEN, DARM & PO – DER LANGE WEG DER VERDAUUNG

Während wir unsere Atmung in gewissen Grenzen steuern können, beispielsweise beim Luftanhalten während eines Tauchgangs, lassen sich die meisten Vorgänge in unserem Körper nicht willentlich beeinflussen. Dazu zählt vor allem unsere Verdauung, die unermüdlich in Gang ist. Doch der Verdauungstrakt leistet weitaus mehr, als allgemein bekannt, denn insbesondere im Darm befindet sich der größte Teil unseres Immunsystems.

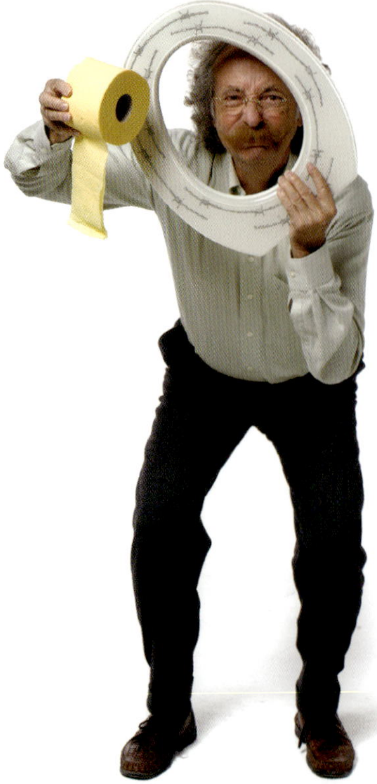

Einmalig auch das darmeigene Nervensystem. Es besteht aus 100 Millionen Zellen, was Experten dazu veranlasst hat, von einem zweiten Gehirn im Körper, dem Darmhirn, zu sprechen.
Bis der Nahrung die verwertbaren Bestandteile entzogen worden sind und die Reste zur Ausscheidung bereit sind, ist es ein langer Weg. Der Verdauungskanal beginnt bereits in Mund und Rachen, weiter geht's durch die Speiseröhre in den Magen und von dort in Dünndarm, Dickdarm, Mastdarm und After. Die Nahrung muss diesen bis zu neun Meter langen „Slalom" absolvieren. Dazu braucht sie unterschiedlich lange – im Schnitt etwa 24 Stunden.

Ich weiß – nicht zuletzt aus eigener leidvoller Erfahrung –, dass der Analbereich uns mit Problemen piesacken kann, die für viele ein Tabu-Thema sind: Über viele Jahre

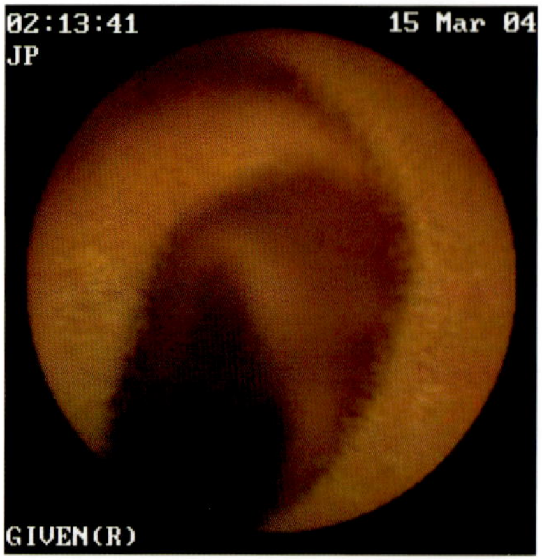

Von der Gesundheit meines Darmes konnten sich auch die hobbythek-Zuschauer überzeugen. Im Frühling 2004 schluckte ich eine hochmoderne Miniaturkamera, die brillante Bilder meines Dünndarms lieferte.

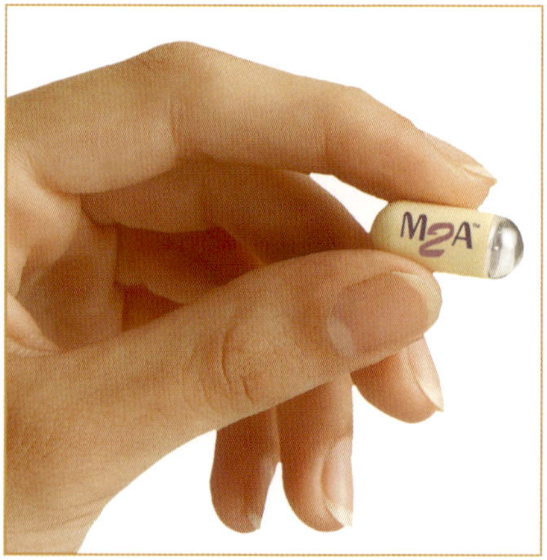

Die bonbongroße Kapsel enthält nicht nur eine winzige Digitalkamera, sondern auch die für die Aufnahmen im Darm notwendige Lichtquelle, die für die Stromversorgung notwendigen Batterien und den Mini-Sender, der die Bilder nach außen funkt (Bezugsquellen).

hinweg litt ich unter Verdauungsbeschwerden und Hämorrhoiden. Die Mittel, die mir die Ärzte verordnet hatten, brachten kaum Linderung, obwohl einige von ihnen sogar das stark wirksame Cortison enthielten.
Mit ballaststoffreicher Ernährung und einer intensiven Analhygiene habe ich meine Probleme dann selber gelöst.
Unser 1996 erschienenes hobbythek-Buch „Darm & Po" war sicher auch deshalb so erfolgreich, weil es offen über diese Körperregion sprach. Wir haben eine Fülle von Rezepten entwickelt, die der Verdauung zugute kommen, fast alle enthalten ätherische Öle und basieren auf dem Wissen der Aromatherapie.

Der Mund – Tor zum Körper

Der menschliche Mund hat eine Reihe äußerst wichtiger Funktionen, die von der ganz praktischen Funktion des Essens und Trinkens, der Fähigkeit zu sprechen über die Fähigkeit, Gefühle und Stimmungen auszudrücken, bis zu seiner erotischen Rolle reichen.

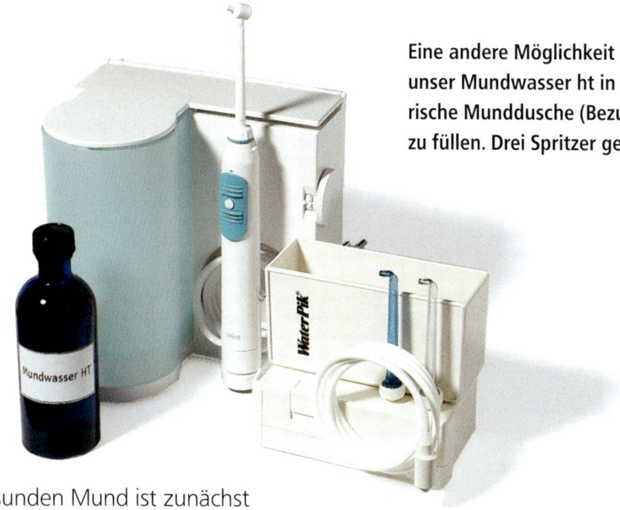

Eine andere Möglichkeit besteht darin, unser Mundwasser ht in eine elektrische Munddusche (Bezugsquellen) zu füllen. Drei Spritzer genügen.

Für einen gesunden Mund ist zunächst einmal nicht der Zahnarzt, sondern man selber verantwortlich. Eine gute Mundhygiene ist das A und O. Im Prinzip ist es möglich, durch eine sorgfältige Mundpflege für frischen Atem zu sorgen und sämtliche Zähne bis ins hohe Alter zu erhalten. Für mich hat sich diese Mühe längst gelohnt, denn auch heute noch kann ich mit meinen eigenen Zähnen kraftvoll in einen Apfel beißen.

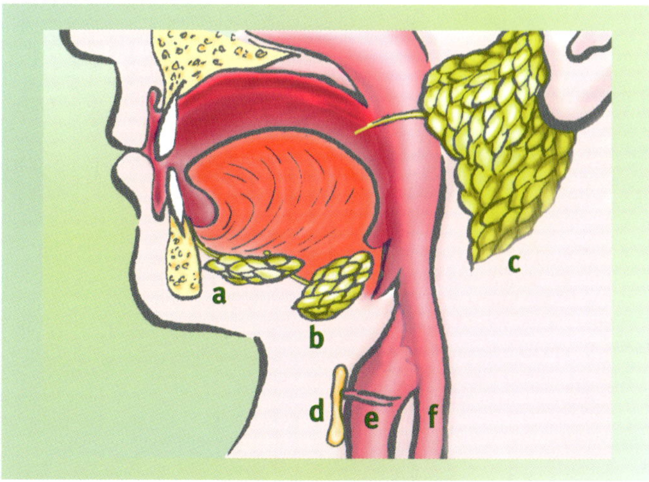

Bereits im Mund beginnt die Verdauung:
a) Unterzungendrüsen
b) Unterkieferdrüsen
c) Ohrspeicheldrüsen
d) Kehlkopf
e) Luftröhre
f) Speiseröhre

Frischer Atem: Das Mundpflege-Programm der hobbythek

Klassisches Mundwasser ht	
4 ml	Krauseminzeöl
2 ml	Pfefferminzöl
2 ml	Teebaumöl
4 ml	Lavendelöl
2 Tr.	LV 41

Einfach alle Zutaten in eine kleine Pipettenflasche geben und schütteln – fertig. Nach jedem Zähneputzen etwa fünf Tropfen auf ein halbes Glas Wasser träufeln.
Ich benutze unser Mundwasser ht seit Jahren und habe seither praktisch keine Entzündungen mehr. Das Mundwasser gibt frischen Atem und wirkt vorbeugend gegen kleine Infektionen und Malaisen der Mundhöhle.

Mundspray „fresh"

5 Tr.	Krauseminzeöl
5 Tr.	Eukalyptusöl
1 Messl.	LV 41
17 ml	abgekochtes Wasser
1 Tabl.	Lightsüß ht

Unser Mundspray sorgt dezent für einen frischen Atem. Ätherische Öle mit dem Emulgator LV 41 vermischen. Im abgekühlten Wasser Lightsüß ht lösen und zu den Ölen geben. Unkonserviert ist das Mundspray zwei Wochen haltbar.

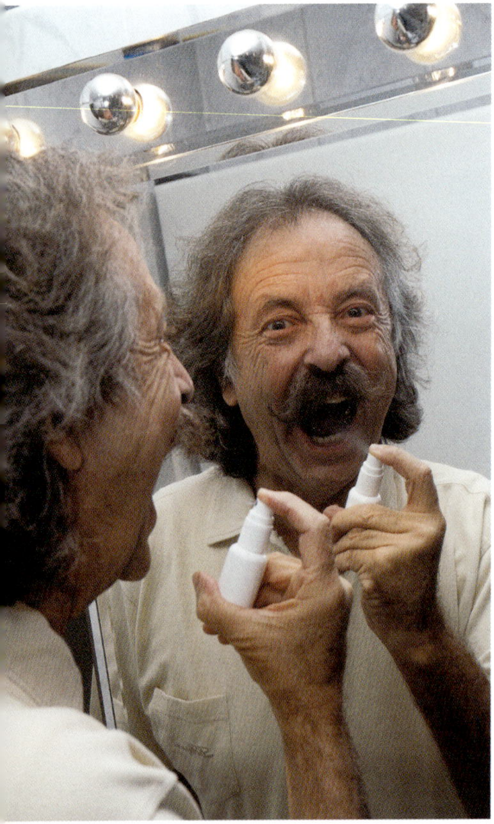

In einer kleinen Pumpsprayflasche ist unser Mundspray stets griffbereit.

Saure Drops gegen einen trockenen Mund

200 g	Isomalt
1 TL	Apfelsäure (Apotheke)
3 TL	Frusip's Zitrone-Limette

Besonders saure Geschmäcker regen die Speichel- und Verdauungssaftproduktion an. Diese Drops schmecken außerdem noch richtig gut. Isomalt mit Apfelsäure vermischen und in der Pfanne schmelzen. Frusip's zusetzen und die Masse in Förmchen gießen (siehe Seite 20).

Mundgel gegen Entzündungen

30 ml	Hamameliswasser
20 Tr.	Meristemextrakt
10 Tr.	Krauseminzeöl
1 Messl.	Xanthan
10 Tr.	Alpha-Bisabolol
10 Tr.	Aloe-vera

Bei kleineren Entzündungen im Mundraum, z. B. an Zunge und Zahnfleisch, empfiehlt sich unser Mund-Gel. Xanthan in kleinen Portionen auf das Hamameliswasser aufstreuen und sorgfältig unterrühren, bis ein Gel entsteht. Restliche Zutaten zugeben und das Mund-Gel in ein Cremetöpfchen oder eine Tube füllen. Mit dem sauberen Finger Gel auf die betroffenen Stellen auftragen.

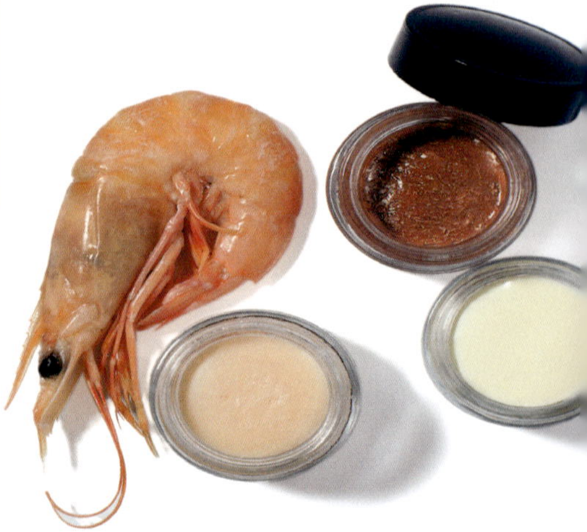

Unser Zusatz Haarchitin ht wird aus den Panzern von Krabben gewonnen.

Keine Chance für spröde Lippen

Die Schleimhaut unserer Lippen ist äußerst empfindlich: Kälte, Wind aber auch intensive Sonnenstrahlen können sie austrocknen und so die Lippen rau machen oder gar zum Aufplatzen bringen. Mit einer entsprechenden Pflege können Sie dem aber leicht entgegenwirken.

Lippenpomade für alle Tage

15 ml	Avocadoöl
6 g	Bienenwachs
2 g	Sheabutter
4 Tr.	Alpha-Bisabolol
1 g	Haarchitin ht
8 Tr.	Paraben K
evtl. 1 ML	Perlglanzpigment rot

Unsere Lippenpomade macht die Lippen seidig und hält sie feucht. Avocadoöl, Bienenwachs und Sheabutter in einem Becherglas auf der Herdplatte schmelzen und bis auf ca. 40 °C kalt rühren. Alpha-Bisabolol, Haarchitin ht, Paraben K und eventuell Perlglanzpigment einrühren und Masse in einen kleinen Tiegel füllen.

Pflegefettstift ht

Fettmasse :

20 ml	Avocadoöl
6 g	Bienenwachs
2 g	Sheabutter

Fertiger Stift :

5 g	Fettmasse (s.o.)
2 Tr.	D-Panthenol
1 Tr.	Frusip's

Der Fettstift pflegt spröde Lippen und verleiht transparenten Glanz. Die Zutaten für die Fettmasse zusammen schmelzen und abkühlen lassen. Fünf Gramm davon erneut schmelzen und vom Herd nehmen. D-Panthenol und evtl. Frusip's ihrer Wahl hinzufügen. Dann die flüssige Masse direkt in eine Pflegestifthülse gießen.

Der goldene hobby-Tipp

Die flüssige Masse des Pflegestifts lässt sich auch in eine selbst gedrehte Hülse aus Alufolie gießen. Dazu wird ein ca. sechs Zentimeter breiter Streifen Alufolie um einen dicken Filzstift o. ä. gewickelt und seitlich mit Klebeband zusammengeklebt. Dann zieht man das Röllchen ab und dreht ein Ende zu. Die Alufolie lässt sich dann später streifenweise entfernen.

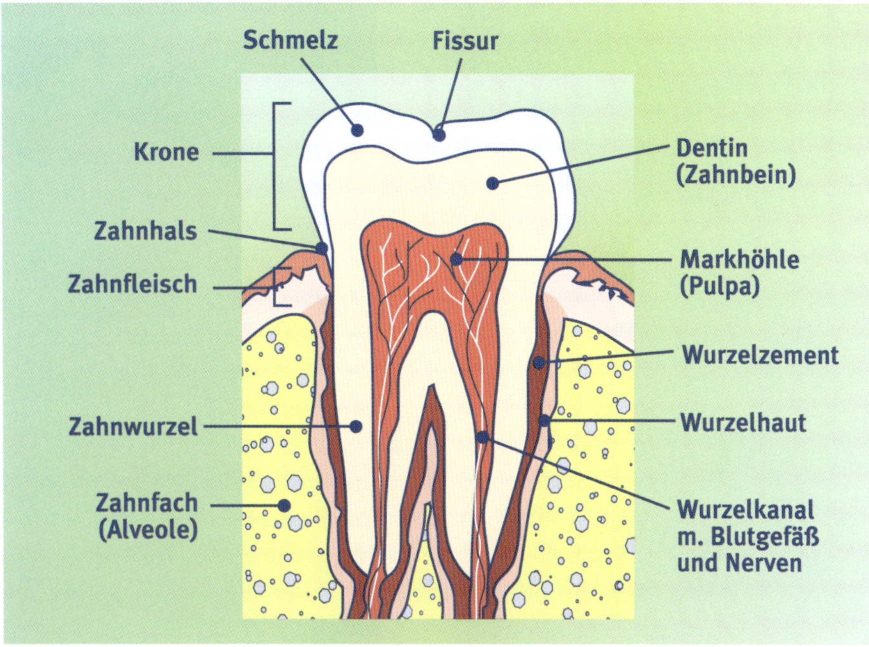

Zähne gehören zu den härtesten Gebilden im menschlichen Organismus. Für ihre Pflege und Erhaltung lässt sich eine Menge tun.

Blitzblanke und strahlende Zähne

Zahn- und Mundhygiene sind das A und O zum Erhalt unserer Zähne. Als Faustregel gilt, dass mindestens zweimal täglich die Zähne gründlich geputzt werden sollten. Wir haben bei unserer Zahnpasta auf den Zuckeremulgator Confonder gesetzt, denn er bildet beim Putzen keinen Beigeschmack.

Zahnpasta für gesunde Zähne

7 g	Sorbit
33 ml	Wasser
¾ Messl.	Xanthan
40 g	Calciumcarbonat (Apotheke)
2 g	Confonder
1,5 g	Kieselsäurepulver
13 g	Glycerin
5 Tr.	Nelkenöl
5 Tr.	Eukalyptusöl
5 Tr.	Pfefferminzöl
5 Tr.	Teebaumöl

Sorbit in Wasser lösen und Xanthan in kleinen Mengen auf die Oberfläche streuen und zu einem Gel verrühren. Calciumcarbonat, Confonder, Kieselsäurepulver und Glycerin nach und nach unterrühren. (Falls das Calciumcarbonat einen grobkörnigen Eindruck macht, kann es vorher in einem Mörser zerrieben werden.)
Zum Schluss ätherische Öle zugeben und Zahnpasta in eine Tube füllen. Da unsere Zahnpasta kein Fluorid beinhaltet, raten wir, zweimal wöchentlich die Zähne mit einem speziellen Fluoridgel (elmex®) zu putzen und außerdem fluoriertes Speisesalz zu verwenden.

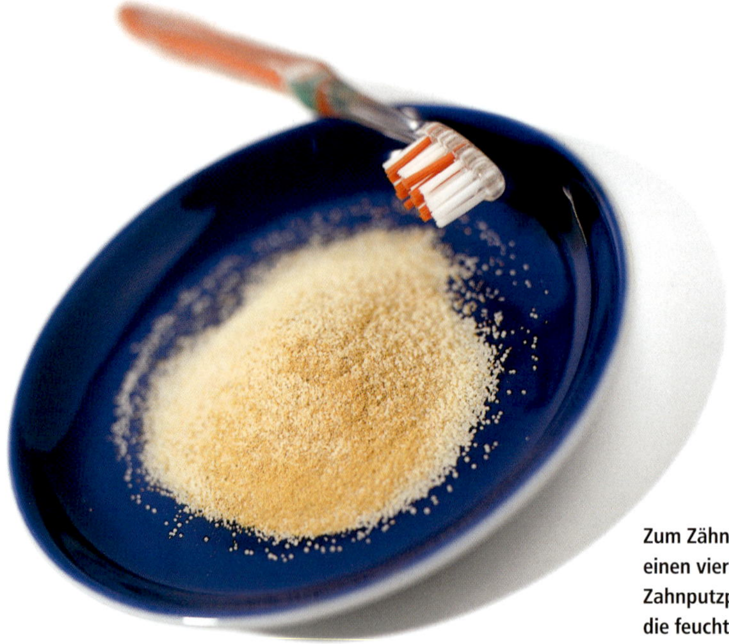

Zum Zähneputzen ca. einen viertel Teelöffel Zahnputzpulver ht auf die feuchte Zahnbürste streuen.

Zahnputzpulver ht

1 TL	Kochsalz
¼ TL	Niemrindenpulver
1 TL	Calciumcarbonat
3 TL	Natron
1 TL	kristalline Zitronensäure (Apotheke)
3 Tr.	Krauseminzeöl

Unser Zahnputzpulver ist eine Alternative zur Zahnpasta. Wegen fehlender Tenside Zähne besonders gründlich putzen und auf jeden Fall Zahnseide oder Mundduschen verwenden. Pulverbestandteile miteinander vermischen und in einem Mörser sehr fein verreiben. Krauseminzeöl auftropfen und verteilen.

Der goldene hobby-Tipp

Regelmäßiges und systematisches Putzen hält die Zähne gesund: Man beginnt im Oberkiefer rechts außen bei den hinteren Backenzähnen, reinigt dann die Außenseiten der Schneide- und Backenzähne der anderen Seite (links). Auf die gleiche Weise den Unterkiefer putzen, anschließend die Innenseite der Zähne (Mitte). Abschließend wird eine Reinigung aller Kauflächen der Backenzähne durchgeführt (rechts). Auf keinen Fall darf jedoch horizontal geputzt werden, auch sollte der aufgewendete Druck nicht zu stark sein.

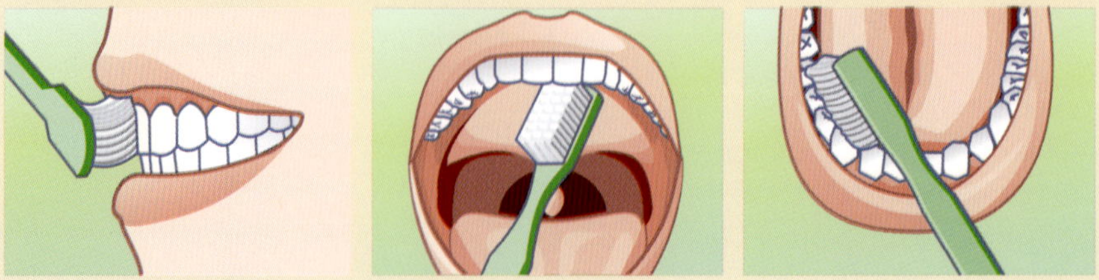

Abwärts mit einem Rutsch: vom Schlund in den Magen

Durch Schlund und Speiseröhre rutscht der Essenbrei in den Magen. Der ist eine richtige Hexenküche, wo hochaggressive Verdauungssäfte, Pepsin und Salzsäure, glucksen und brodeln. Die Salzsäure macht einerseits möglichen Bakterien den Garaus, zum anderen schafft sie ein saures Milieu, das das Pepsin benötigt. Das Enzym Pepsin ist für die Aufspaltung von Eiweiß zuständig.

Der Magen ist bei vielen Menschen ein sehr empfindliches Organ. Stress und Probleme können zu Sodbrennen, Völlegefühl, Magenschmerzen etc. führen. Aber auch zu fettes oder scharfes Essen, die Einnahme bestimmter Medikamente und verschiedene Reizstoffe wie Alkohol und Nikotin gelten nicht gerade als magenfreundlich.
Wer empfindlich ist, nimmt statt üppiger Mahlzeiten besser mehrmals täglich kleine Snacks zu sich und geht mit Genussmitteln vorsichtig um. Außerdem haben wir Rezepte entwickelt, die garantiert nicht auf den Magen schlagen.

Beruhigendes für den Magen

Magenpulver gegen Magendrücken

20 g	Süßholzwurzelpulver
10 g	gebrannte Magnesia (Apotheke)
2,5 g	Bismutgallat (Apotheke)
5 Tr.	Fenchelöl

Unser Magenpulver ist schnell angerührt und wirkt durch das Bismutgallat auch gegen den gefürchteten Erreger *Helicobacter pylori*. Es wirkt zudem entkrampfend und entzündungshemmend gegen einen übersäuerten Magen. Pulverbestandteile in einem Mörser gut mischen und Fenchelöl darauf tropfen. In einem braunen Gläschen aufbewahren und bei Bedarf ein bis zwei Messerspitzen voll vor den Mahlzeiten einnehmen.
Wenn die Beschwerden häufiger als dreimal im Monat auftreten, muss in jedem Fall ein Arzt aufgesucht werden.

Magentinktur gegen Krämpfe

5 g	Pfefferminzblätter
5 g	gestoßene Fenchelfrüchte
5 g	gestoßene Kümmelfrüchte
5 g	gestoßene Anisfrüchte
100 ml	Weingeist (70 %)

Die Tinktur hat einen günstigen Einfluss auf den Magen – sie wirkt entkrampfend und antibakteriell. Kräuter mischen und mit Alkohol übergießen. Diese Tinktur unter gelegentlichem Umrühren eine Woche ziehen lassen, abfiltrieren und in eine dunkle Flasche füllen. Bei Bedarf einen halben bis einen Teelöffel voll in einem Glas Wasser einnehmen.

Schnupperöl ht gegen Übelkeit

1 Teil	Mandarinenöl
1 Teil	Eisenkrautöl
1 Teil	Zitronenöl
1 Teil	Bergamottöl
1 Teil	Bitterorangenöl

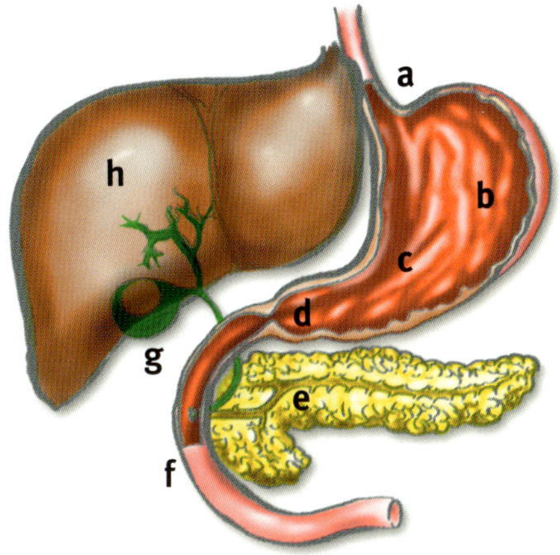

a) Magenmund
b) Magenmuskeln
c) Magenstraße
d) Magenpförtner
e) Bauchspeicheldrüse
f) Dünndarm
g) Gallenblase
h) Leber

Eine andere Art der Übelkeit kann durch Störungen des Gleichgewichtssinns, wie z. B. schaukelnde Schiffe oder Flugzeuge, verursacht werden. Das Schnupperöl nimmt das Übelkeitsgefühl und beruhigt den Körper. Geben Sie zwei Tropfen der Mischung auf ein Papiertaschentuch und halten sich dieses unter die Nase, bis die Übelkeit nachlässt.

Der goldene hobby-Tipp

Viele Rezepte in diesem Buch basieren auf dermatologisch getesteten Zutaten mit sanften Inhaltsstoffen. Sollten Sie bei bestimmten Substanzen – vor allem bei ätherischen Ölen – den Verdacht haben, allergisch zu reagieren, hilft ein einfacher Test:
Tragen Sie eine der Substanzen vor dem Schlafengehen verdünnt auf die Haut auf. Bei ätherischen Ölen mischen Sie einen Tropfen des ätherischen Öls mit zehn Tropfen eines Pflanzenöls, von dem Sie sicher sind, dass Sie darauf nicht allergisch reagieren.
Reiben Sie diese Essenz möglichst an den empfindlichen Flächen des Innenarms oder an anderen, tagsüber verdeckten Körperstellen, ein. Wenn Sie mehrere Substanzen gleichzeitig testen wollen, sollten Sie die Stellen nummerieren. Wenn Sie wollen, können die Testfelder mit Pflaster abgedeckt werden. Kontrollieren Sie nach 12, 24 oder 48 Stunden die Reaktion. Ist die Haut stärker gerötet, dann meiden Sie zukünftig den betreffenden Stoff.
Wenn Sie ganz sichergehen wollen, dann wiederholen Sie den Test nach acht Tagen noch einmal. Es kann nämlich sein, dass beim ersten Mal der Körper nur sensibilisiert wurde und die Allergie erst beim zweiten Auftragen sichtbar in Erscheinung tritt.

Das dicke Ende: Darm & Po

Im Darm erreicht unser Essen die letzte Etappe. Dieses Organ ist ein hochaktiver Bioreaktor, in dem die Verdauung zum Abschluss kommt. Verdauungssäfte (Enzyme) und unzählige Bakterien machen sich über den Nahrungsbrei her. Über den After wird der Kot schließlich ausgeschieden.
Doch wer kennt sie nicht, die Probleme mit der Verdauung? In den letzten 20 Jahren haben Krankheiten der Verdauungsorgane um 50 Prozent zugenommen. Ob Durchfall oder Verstopfung, ob chronisch entzündliche Darmerkrankungen oder Hämorrhoiden, eine sanfte Darmpflege – von innen und außen – können mit einer probiotischen und ballaststoffreichen Ernährung die Situation verbessern.
Eine darmgesunde Ernährung kann überaus schmackhaft sein. Das beweist die hobbythek mit den Rezepten ab Seite 77.

Wenn nichts mehr geht: Verstopfung

Abführzäpfchen à la hobbythek

6 g	Glycerin oder Rizinusöl
12 g	Kakaobutter
	Zäpfchenformen

Kakaobutter im Wasserbad schmelzen und Glycerin bzw. Rizinusöl einrühren. Die Masse in Einmalzäpfchenformen gießen und im Kühlschrank aufbewahren. Die Zäpfchen schmieren den Enddarm und zeigen gleichzeitig eine stuhlerweichende Wirkung. Rizinuszäpfchen reizen die Darmwand und gelten nicht als mildes Abführmittel.

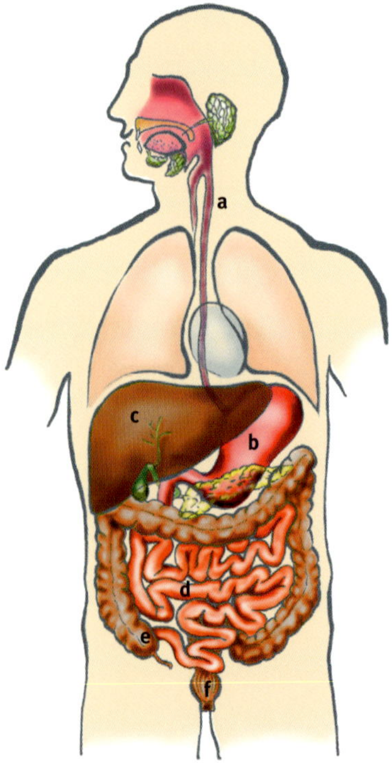

a) Speiseröhre b) Magen c) Leber d) Dünndarm e) Dickdarm f) Anus

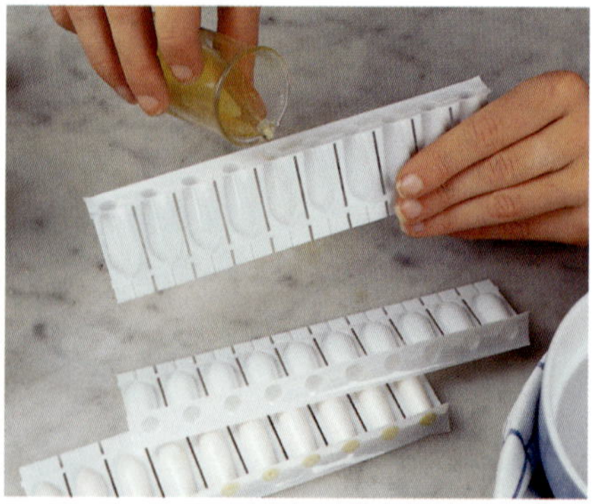

Die geschmolzene Masse in die Zäpfchenform gießen, den oberen Rand mit einem Messer glatt streichen und nach dem Erkalten mit dem dazugehörigen Klebeband verschließen.

Sanftes Abführklistier

10 Tr.	Facetensid ht
3 Tr.	Teebaumöl
10 g	Sorbit
1 Msp.	Kochsalz
100 ml	abgekochtes Wasser

Mit Klistieren und Einläufen lässt sich auf sanfte Weise Verstopfung beheben – vorausgesetzt es werden milde Substanzen verwendet. Rühren Sie das Teebaumöl in das Facetensid ht und fügen Sie Sorbit und Kochsalz hinzu. Wasser zugeben und kurz umrühren, bis alles gelöst ist.
Diese Flüssigkeit saugen Sie in eine Klistierspritze mit Gummiballon aus der Apotheke. Legen Sie sich in Seitenlage aufs Bett und führen die Kunststofftülle in den After ein. Möglicherweise kann dazu unsere Gleitcreme verwendet werden (siehe Seite 53).

Rezepte gegen Durchfall

Tee bei Durchfall

1 TL	Frauenmantel
1 TL	Odermennig
1 TL	Gänsefingerkraut
1 TL	schwarzer Tee

Wenig bekannt sind Teedrogen, die adstringierend (zusammenziehend) auf die Schleimhäute wirken und sie so stärken. Verwenden Sie ein bis zwei gehäufte Teelöffel der Teemischung auf eine Tasse, übergießen Sie diese mit kochendem Wasser und lassen Sie den Tee fünf bis zehn Minuten ziehen. In kleinen Schlucken trinken.

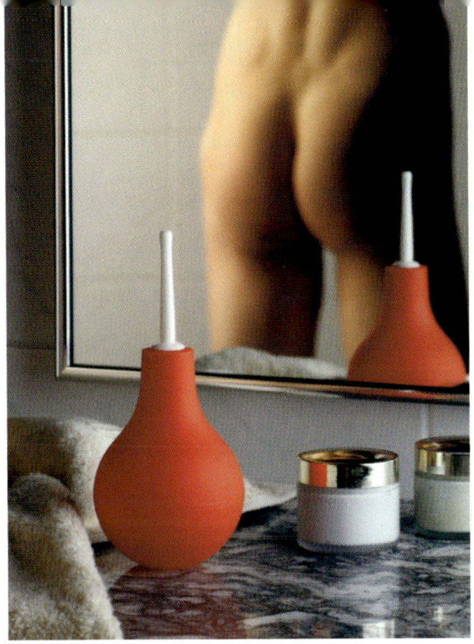

Ein sanftes Abführklistier kann Erleichterung bringen.

Isotrunk bei Elektrolytverlust nach Durchfall

1 EL	Salz
2 EL	Zucker
2 EL	Multimineralpulver Super ht
2 l	Wasser
evtl. 1 EL	Frusip's

Durchfälle gehen immer mit einem Flüssigkeitsverlust einher. Bei leichten Durchfällen kann mit Elektrolytgaben versucht werden, den Salzhaushalt des Körpers positiv zu beeinflussen. So kann der Körper das Wasser im Körper zurückhalten. Trinken Sie von der Mischung täglich bis zu zwei Liter.

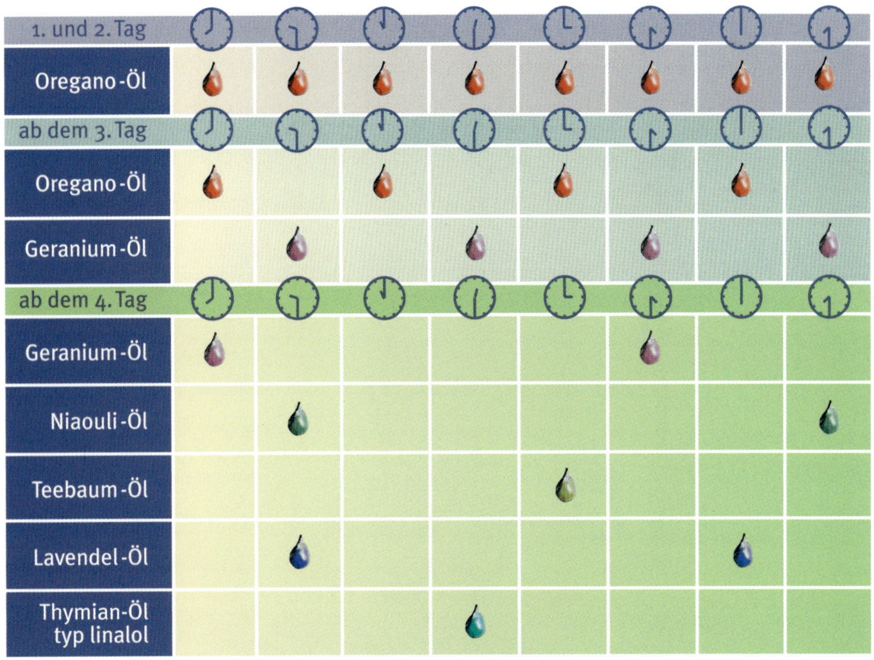

Dosierungs-Plan zur Bekämpfung des Candida-Pilzes im Darm.

Ätherische Öle gegen Darmpilze

Sind die Abwehrkräfte des Körpers geschwächt, kann sich der Mikropilz Candida albicans im Darm breitmachen. Die Symptome sind sehr unspezifisch: Blähungen, Völlegefühl, Luft im Magen oder Druck gegen das Zwerchfell können pilzbedingt sein, aber auch andere Ursachen haben. Wurde eine Candida-Infektion festgestellt, sollte zunächst unsere Anti-Candida-Kur versucht werden. Mit verschiedenen ätherischen Ölen können Sie Ihren Darmpilzen gehörig das Leben schwer machen.

Aromakur gegen Darmpilze

Oreganoöl, Geraniumöl, Niaouliöl, Teebaumöl, Lavendelöl, Thymianöl

Gemäß des Dosierungsplans wird je ein Tropfen Öl in einem halben Glas lauwarmem Wasser eingenommen. Je nach Stärke der Symptome kann die Kur sechs bis neun Tage dauern.

Sanfte Pflege für den Po

Analwaschcreme der hobbythek

40 ml	Facetensid ht
10 ml	Fluidlecithin Super
1 ml	Teebaumöl
0,5 ml	Salbeiöl
5 ml	Lavendelöl
60 ml	lauwarmes Wasser
2 ml	Zitronensaftkonzentrat o. Kalweg ht
4 ml	Rewoderm ht

Die Analwaschcreme wirkt besonders bei Durchfall und Hämorrhoiden. Sie ist rückfettend und antibakteriell. Geben Sie Fluidlecithin und die ätherischen Öle zum Facetensid und füllen Sie dies mit dem Wasser auf. Dann Zitronensaftkonzentrat zugeben und langsam Rewoderm ht unterrühren. In eine Pumpspender-Flasche geben.

Der goldene hobby-Tipp

Wegen des starken Eigengeschmacks können die Öle auch über Gelatinekapseln eingenommen werden. Mit einer Tropfpipette wird dazu je ein Tropfen des ätherischen Öls in die kleinere Hälfte der geöffneten Kapsel gegeben. Mit der größeren Hälfte verschließen.

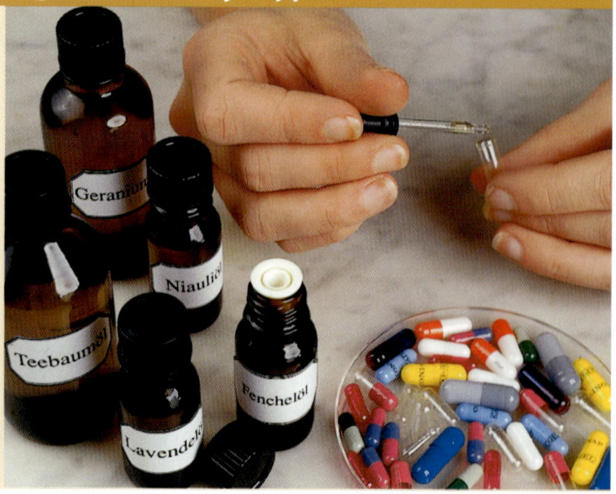

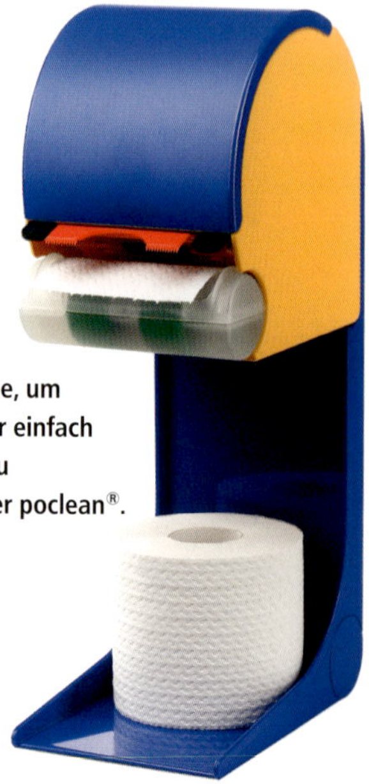

Eine gute Sache, um Toilettenpapier einfach und bequem zu befeuchten: der poclean®.

Feuchtes Toilettenpapier

5 ml	Facetensid ht
15 ml	Glycerin
1 Tr.	Teebaumöl
60 ml	Wasser
	Toilettenpapier

Flüssigkeiten in eine Pump-Spraydose geben und schütteln. Bei Bedarf kurz auf das Toilettenpapier sprühen. Allerdings wirken die Feuchttücher nicht so gründlich wie die echte Analwäsche.
Wer gerne zu feuchtem Toilettenpapier greift, kann sich am stillen Örtchen den Toiletten-Papier-Halter poclean® (Bezugsquellen) montieren. An ihm wird eine kleine Lade mit unserer Reinigungsflüssigkeit gefüllt. Beim Herausziehen des Papiers wird dieses über eine Walze automatisch befeuchtet.

Hämorrhoidensalbe ht	
30 g	Cremaba ht
1 g	Zinkoxid
1 g	Bismutgallat
0,5 ml	Teebaumöl
20 Tr.	Niaouliöl
1 TL	D-Panthenol

Die Salbe wirkt desinfizierend, entzündungshemmend und strafft das Hämorrhoidengewebe. Bei schweren Fällen ist aber unbedingt der Arzt aufzusuchen. Vermengen Sie zunächst Zinkoxid und Bismutgallat mit dem D-Panthenol, so dass sich keine Klümpchen bilden. Rühren Sie dann die Cremaba ht und die ätherischen Öle hinein. In eine Tube abfüllen.
Zur Erleichterung der Anwendung unserer Hämorrhoidensalbe gibt es spezielle Applikatoren, die auf die Tube geschraubt werden. Im Kühlschrank hält sich die Salbe mindestens zwei Wochen.

Der goldene hobby-Tipp

Der Mensch verbringt durchschnittlich neun Monate seines Lebens auf der Toilette. Hier ein paar goldene Regeln um besser „zu Potte" zu kommen:

- Gewöhnen Sie Ihren Darm an eine bestimmte Entleerungszeit, z. B. nach dem Frühstück
- Nehmen Sie sich Zeit. Eine Sitzung darf ruhig 15 Minuten und mehr dauern
- Entspannen Sie sich und betreiben Sie autogenes Training
- Besser ist es, länger und dafür nur leicht zu drücken als kräftig und nur kurz
- Wenn der Anfang der Wurst erst mal den Weg nach draußen gefunden hat, drücken Sie nur noch leicht nach
- Versuchen Sie gelegentlich Ihren Urinstrahl anzuhalten. Das trainiert die Beckenbodenmuskulatur

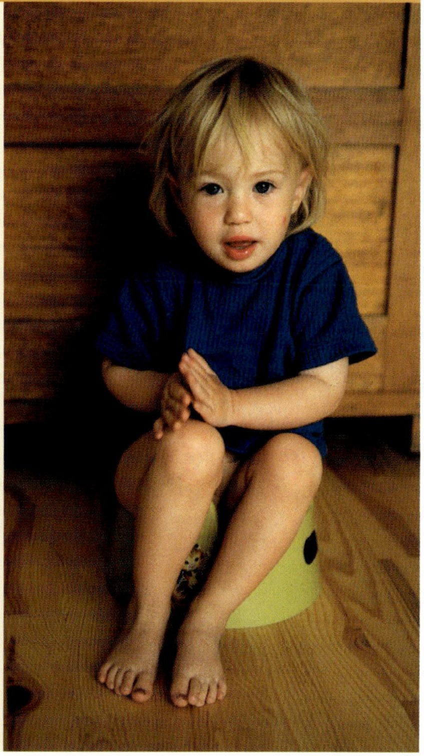

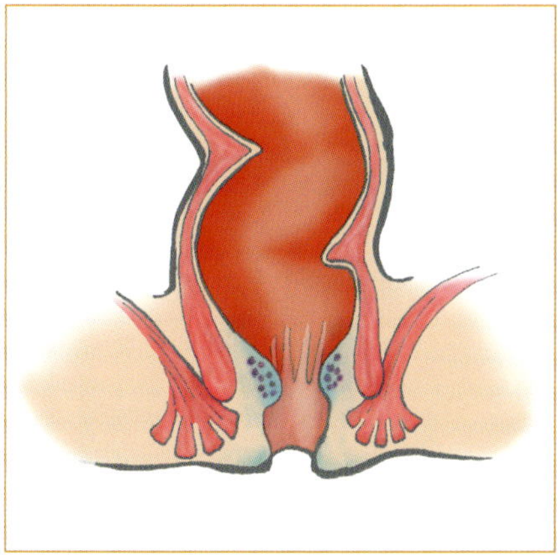

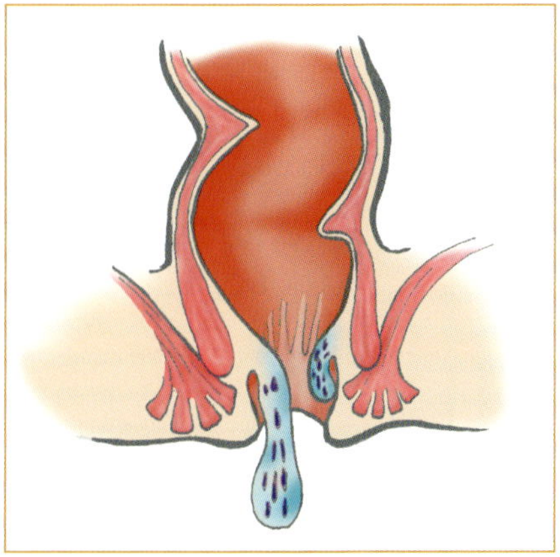

Schwellkörper am After dichten den Darmausgang ab. In ihnen können sich Venenknoten bilden, die zu Hämorrhoiden führen. Diese können sogar aus dem After herausrutschen.

TRAGENDE SÄULE: RÜCKSICHT FÜR DEN RÜCKEN

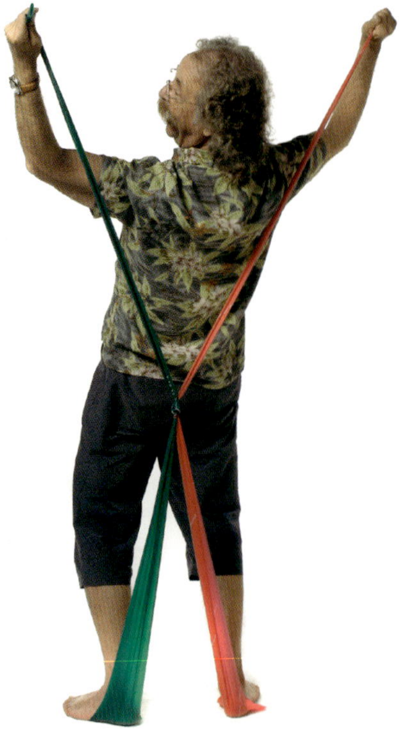

Der typische Aufbau des Skeletts und die besondere Beziehung der einzelnen Körperregionen untereinander, ermöglichen dem Menschen die fast grenzenlose Bewegungs- und Aktivitätsfreiheit im täglichen Leben. Die Wirbelsäule ist dabei die zentrale Achse unseres Körpers. Sie muss einerseits unsere aufrechte Körperhaltung stabilisieren, andererseits biegsam genug sein, um Bewegungen wie Drehen, Beugen oder Heben zu ermöglichen. Das feinmechanische Wunderwerk gliedert sich in 24 Wirbelknochen, sowie das Kreuz- und Steißbein. Die dazwischenliegenden Bandscheiben bestehen aus einem gallertartigen Kern, der von einem Ring aus Faserknorpel umgeben ist. Sie dienen neben einer gelenkigen Verbindung vor allem als Puffer. Die seitliche Form der Wirbelsäule erinnert an ein doppelt geschwungenes S. Dadurch werden die beim Gehen entstehenden Erschütterungen wie ein Stoßfänger abgefangen. Gesichert wird die ganze Konstruktion durch Bänder, Sehnen und Muskulatur.

Solange unser Rücken keine Beschwerden verursacht, spüren wir nicht, dass es ihn überhaupt gibt. Aber wehe, wenn er plötzlich beginnt, auf sich aufmerksam zu machen. Ob nun Nackenschmerzen, Ischias, Hexenschuss oder akuter Bandscheibenvorfall – Rückenbeschwerden sind längst zur Volkskrankheit Nummer eins geworden. Fast jeder zweite Berufstätige klagt darüber. Und nur allzu oft werden diese

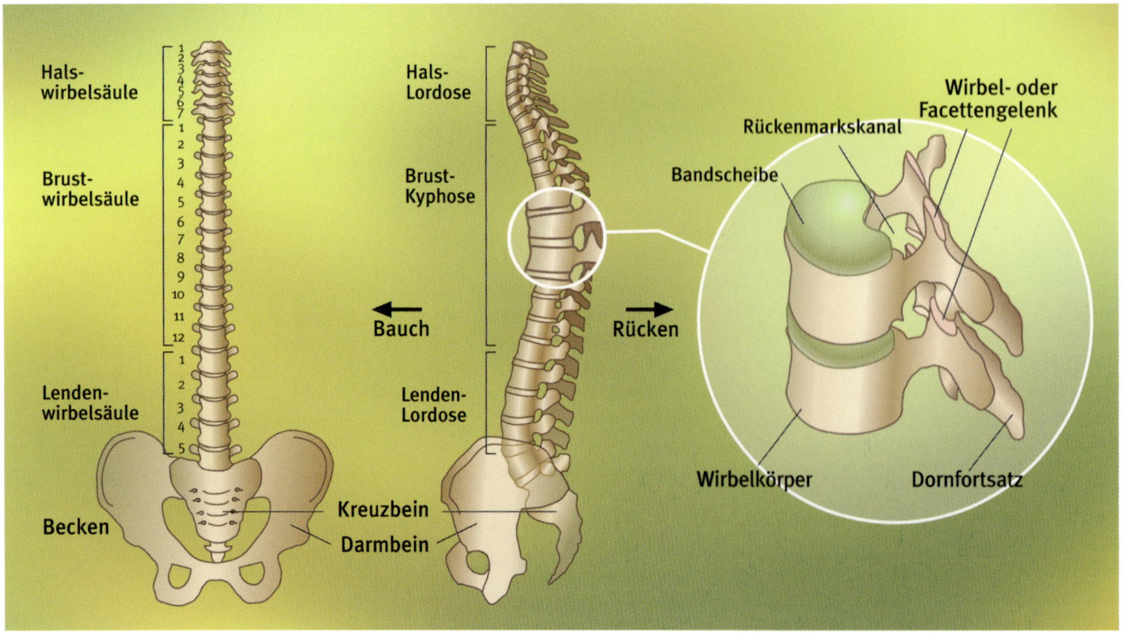

Die Wirbelsäule hält uns aufrecht. Dafür sorgen rund 100 Gelenke und mehr als 300 Muskeln.

Beschwerden chronisch. Eine falsche Haltung, Schreibtischarbeit, Verspannungen durch Stress sowie mangelnde Bewegung gelten als Hauptauslöser. Doch Vorbeugen kann langfristig helfen, qualvolle Schmerzen gar nicht erst aufkommen zu lassen. Anfang 2003 haben wir die Rückenproblematik hobbythekgerecht aufgearbeitet. Das Projekt zählt bis heute zu den erfolgreichsten der gesamten Reihe. Nehmen Sie Rücksicht auf Ihren Rücken!

Perfektes Stehvermögen: eine Frage der Balance

Im Stand eine gute Haltung einzunehmen, verteilt das Gewicht optimal auf die einzelnen Gelenke der Wirbelsäule. So werden auch die Gelenkflächen gleichmäßig belastet. In dieser Balance bildet die Wirbelsäule weder einen Buckel noch ein Hohlkreuz, sondern bleibt in ihrem naturgegebenen Verlauf.

Ein guter Test zur Überprüfung der Haltung lässt sich mit einem *Lot* durchführen. Dazu wird ein Streifen Isolierband exakt vertikal auf einen Ganzkörper-Spiegel geklebt. Beim Betrachten des Spiegelbilds verläuft das Lot dann vom Ohr entlang, zum Schultergelenk, Lendenwirbelsäule, Hüftgelenk, bis hin zu den Fußknöcheln.

Die Universalwippe der hobbythek: Training fürs Stehvermögen

Aufrecht korrekt zu stehen gelingt in feiner Abstimmung zwischen einer Stabilität und dem Ausbalancieren des Körperschwerpunktes, oberhalb der Füße. Dass es sich dabei um einen aktiven Vorgang handelt, merkt, wer sich einmal mit geschlossenen Augen auf ein Bein stellt. Die dabei spürbaren, minimalen Korrekturbewegungen

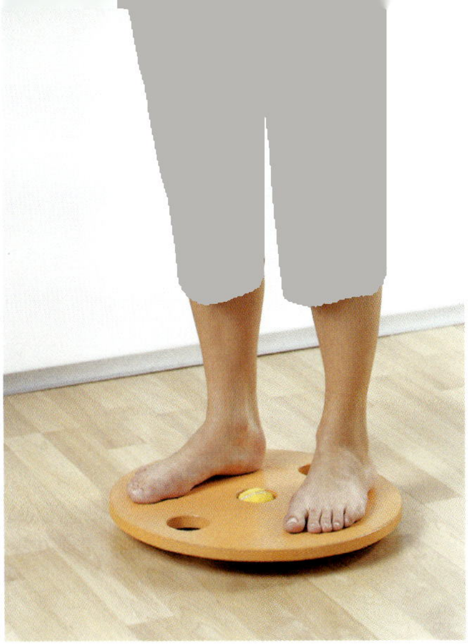

Die hobbythek Universalwippe verbessert die Feinkoordination und stabilisiert die Rückenmuskulatur.

sind charakteristisch für die aufrechte Körperhaltung.

Unsere Universal-Wippe eignet sich hervorragend zur Verbesserung der Körperhaltung im Stehen, zum Trainieren des Gleichgewichtssinns und als dynamische Fußbank zur abwechslungsreichen Beanspruchung der Muskulatur.

Von der Wirkung und Einfachheit unserer Konzeption zeigte sich auch die Schreinerei der JVA in Celle überzeugt. Seit Anfang 2004 sind dort handgefertigte Wippen nach unserem Vorbild erhältlich (Bezugsquellen).

Universal-Wippe der hobbythek

Multiplexplatte 40 x 40 x 1,5 cm
2 Tennisbälle

Aus der Holzplatte wird eine Scheibe mit 40 Zentimeter Durchmesser gesägt. Als „Drehachse" verwenden wir einfache Tennisbälle, die den Vorteil haben, leicht zu federn, den Fußboden nicht zu beschädigen und der Wippe einen rutschsicheren Stand verleihen. Damit die Bälle sicher in der Scheibe gelagert sind, müssen noch drei Löcher, im Durchmesser von etwa fünf Zentimetern ausgesägt werden, am besten mit einem Lochsägeaufsatz für die Bohrmaschine. Zeichnen Sie hierzu auf der Scheibe eine Linie, die durch den Mittelpunkt führt. Die Mittelpunkte der Löcher befinden sich nun sowohl im Scheibenmittelpunkt als auch jeweils im Abstand von sechs Zentimetern vom Scheibenrand. Befinden sich die Bälle außen, haben Sie eine konventionelle Wippe. Mit einem Ball in der Mitte kann sogar in alle Richtungen balanciert werden.

Der goldene hobby-Tipp

Um Knochenschwund (Osteoporose) vorzubeugen oder den Verlauf abzubremsen, sollte auf eine ausreichende Zufuhr an Calcium geachtet werden. Trinke täglich ein Glas frische Milch – ist schon mal ein Schritt in die richtige Richtung. Auch eine Nahrungsergänzung mit dem Mineral kann sinnvoll sein, gerade bei Frauen über 35 Jahren. Unser Calciumpräparat **Calciumcitrat ht** schmeckt völlig neutral und lässt sich deshalb in sämtliche Speisen einrühren. Vitamin D fördert die Calciumaufnahme. Deshalb sollten Sie sich häufig im Freien aufhalten, denn Vitamin D wird in unserer Haut durch Einwirkung der UV-Strahlen der Sonne gebildet.

Kleiner Bewegungsknigge: Rückengerechtes Heben und Tragen

Mit dem Heben von Lasten ist stets eine vermehrte Belastung für die Wirbelsäule verbunden. Der Ungeübte neigt dazu, die vergleichsweise schwachen Rückenmuskeln zu nutzen und nicht, was besser wäre, die kräftige Beinmuskulatur. Grundsätzlich ist die Belastung – vornehmlich der Lendenwirbelsäule – umso geringer, je weniger der Rumpf vorgebeugt wird und je näher die Last am Körper getragen wird. Nur so wird die Belastung gleichmäßig auf die Bandscheiben verteilt. Bei körperfern getragenen Lasten verschiebt sich der Schwerpunkt des Körpers weit nach vorne. Die Belastung im Lendenwirbelbereich vergrößert sich durch die wirkenden Hebelkräfte immens.

Generell muss auch geprüft werden, ob die Last überhaupt gehoben werden kann. Die Kriterien sind nicht nur vom Geschlecht abhängig, sondern auch z. B. von der Leistungsfähigkeit und vom Alter, aber auch von der Form und der Greifbarkeit der Last. Natürlich spielt auch die Tragedauer eine Rolle. Die Bundesanstalt für Arbeitsschutz und Arbeitsmedizin rät: Müssen z. B. zwei Koffer längere Zeit getragen werden, sollten diese für durchschnittlich kräftige Frauen jeweils fünf Kilogramm, für Männer jeweils siebeneinhalb Kilogramm nicht überschreiten.

Rückengerechtes Heben sollte in mehreren Schritten erfolgen:

1. Körper möglichst nahe und frontal an den Gegenstand nähern. Die Füße sind mindestens hüftbreit mit der ganzen Fußsohle aufgesetzt.
2. Beine bis maximal 90 Grad beugen. Noch tiefere Kniebeugen stellen ein Risiko für die Knorpelabnutzung dar.
3. Oberkörper durch Kippen des Beckens leicht nach vorne neigen.
4. Hände umfassen mit gestreckten Armen die Last.

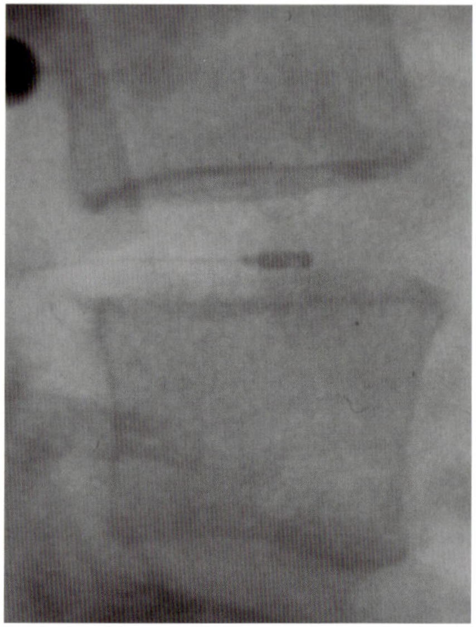

An der Universität Ulm wurde 1997 einem Probanten eine Druck-Messsonde in die vorletzte Bandscheibe implantiert. Berechnungen des Schweden Prof. Alf L. Nachemson aus den 1960er Jahren konnten somit korrigiert werden.

Belastung der Bandscheiben bei unterschiedlichen Haltungen: Beim Vorbeugen verdoppelt sich, im Vergleich zur aufrechten Körperhaltung, die punktuelle Druckbelastung. Der Unterschied vom körpernahen zum körperfernen Heben einer Last ist gravierend.

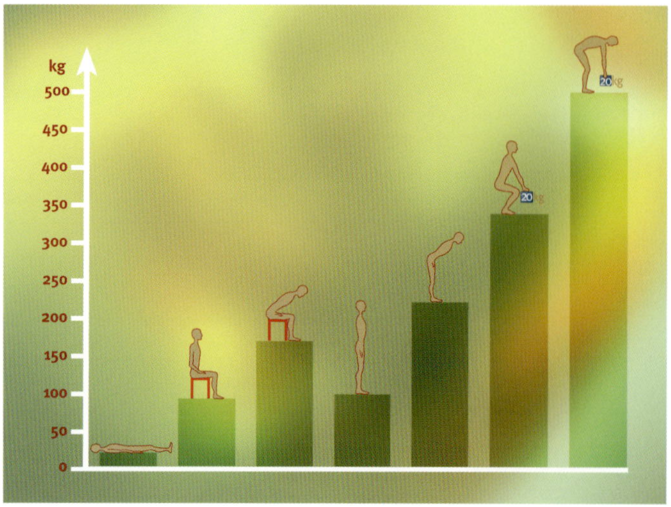

5. Anspannen der Rumpfmuskulatur um die Wirbelsäule zu stabilisieren.
6. Last vorsichtig und keinesfalls ruckartig durch Strecken im Hüft-, Knie- und Sprunggelenk anheben. Unterstützend wirkt bewusste Atmung, d.h. erst ein- und unmittelbar vor dem Heben ausatmen.
7. Das Absetzen der Last geschieht in umgekehrter Reihenfolge.

Sitzen mit Dynamik – der Rücken dankt!

„Sitz gerade, Brust raus !" Diese Empfehlung muss aus moderner Sicht relativiert werden. Erst aktives und dynamisches Sit-

Der goldene hobby-Tipp

Haushaltsgeräte und Einrichtungsstücke sollten so genutzt werden, dass der Oberkörper stets in aufrechter Position stehen kann. Schon wenige Tipps und Tricks können helfen, sich im Alltag einen rückenschonenden Stand zu verschaffen:

- Stützen Sie sich gelegentlich mit gebeugten Knien an den Unterschränken und mit der Hüfte am Arbeitsplattenrand ab
- Setzen Sie abwechselnd Ihre Füße auf einen umgedrehten Eimer, um Rücken und Beine zu entlasten
- Stellen Sie das Bügelbrett so ein, dass sich die Bügelfläche etwa zehn Zentimeter unter Ellbogenhöhe befindet
- Überkopfarbeiten gehen meist mit einer Hohlkreuzbildung einher. Benutzen Sie besser eine Leiter
- Stellen Sie Getränkekisten auf eine leere Kiste oder noch besser: Stellen Sie Ihre Getränke selbst her (siehe Seite 93 ff.).

zen trainiert und beansprucht die Muskulatur, verteilt die Gewichtsbelastung gleichmäßig und abwechselnd auf die gesamten Bandscheibenflächen und fördert durch die permanente Be- und Entlastung die Versorgung mit Nährflüssigkeit.
Mediziner raten daher zu variablen Sitz- und Stehgewohnheiten über den Tag verteilt: 50 % sitzen, 25 % stehen, 25 % gehen.

Bewegungsarmut kann im Extremfall zum Bandscheibenvorfall führen. Dabei durchbricht der elastische Kern das Umgebungsgewebe und drückt auf den Nerv.

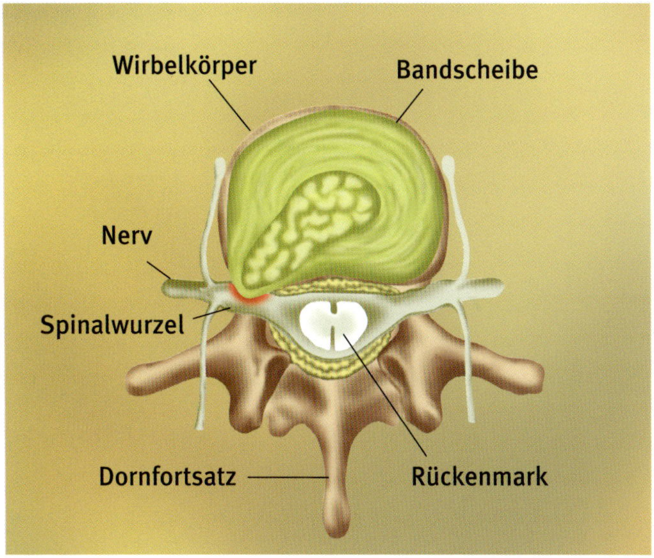

Sitzen in einer anderen Dimension: Die dynamische hobbythek-Sitzauflage

Dynamische Sitzmöbel vermeiden schon durch ihre Konstruktion einseitig belastende Dauerhaltungen und fördern sowohl den natürlichen Bewegungsdrang beim Sitzen als auch eine aufrechte Haltung. Dank vollbeweglichen Rückenlehnen und pendelnd gelagerten Sitzflächen kann jederzeit der empfohlene Wechsel zwischen dynamischem und klassischem Sitzen praktiziert werden.
Die hobbythek hat eine spezielle Sitzauflage entwickelt, die mit einem Handgriff jeden Stuhl in einen Dynamik-Stuhl verwandelt.

Der Göttinger Dynamik-Stuhl-Experte Dr. Bastian Niemann war von unserer Sitzauflage so begeistert, dass er einen komfortablen Nachbau ausgetüftelt hat (Bezugsquellen).

Dynamische hobbythek-Sitzauflage

Multiplexplatte 40 cm x 40 cm x 1,5 cm
Multiplexplatte 30 cm x 30 cm x 1,5 cm
Schaumstoff 30 cm x 30 cm x 4 cm
Dicker Teppich 40 cm x 40 cm
Möbelbockrolle möglichst mit gummiertem Rad: Gesamthöhe 3,5cm
2 Holzschrauben 4 x 15 mm

Das Teppichstück wird mittels doppelseitigem Klebeband auf die größere Platte geklebt und verschafft so ein bequemeres Sitzgefühl.
Die Bockrolle dient der Kipplagerung und wird auf die Plattenunterseite geschraubt – etwa fünf Zentimeter hinter dem Plattenmittelpunkt. Es hat sich in Tests gezeigt, dass eine exzentrische Position den höheren Sitzdruck auf die hintere Sitzfläche berücksichtigt.

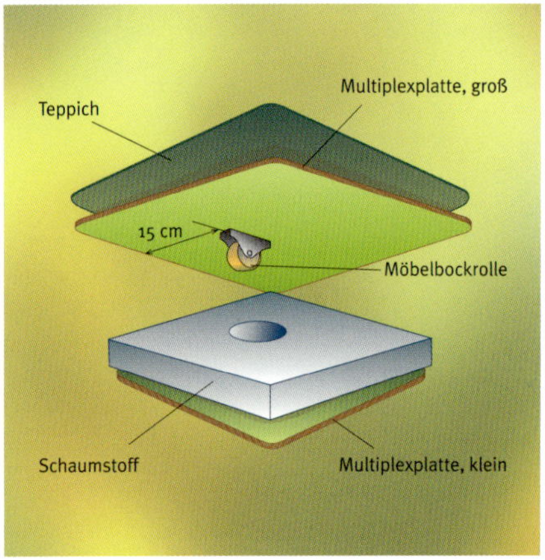

Um Dämpfung und die wichtige seitliche Gegenkraft beim Wippen zu erreichen, wird die Plattenunterseite mit dem Schaumstoff beklebt, aus dem vorher eine Aussparung für die Bockrolle geschnitten wurde. Sollte Ihnen die Dämpfung zu schwach sein, gibt's im Schaumstoffhandel (Branchenbuch) auch Qualitäten mit höheren Raumgewichten und Stauchhärten. Die kleinere Bodenplatte verhindert das Einsinken der Rolle ins Stuhlpolster und schützt vor Beschädigungen. Sie wird nur im mittleren Bereich am Schaumstoff fixiert, da beim Wippen die Auslenkung im Randbereich größer ist als die Schaumstoffdicke.

Der goldene hobby-Tipp

Auf die Schnelle kann ein dynamisches Sitzgefühl erreicht werden, wenn Sie sich auf ein oder zwei luftgefüllte Wärmflaschen setzen. Drehen Sie hierzu den Verschlussstopfen um eine Windung ein, blasen dann die Flasche zur Hälfte auf und drehen dann dicht zu.

Rücken-Memory: Übungen mit dem Bildschirmschoner der hobbythek

Ob am Schreibtisch oder am PC, früher oder später klagt jeder einmal über Schmerzen an der Halswirbelsäule und im Schulter-Nacken-Bereich. Der Mensch ist eben nicht dafür geschaffen, nur zu sitzen, den Telefonhörer zwischen Ohr und Schulter zu klemmen und die Finger an der Maus zu bewegen.

Nur ein Übungsprogramm hilft, Zwangshaltungen, einseitige Aktivitäten und Bewegungsmangel zu vermeiden. Damit es nicht in Vergessenheit gerät, haben wir einen animierten **Bildschirmschoner** mit vier effektiven Rücken-Übungen entwickelt. Er lässt sich kostenlos downloaden unter :

www.hobbythek.de/dyn/12553.phtml

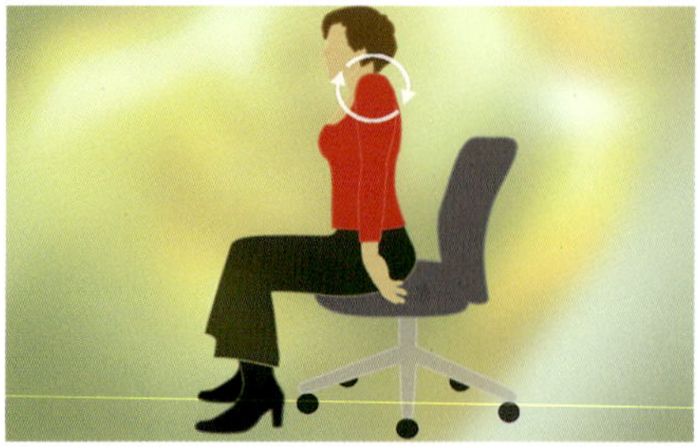

„Weiß-ich-nicht-Übung" zur Lockerung der Hals- und Nackenmuskulatur: Schultern hochziehen, nach hinten bewegen und fallen lassen. Dreimal hintereinander.

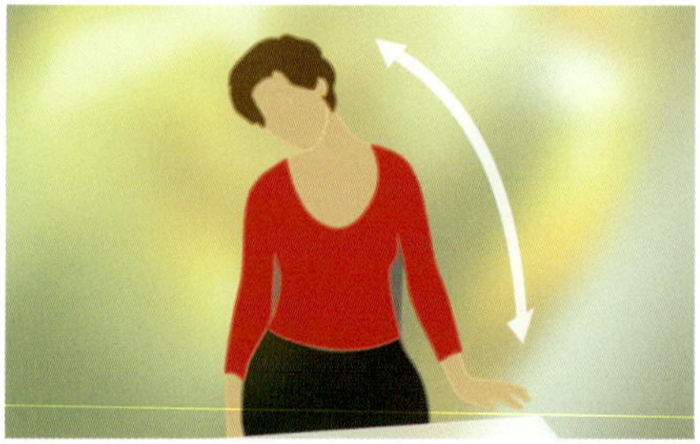

„Schwanenhals" zur Dehnung der Hals- und Nackenmuskulatur: Kopf zur Seite neigen und Gegenarm nach unten drücken. Kopf langsam auf die Brust drehen und wieder zurück. Dreimal hintereinander, dann Seitenwechsel.

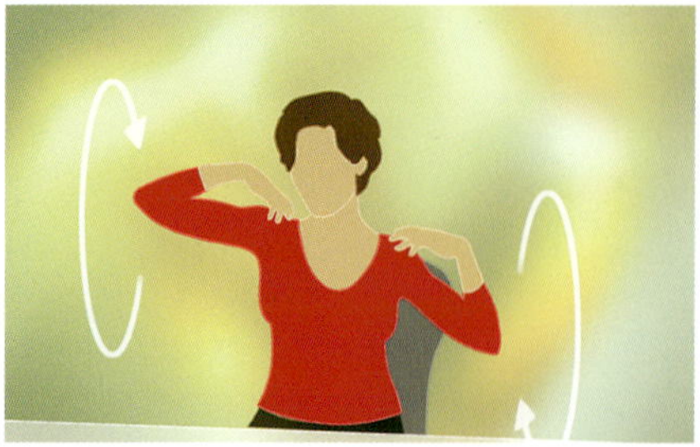

„Windmühle" zur Aktivierung der oberen Rückenmuskulatur und Lockerung der Schultermuskulatur: Ellenbogen waagerecht zur Seite strecken und dabei Hände locker auf Schultern legen. Mit beiden Ellenbogen gleichzeitig Kreise rückwärts in die Luft schreiben. Nach 15 Sekunden beide Arme abwechselnd. Nach 15 Sekunden das ganze vorwärts.

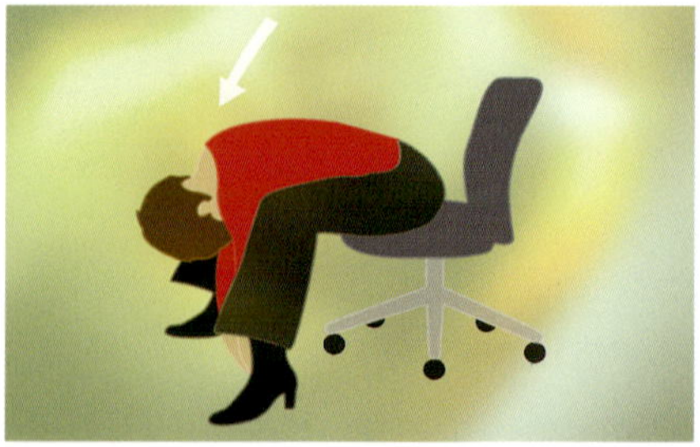

„Kutscher-Haltung" zur Entspannung: Oberkörper zwischen die gespreizten Beine aushängen lassen. Nach einigen Sekunden hochziehen und Ellenbogen auf den Knien abstützen.

Der goldene hobby-Tipp

Grundsätzlich sollte auf eine regelmäßige Änderung der Sitzhaltung geachtet werden:

- einen Fuß auf den Stuhl setzen
- Beine übereinander schlagen
- Beine auf Tisch legen
- Auf der Vorderkante des Stuhls sitzen
- Sich mit den Ellenbogen auf die Tischplatte stützen
- Rückwärts auf den Stuhl setzen und vornüber anlehnen

Sich mal so richtig hängen lassen: die Hänge-Streckliege der hobbythek

Das *Aushängen* des Körpers bei Fixierung der Füße wird seit langem von Orthopäden und Therapeuten zur Behandlung von Rückenbeschwerden empfohlen. So gilt es beispielsweise als probates Mittel bei Schulterverspannungen und Hexenschuss. So genannte Hängestreckliegen können aber auch nach längerem Sitzen, einem Großeinkauf oder Gartenarbeit zur Vorbeugung und als Ergänzung zur Rückengymnastik sinnvoll eingesetzt werden. Rückenmuskeln und Bänder werden sanft gedehnt, die Bandscheiben entlastet. Um einer extremen Durchblutung im Kopf entgegenzusteuern, die *senkrechte* Hängeposition nicht länger als 30 bis 60 Sekunden praktizieren. Sonst eher nur eine leichte, aber ebenso wirkungsvolle Neigung einnehmen.

Unsere Selbstbau-Hängestreckliege besticht sowohl durch die geringen Materialkosten (€ 60,–) als auch durch das Leichtgewicht von etwa zwölf Kilogramm bei

Hänge-Streckliege der hobbythek

Bauteile für die Liege:
Platte in Leimholz Fichte
2000 x 300 x 28 mm (Baumarktstandard)
Multiplexbrett 200 x 250 x 30 mm
Rundholz 25 mm Durchmesser
4 Holzschrauben 5 x 100 mm
Rohrisolierung Innen-∅ ca. 25 mm
Teppich

Für die Drehachse:
4 Gewinderohre (Rohrdoppelnippel)
¾ Zoll x 200 mm
2 Gewinderohre ¾ Zoll x 150 mm
2 Gewinderohre ¾ Zoll x 400 mm
4 Winkel ¾ Zoll 90°
1 Kreuzstück ¾ Zoll
4 Rohrschellen 1 Zoll
8 Holzschrauben 5 x 30 mm

Für die Wandbefestigung:
2 kräftige Universalhaken (Bezugsquellen)
4 Schrauben 5 x 60 mm
4 Dübel S8
PVC-Schlauch 1¼ Zoll, 60 cm

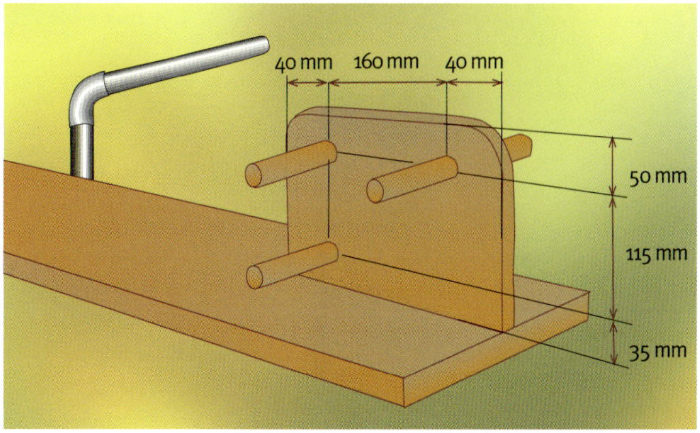

Hängestreckliege Oberseite.

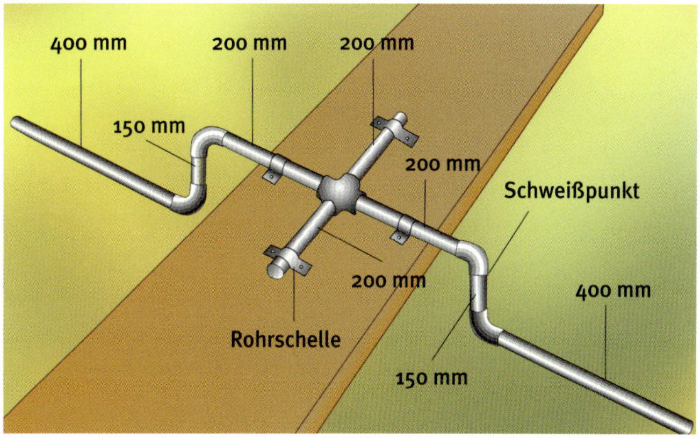

Hängestreckliege Unterseite.

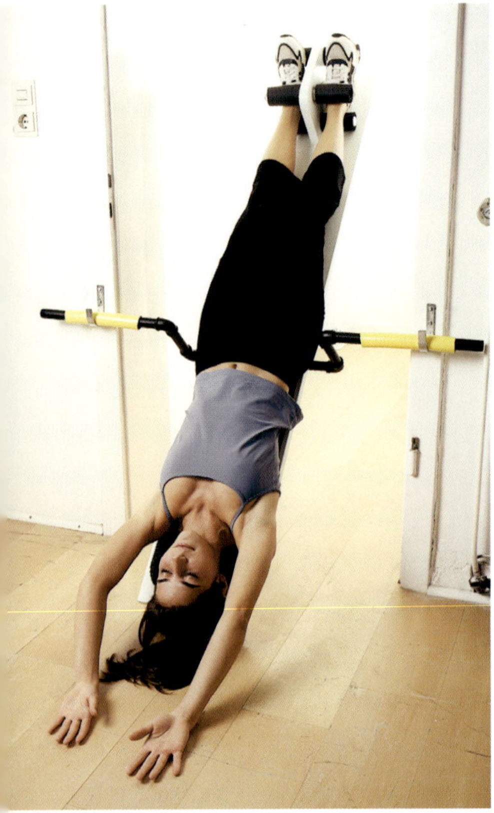

Durch behutsame Armbewegungen kann man sich mühelos in jede gewünschte Neigung bringen.

gleichzeitig sicherem Stand. Das gelingt, indem ein gewöhnlicher Wohnungstürrahmen als Haltegestell dient. Zur Benutzung wird die Liege mit ihrer Drehachse einfach auf zwei Haken zu beiden Seiten des Türrahmens gehängt.
Unsere Liege hat eine maximale Tragkraft von 90 Kilogramm und ist nur für diejenigen geeignet, für die das Gerät austariert wurde. Sollten Sie das zulässige Körpergewicht überschreiten, bzw. es für jedes Familienmitglied individuell nutzen wollen, raten wir zum professionellen Modell (Bezugsquellen).

Die Fichtenholzplatte wird auf Körperlänge plus zehn Zentimeter gekürzt. Das Multiplexbrett erhält mittels 25-Millimeter-Forstnerbohrer drei Löcher gemäß Abbildung und wird stehend auf ein Ende der Platte verleimt und mit den vier 100-Millimeter-Schrauben gesichert. Drei Rundhölzer der Länge 25 Zentimeter dienen als Lagerung der Fußfesseln und werden mittig in den Bohrungen verleimt. Je nach Fußform oder Schuhwerk werden zwecks Polsterung kurze Stücke Rohrisolierung im geeigneten Durchmesser auf die Hölzer geklebt. Zum bequemeren Liegen wird die Liege mit Teppich beklebt.
Die Drehachse verläuft „durch" den Körperschwerpunkt und ist demzufolge in der Mitte mit einem U-förmigen Bogen versehen. Die acht Gewinderohre, vier Winkel und das Kreuzstück werden mit einer Rohrzange, gemäß Abbildung, fest miteinander verschraubt, in Form gedrückt und an den zwölf Verbindungsstellen punktuell verschweißt. Bei dieser Arbeit hilft sicherlich die nächste Schlosserei.

Zum Austarieren wird die Achse an den Enden von zwei Getränkekisten hochgehalten und die Liege in die Vertiefung der Achse gelegt. Legen Sie sich auf die Liege und bewegen die Arme nach vorn und hinten. Die endgültige Position der Achse ist gefunden, wenn Sie dabei in die entsprechenden Richtungen kippen und mit verschränkten Armen die Lage halten. Mit vier Rohrschellen wird die Achse am Brett befestigt.
Die Haken werden zu beiden Seiten eines Türrahmens angedübelt, der massiv gemauert sein muss; hohle Klänge beim Klopfen weisen auf ungeeignete Leichtbauweise hin. Der Bodenabstand entspricht der Entfernung Achse-Kopfende, abzüglich zehn Zentimetern. Durch diese tiefe Aufhängung dient der Fußboden als Anschlag und sichert so vor Überschlag. Ein Gummischlauch der auf beide Seiten der Achse gezogen wird, bremst die Drehbewegungen und schützt die Türrahmenkante.

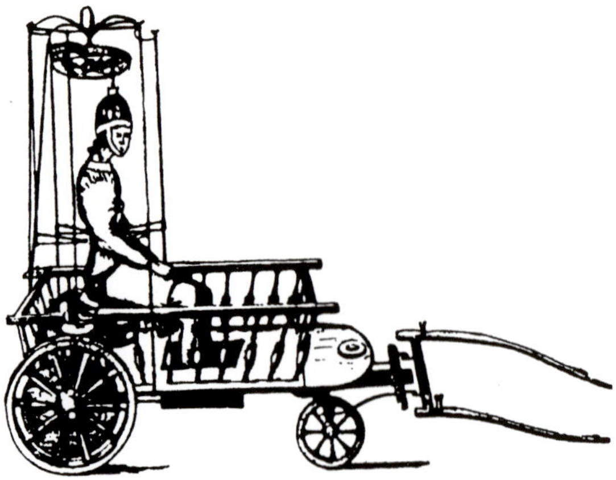

Bereits im 16. Jahrhundert hat der britische Arzt Francis Glisson Wirbelsäulenbeschwerden mit einem leichten Zug am Kopf gelindert.

Der goldene hobby-Tipp

Die einfachste Methode, die Wirbelsäule zu strecken, ist das Aushängen an Reckstangen. Dank einer Rutschsicherung können diese einfach bei Bedarf in den Türrahmen geklemmt werden (Bezugsquellen).
Schnell konstruiert ist auch ein Deckentrapez. Es motiviert zum spontanen Aushängen und Hin- und Herschwingen:

Rundholz, Ø 3 cm, Länge 50 cm
Polypropylen-Seil, Durchmesser 1 cm
2 Sicherheits-Schaukel-Haken und -Ringe, 2 Dübel S14

Das Rundholz erhält an beiden Enden je eine Zehn-Millimeter-Bohrung, durch die das Seil geführt und gut verknotet wird. Die Seillänge sollte so gewählt sein, dass die Trapezstange auch bei leicht angewinkelten Knien greifbar bleibt. Die Deckenbefestigung sollte von einem Fachmann montiert werden.

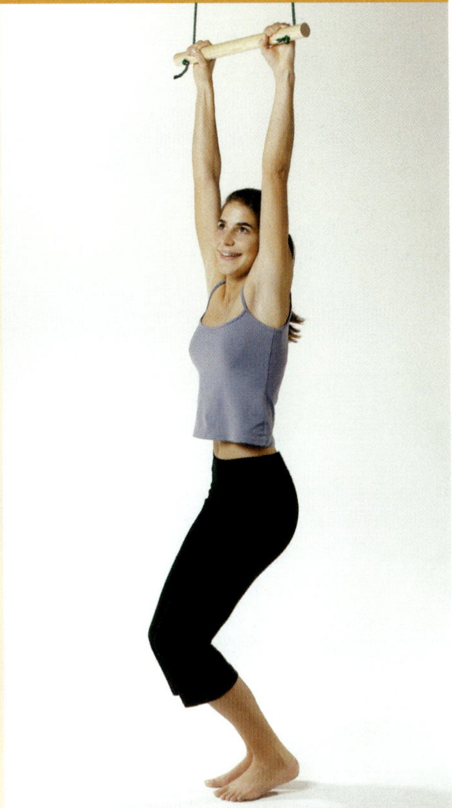

Rückenapotheke ohne Nebenwirkungen

Seit geraumer Zeit setzen selbst konventionell ausgebildete Rückenspezialisten immer häufiger auf pflanzliche Schmerzmittel, so genannte Phytopharmaka. Mit Erfolg. Diese Mittel blockieren ohne Nebenwirkungen die Schmerzen, fördern die Durchblutung und entspannen die Muskulatur. Die hobbythek hat schon früh darauf hingewiesen, dass die Pflanzenheilkunde und speziell die Aromatherapie eine segensreiche Alternative oder Ergänzung zu teuren High-Chem-Medikamenten sein kann. Wenn sich die Symptome nicht bessern, muss jedoch ein Arzt aufgesucht werden.

Schmerzlindernde Weidenrinde

1½ TL	Weidenrinde (geschnitten)
300 ml	Wasser

Weidenrinde mit kaltem Wasser ansetzen, zum Sieden erhitzen und nach fünf Minuten abseihen. Täglich drei bis fünf Tassen trinken.
Der Wirkstoff *Salicin* und weitere Inhaltsstoffe (*Flavonoide*) hemmen die Entstehung entzündungs- und schmerzvermittelnder Botenstoffe. Bitte vor Anwendung ärztlich abklären lassen, ob mögliche Unverträglichkeiten vorliegen.

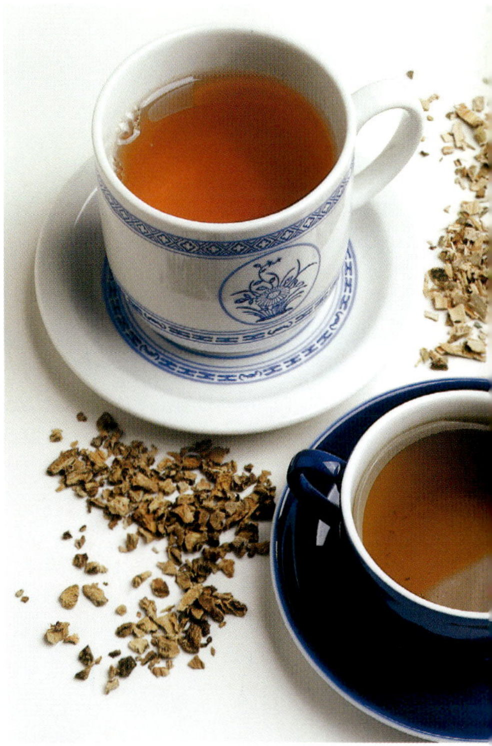

Der Tee der Weidenrinde (*Salicis cortex*) wird in der Volkskunde seit alters her bei fieberhaften Erkrankungen und Kopfschmerzen eingesetzt.

Tee gegen Entzündungen

1 TL	Teufelskrallenwurzel
300 ml	Wasser
	Honig o. Zitronensaft

Übergießen Sie den Tee mit dem kochenden Wasser und lassen den Aufguss acht Stunden bei Raumtemperatur ziehen. Dann abseihen und in drei Portionen, über den Tag verteilt, trinken. Da er unangenehm bitter schmeckt, mit Honig oder Zitronensaft abschmecken.

Der Teufelskrallen-Wirkstoff *Harpagosid* vermag verschiedene entzündungs- und schmerzvermittelnde Substanzen im Körper zu bremsen, die am Abbau von Knorpel mitwirken oder seinen Wiederaufbau hemmen könnten.

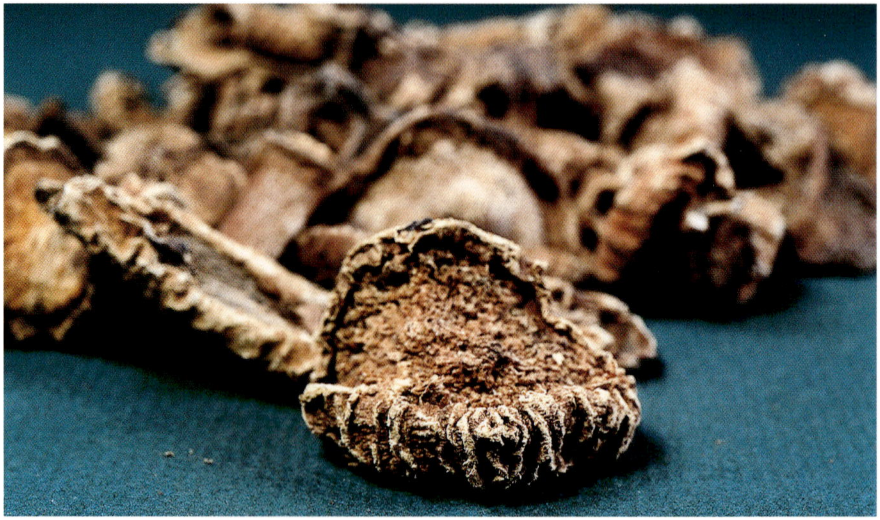

Die Teufelskralle (*Harpagophytum procumbens*) gehört zur Familie der Sesamgewächse und ist in Süd- und Südwestafrika beheimatet. Nur aus den Wurzeln lassen sich die pharmazeutisch relevanten Inhaltsstoffe extrahieren.

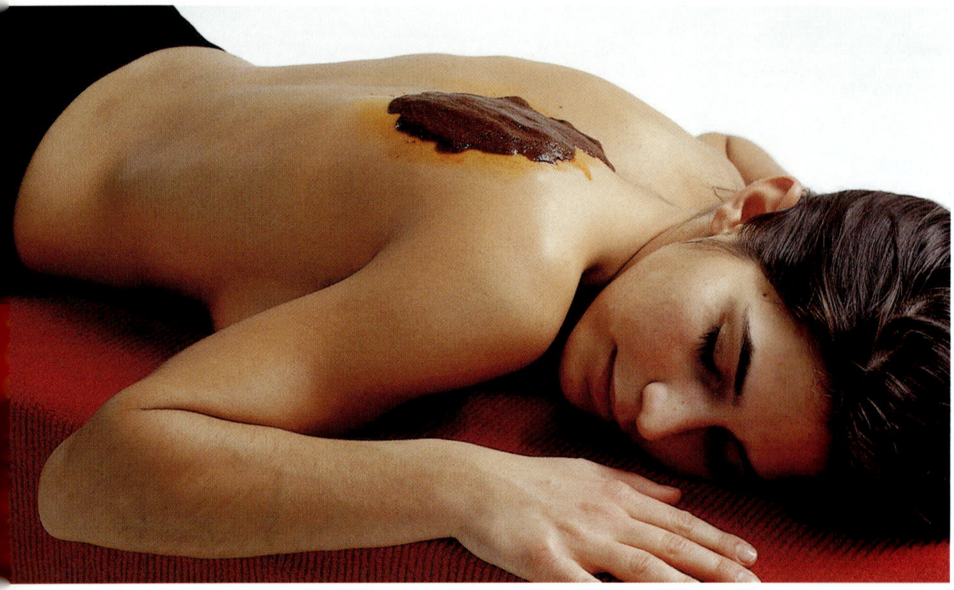

Schon im Altertum wurde in Mexiko der aus getrockneten Chilischoten gemahlene Cayennepfeffer (*Capsi fructus acer*) als traditionelles Arzneimittel genutzt.

Wärmepflaster mit Cayenne

30 g	Cayennepfeffer
40 ml	Jojobaöl

Verrühren Sie den Pfeffer mit dem Öl zu einer streichfähigen Paste, tragen diese auf die schmerzende Stelle auf und legen ein Leinentuch darüber. Das brennt ein wenig und hat einen wärmenden Effekt.

Der Wirkstoff *Capsaicin* stimuliert die Wärme- und Schmerzrezeptoren und setzt die nervliche Erregbarkeit herab. Viele der bekannten Wärmepflaster (ABC®) wirken ähnlich.

Rückengel à la hobbythek

20 ml	kosm. Basiswasser
1 Messl.	Xanthan
50 Tr.	Vitamin-E-Acetat
15 Tr.	Teebaumöl
15 Tr.	Latschenkiefernöl
15 Tr.	Rosmarinöl
½ Messl.	LV 41
80 ml	dest. Wasser

Dieses Gel bewirkt eine bessere Durchblutung der Haut. Zugleich breitet sich ein Gefühl der Wärme aus.
Die Öle werden mit dem Vitamin E und dem Lösungsvermittler LV 41 in einem Gefäß verrührt. Dann kommt der Alkohol und der Gelbildner Xanthan hinzu. Achten Sie darauf, dass der Gelbildner knötchenfrei verteilt wird. Zum Schluss geben Sie das Wasser hinzu und rühren kräftig, ca. eine halbe Minute lang. Dann fünf Minuten stehen lassen und abermals kurz rühren.

Einfacher geht's übrigens mit dem Marmeladenglas-Trick (siehe Seite 64).

Massageöl für den Rücken

100 ml	Jojobaöl
10 Tr.	Rosmarin
10 Tr.	Fichtennadel
5 Tr.	Kampfer
5 Tr.	Wacholderbeere
3 Tr.	Salbei
3 Tr.	Eukalyptus
2 Tr.	Pfefferminze

Alles zusammenrühren – fertig. Das Massageöl ermöglicht ein gutes Gleiten der Hände während der Massage. Es besitzt durchblutungsfördernde Eigenschaften und eignet sich ausgezeichnet bei Verspannungen und Muskelkater.

Bei der Massage ist darauf zu achten, eine bestimmte Massagefolge einzuhalten und sie nicht zu unterbrechen: Sie beginnt grundsätzlich mit sanften Streichbewegungen, gefolgt von tiefer gehenden Griffen und einem beruhigenden Abschluss. Die Wirbelsäule selbst bleibt von der Massage stets ausgenommen.

Der goldene hobby-Tipp

Während der Massage trägt eine wohlig warme Raumtemperatur von 22 °C bis 25°C zur Entspannung bei.
Auch das Massageöl sollte vor dem Einmassieren auf einer Warmhalteplatte auf etwa 40 °C erwärmt werden. Gute Dienste leistet auch ein „Fläschchenwärmer", ein Warmhalteständer für eine Babyflasche. Diese sind recht preiswert und haben den Vorteil, dass man das Babyfläschchen als Massageöl-Gefäß nutzen kann.

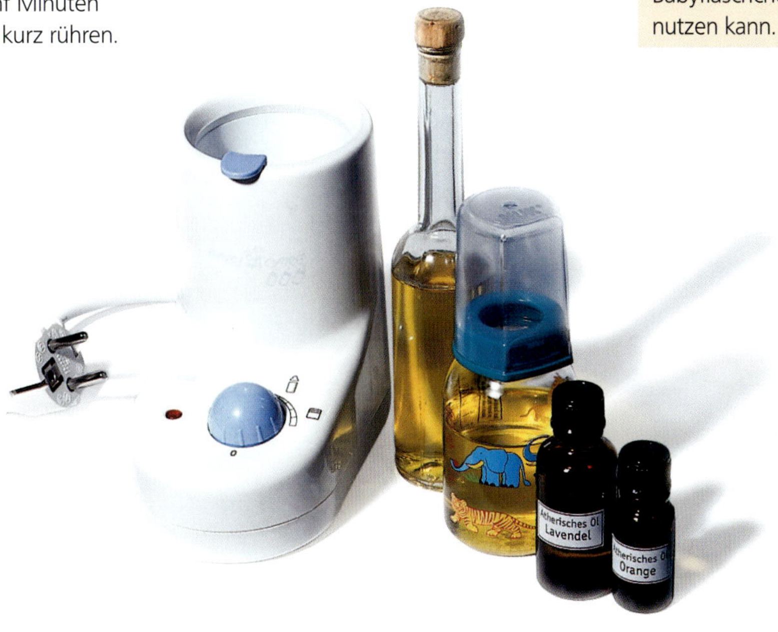

Zum Erwärmen des Massageöls leistet ein „Babywärmer" gute Dienste.

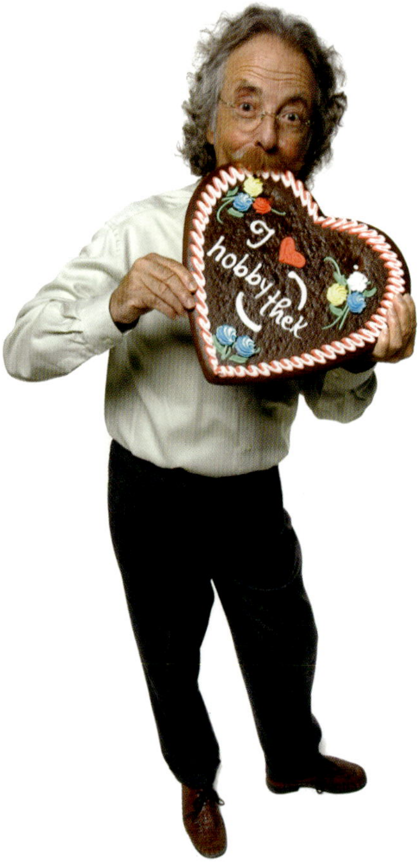

Zugegeben, auch ich konnte mir ein Schmunzeln nicht verkneifen, als wir, die einstigen Vollblut-Hobbyisten, uns Anfang 2002 an die Themen *Liebe und Sexualität* heran „wagten“. Wenn Sie so wollen unsere heutige Vorstellung der „Spiele für Erwachsene“…

Vor allen Dingen wollte ich damit aber einem weit verbreiteten Irrtum bezüglich der hobbythek entgegentreten: Wir wurden nämlich häufig als die Superasketen angesehen, die der Lust am Leben, dem Spaß an der Freud’ und dem allzu Menschlichen mit Skepsis begegnen. Doch genau das Gegenteil ist der Fall, denn auch Liebe ist *Lebenselixier* – das Motto vieler unserer Sendungen.

Ein ausgefülltes Sexualleben bringt Entspannung für Körper und Psyche. Es ist nicht nur ein wesentlicher Bestandteil einer glücklichen Beziehung, sondern auch wichtig für unsere Gesundheit und die Fortpflanzung. Doch heutzutage verlieren die Paare schneller die Lust aneinander als noch vor 20 oder 30 Jahren. Die schönste Nebensache der Welt wird zum raren Vergnügen in deutschen Betten. Laut einer Studie der WHO nimmt l’amour in deutschen Betten nur noch 17 Minuten in Anspruch und das durchschnittlich 97-mal im Jahr. Der sexuelle Frust gilt aber keineswegs nur für ältere Menschen, sondern auch für jene, die noch voll in Saft und Kraft stehen. Viele Wissenschaftler sehen

Die weiblichen Geschlechtsorgane im seitlichen Längsschnitt.

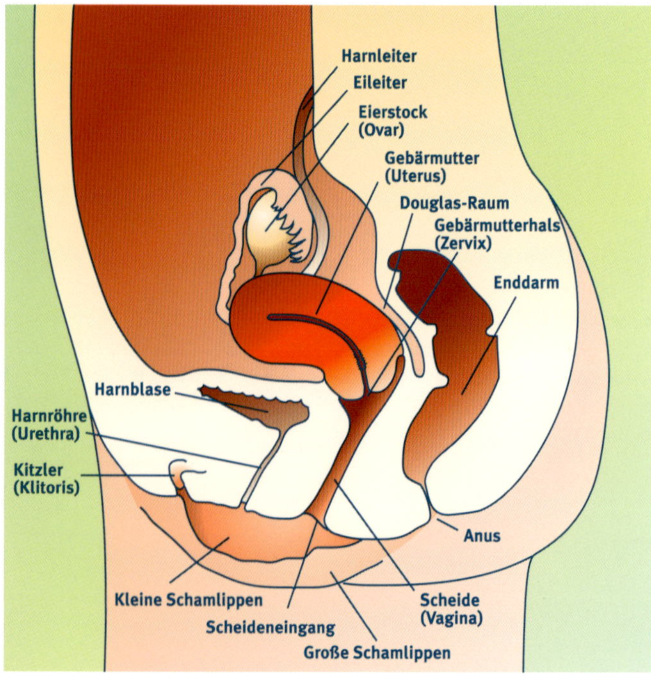

LIEBESLUST UND LIEBESLEID – INTIMBEREICH OHNE TABUS

Erinnern Sie sich noch an die allererste hobbythek-Sendung? Es war der 22. Dezember 1974 und es ging um das Thema „Spiele für Erwachsene“: Einfache elektronische Schaltungen und diverse Gesellschaftsspiele für daheim und unterwegs haben wir damals vorgestellt. Es war auch die Geburtsstunde des „wandernden Lichtpunktes“ – unseres einzigartigen Bildschirmrätsels – das ich als Vorläufer interaktiven Fernsehens bezeichnen möchte.

sexuelle Probleme inzwischen sogar als Volkskrankheit an.
Mittlerweile bin ich 68 Jahre alt und habe noch keine für dieses Alter häufig vorkommenden Ausfallerscheinungen an mir bemerkt – auch was das Lustleben generell angeht: Immerhin wurde mir vor fünf Jahren ein wunderbarer Sohn geschenkt. Der Untertitel dieses Buches „30 Jahre Lebenslust à la Jean Pütz" ist also in *jeder* Hinsicht wörtlich zu nehmen.
Wie immer flossen auch bei diesem, dem wohl intimsten hobbythek-Thema, Eigenbeobachtungen in die Ergebnisse und Tipps ein. Ziel war nicht zuletzt, konkrete Hilfe anzubieten, damit die Liebeslust nicht in Liebesfrust umschlägt.

Ganz und gar Frau

Die sexuelle Revolution rückt auch die weibliche Potenz stärker ins Licht. Immer mehr Frauen beharren – zu Recht – darauf, im sexuellen Akt auch ihre Befriedigung zu finden und nicht nur der Lust des Mannes Mittel zum Zweck zu sein. Der Gipfel der Lust kann bei Frauen vor allem durch eine mechanische Reizung der *Klitoris* ausgelöst werden. Dieser, auch Kitzler genannt, enthält Schwellkörper, die sogar um ein vielfaches größer sind als die des Penis. Wie erst seit 1999 bekannt, ragen diese zarten Lustzonen bis weit ins Körperinnere der Frau. Sie umschließen die Harnröhre und schmiegen sich an einigen Stellen an die Scheidenvorwand an. Dicke Nervenbahnen führen von der Klitoris direkt ins Gehirn. Einer der wichtigsten Erregungsbereiche ist auch der so genannte G-Punkt. Er ist etwa Haselnuss groß und liegt circa fünf Zentimeter tief im oberen Scheidenbereich.

Zarte Pflege für den Intimbereich der Frau

Intimwaschlotion für Sie

35 g	Facetensid ht
5 g	Sanfteen
1 ml	Johanniskrautöl
10 Tr.	Teebaumöl
5 Tr.	Milchsäure
30 ml	Wasser
6 ml	Rewoderm ht
10 Tr.	Paraben K

Die Waschlotion hat leicht rückfettende Eigenschaften und wirkt gegen Scheideninfektionen. Außerdem wird das natürlich saure Scheidenmilieu unterstützt. Facetensid ht, Sanfteen, Johanniskrautöl, Teebaumöl und Milchsäure vermischen, Wasser dazugeben und Rewoderm ht tropfenweise unterrühren. Mit Paraben K konservieren.

Der goldene hobby-Tipp

Beim Waschen der weiblichen Intimzone sind schnell Keime eingeschleppt. Mädchen und Frauen müssen sich daher unbedingt von vorne nach hinten waschen. Andernfalls können die im Darm lebenden Mikroorganismen in die Scheide gelangen und dort Infektionen hervorrufen.
Die einfachste Möglichkeit der Reinigung besteht darin, sich unter der Dusche zu waschen; dabei die Schamlippen vorsichtig auseinander ziehen. Es reicht völlig aus, lediglich den Scheideneingang zu reinigen.

Saures Milieu hält gesund – Die Scheidenschleimhaut

Innen ist die Scheide mit Schleimhaut ausgekleidet, die von Milchsäurebakterien besiedelt ist. Diese verhindern u. a., dass sich ungünstige Keime vermehren können. Nach dem Urlaub am Meer, dem Whirlpoolbesuch oder der Menstruation kann die Scheidenflora angegriffen sein.

Joghurttampon für die Scheidenflora

Probiotischer Joghurt
Tampon „normal" oder „mini"

Ein einfaches Mittel, die Scheidenflora wieder zu regenerieren, ist unser Joghurttampon. Die Herstellung unseres probiotischen Joghurts ist iab Seite 82 ausführlich beschrieben. Nehmen Sie den Tampon, tunken Sie diesen in den zimmerwarmen Joghurt und führen ihn in die Scheide ein. Sie können einen solchen Tampon ein- bis zweimal täglich für mehrere Stunden dort lassen. Nach spätestens einer Woche sollte das Brennen oder der Juckreiz abgeklungen sein.

Scheidenzäpfchen gegen Juckreiz

½ TL	Grünteeblätter
4 g	gemahlene Gelatine (vom Schwein)
35 g	Glycerin
3 Tr.	Teebaumöl
1 Tasse	Wasser

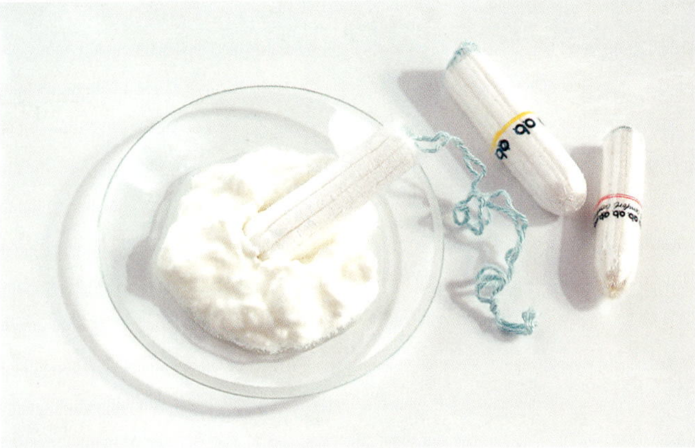

Für unsere Joghurttampons sollten Sie Tampons der Größe „normal" oder „mini" verwenden.

Zunächst die Grünteeblätter mit ca. 80 °C heißem Wasser übergießen und zehn Minuten stehen lassen. Abseihen und davon zwei Teelöffel abnehmen. Darin die Gelatine quellen lassen und das auf ca. 60 °C erwärmte Glycerin und das Teebaumöl unterrühren. Sofort in eine Einmalzäpfchenform füllen und im Kühlschrank erkalten lassen (Herstellung siehe Seite 32). Zäpfchen ein- bis zweimal täglich verwenden. Die Zäpfchen machen die Vaginalschleimhaut unempfindlicher und nehmen den Juckreiz sofort.

Menstruation und PMS: Damit die Laune nicht im Keller ist

Jede Frau hat wohl schon einmal unter Menstruationsschmerzen und – krämpfen gelitten. Starke körperliche Arbeit oder die Überproduktion des Hormons Oxytocin im Zwischenhirn bzw. von Prostaglandinen in der Gebärmutter können u.a. die Ursache sein.

Bei manchen Frauen beginnen in der zweiten Zyklushälfte andere Beschwerden: Spannungsgefühle in den Brüsten, Stimmungsschwankungen und Gereiztheit sind typische Symptome dieser Zeit. Sie leiden unter dem so genannten Prämenstruellen Syndrom (PMS). Das Ende der Gelbkörperhormonbildung hat dieses Befinden ausgelöst.

Leichte Menstruations- und PMS-Beschwerden lassen sich mit einfachen Mitteln lindern, ansonsten ist ärztlicher Rat einzuholen.

Menstruationstropfen aus der Aromatherapie

20 Tr.	Zypressenöl
20 Tr.	Rosenöl
10 Tr.	Muskatellersalbei
10 Tr.	Oreganoöl
40 Tr.	Grapefruitöl

Bestandteile miteinander vermischen und in eine dunkle Vorratsflasche füllen. Am besten träufeln Sie einige Tropfen auf ein warmes Getreidekissen (Bezugsquellen) und legen es sich auf den Unterleib. Sie können auch einen Teil der Mischung mit neun Teilen Avocadoöl verdünnen und damit den unteren Bauch leicht massieren. Die Tropfen entspannen und regulieren die Stoffwechselfunktion.

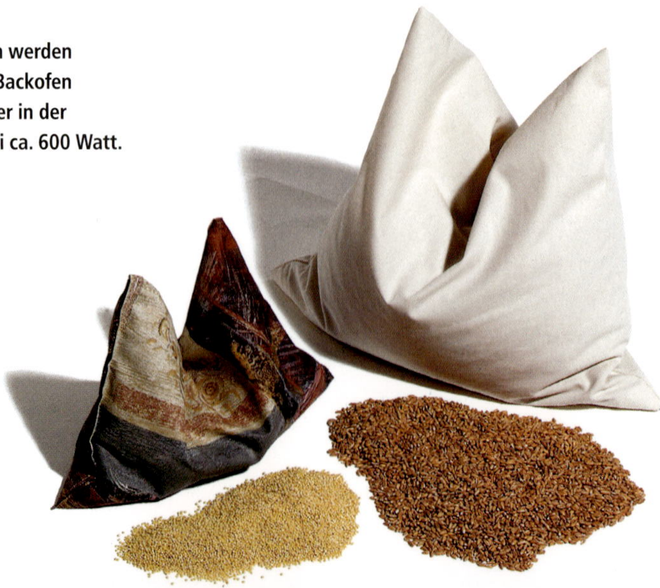

Getreidekissen werden bei 150 °C im Backofen aufgeheizt oder in der Mikrowelle bei ca. 600 Watt.

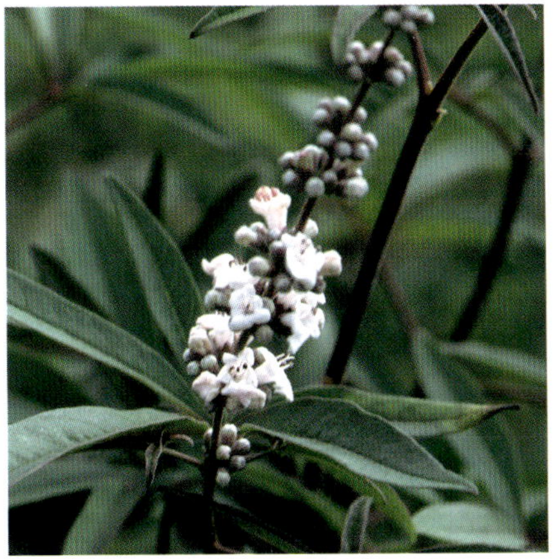

Der Mönchspfeffer (Vitex agnus-castus) stammt aus dem Mittelmeerraum. Der eigentliche Wirkstoff steckt in den Samen der Früchte.

Lichttherapie gegen PMS: Die Lichtdusche der hobbythek

Mit Licht lassen sich nicht nur die Symptome von PMS günstig beeinflussen; es hilft auch ansonsten bei Schlafstörungen, Stimmungsschwankungen, Gereiztheit, Unausgeglichenheit, Winterdepression und dem Jetlag – egal ob bei Frau oder Mann. Für die Lichttherapie gibt es spezielle Lampen, die für 300 bis 3000 Euro im Fachhandel erhältlich sind (Bezugsquellen). Preiswerter ist unsere Lichtdusche, die durch die Verwendung von modernen Energiesparlampen absolut flimmerfrei ist. Lichttherapie wirkt über die Augen, die deshalb nicht geschlossen werden dürfen. Sie können aber Zeitung lesen, fernsehen oder andere Tätigkeiten ausüben, bei denen das Gesicht nicht abgeschirmt ist.

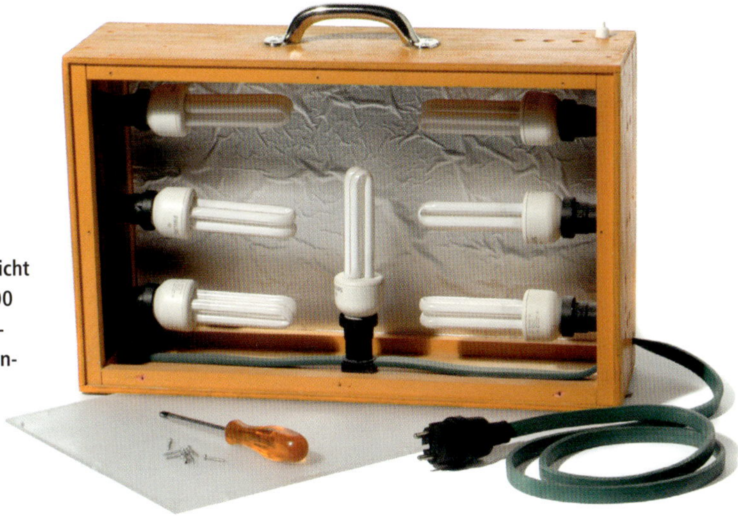

Ein Abstand zur Lichtdusche von etwa 70 Zentimetern entspricht bei unserem Gerät 2500 Lux. Eine Behandlungsdauer von ca. zwei Stunden ist dann sinnvoll.

Tee gegen PMS

30 g	Mönchspfeffer
10 g	Frauenmantel
10 g	Johanniskraut
10 g	Hopfen

Von der Mischung pro Tasse ein bis zwei Teelöffel mit kochendem Wasser überbrühen und zehn Minuten ziehen lassen. Bis zu drei Tassen täglich in kleinen Schlucken trinken. Die Wirkung von Mönchspfeffer gegen PMS ist seit dem Mittelalter bekannt und inzwischen wissenschaftlich belegt. Er reguliert den Hormonhaushalt.

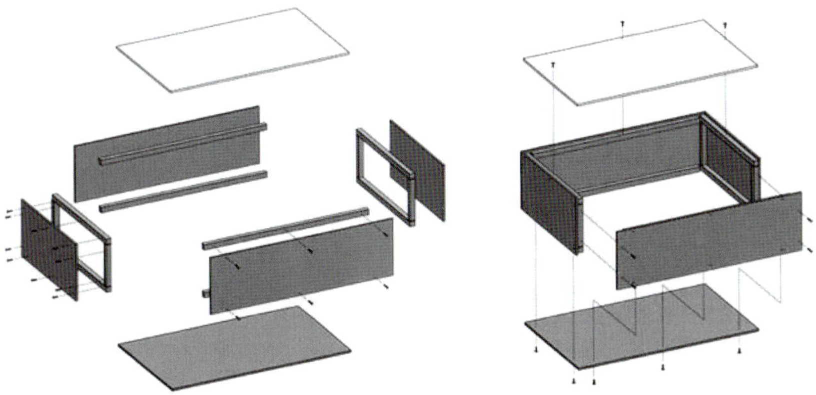

Lichtdusche der hobbythek

1 Sperrholzbrett 50 x 30 x 0,6 cm
2 Sperrholzbretter 30 x 15 x 0,6 cm
2 Sperrholzbretter 51,2 x 15 x 0,6 cm
4 Kanthölzer 1,5 x 1,5 x 47 cm
4 Kanthölzer 1,5 x 1,5 x 30 cm
4 Kanthölzer 1,5 x 1,5 x 11 cm
Acrylglasscheibe (transparent) 50 x 30 x 0,4 cm
ca. 50 Holzschrauben 2,5 x 16 mm
Alufolie
3 m Illuminationsleitung 2 x 1,5 mm^2
7 Fassungen für Illuleitung E 27
1 Netzstecker für Illuleitung
14 Holzschrauben 4 x 20 mm
7 Energiesparlampen 18 W, Lichtfarbe 827 o. 840
Nassschleifpapier 180er Körnung

Aus den fünf Holzbrettern und zwölf Kanthölzern wird eine offene Box zusammengeschraubt (s. Explosionszeichnung). Der Boden der Box wird mit der Alufolie – matte Seite nach oben – beklebt. Diese dient als Reflektor. Mehrere Zehn-Millimeter-Bohrungen in den Seitenwänden dienen als Luftlöcher.
Wie aus der Abbildung ersichtlich, werden die sieben Lampenfassungen an die Innenwände geschraubt. Dazu wird das Kabel vorher entsprechend herum geführt und durch ein Loch nach außen gelegt. Schließlich wird der Stecker angeschlossen.
Die Acrylglasscheibe wird mit Nassschleifpapier aufgeraut. Je gleichmäßiger die Struktur, umso homogener und diffuser wird das Licht. Die Streuscheibe wird schließlich auf die Box geschraubt. Beim Bohren des Acrylmaterials sollte unbedingt mit Wasser gekühlt werden.

Das starke Geschlecht und seine Schwächen

Der Erhalt von Jugend, Männlichkeit und Zeugungskraft ist seit Jahrtausenden das Thema, das den Mann bewegt. In der Antike war der Phallus Symbol für Glück, Reichtum und Erfolg. Laut Statistik können aber allein in Deutschland etwa sechs Millionen Männer nicht immer so, wie sie gerade wollen. Die Gründe können organisch, seelisch oder hormonell bedingt sein. Mit zunehmendem Alter nimmt jedoch naturbedingt die Erektionsfähigkeit eines Mannes ab.

Beim „potenten" Mann füllen sich bei Erregung die Schwellkörper des Penis mit Blut – es kommt zur Erektion. Zum Erreichen des Orgasmus und dem damit einhergehenden Ausstoß der Spermien spielt die Stimulierung der sensiblen *Eichel* eine entscheidende Rolle.

Zarte Pflege für den Intimbereich des Mannes

Intimwaschlotion für Ihn

10 g	Sanfteen
35 g	Facetensid ht
40 ml	Wasser
1 Messl.	Algenöl
1 Spritzer	Zitronensaftkonzentrat o. Kalweg ht
6 ml	Rewoderm ht
20 Tr.	Copaibaöl
10 Tr.	Zypressenöl
10 Tr.	Paraben K

Das männliche Geschlechtsorgan im seitlichen Längsschnitt.

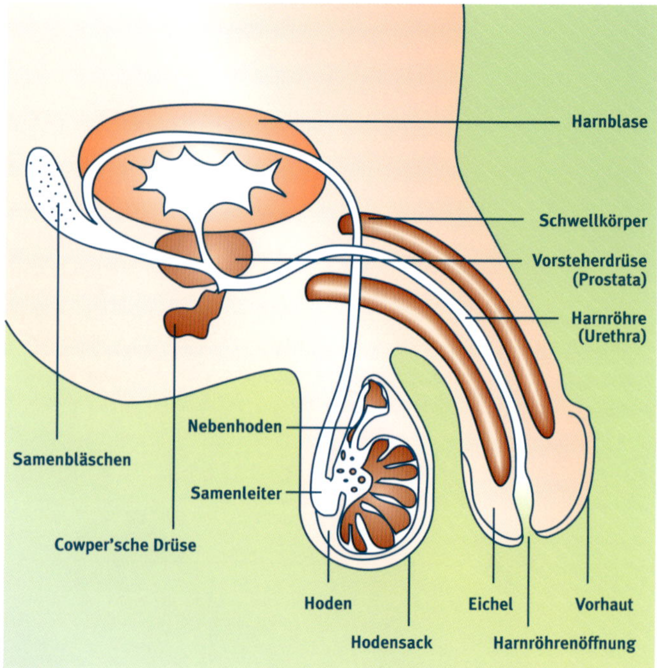

Die Waschlotion wirkt Infektionen entgegen und sorgt für einen sanften Geruch. Sanfteen und Facetensid ht mit Wasser und Algenöl vermischen, mit Zitronensaftkonzentrat ansäuern und mit Rewoderm ht andicken. Die Öle zusetzen und mit Paraben K konservieren.

Wahrt die Potenz: die Sattelüberzug-Einlage der hobbythek

Beim Radfahren lastet der größte Teil des Körpergewichts auf den Genitalien. Eine aktuelle Studie ergab, dass Fahrradfahrer signifikant häufiger unter Erektiler Dysfunktion leiden als Jogger: Über 30 Prozent der Radfahrer klagten über Taubheitsgefühle im Penis und über Gefühlsstörungen bei der Ejakulation.
Obwohl bei Fahrstrecken unter 40 Kilometern am Tag und normaler Fahrweise keine dauerhaften Schäden zu erwarten sind, kann vorbeugen auch hier nicht schaden: Fahrradsättel mit Gel- oder Luft-Füllung (Bezugsquellen) verringern die Druckbelastung auf Prostata, Schambein sowie Gesäßknochen um bis zu 40 Prozent, da Gel bzw. Luft den Sitzdruck nach allen Seiten hin verteilt. Außerdem werden Stöße und Vibrationen von der Straße besser absorbiert.
Die hobbythek hat einen konventionellen Sattel auf einfache Weise nachgerüstet, um die Potenz zu wahren.

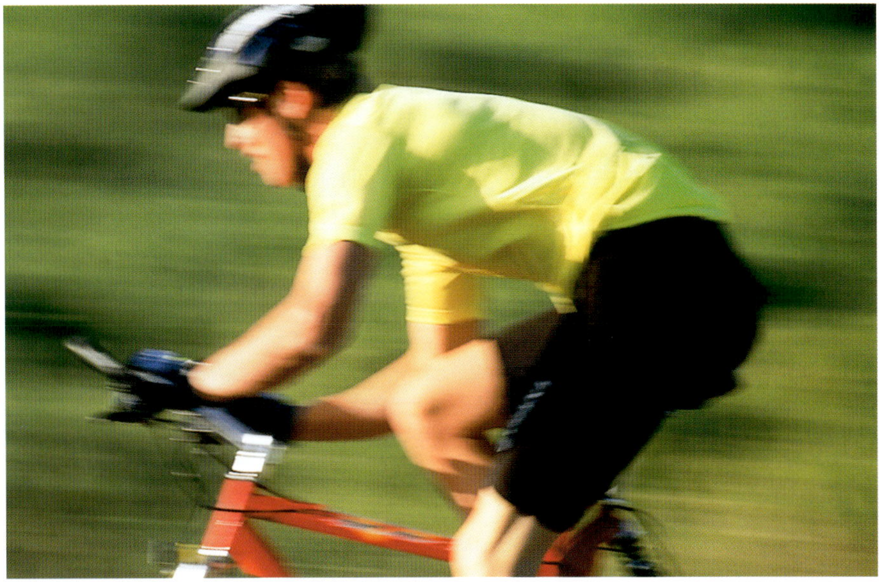

Langes Radfahren auf einem schlechten Sattel kann durch erhöhten Druck die Potenz beeinträchtigen.

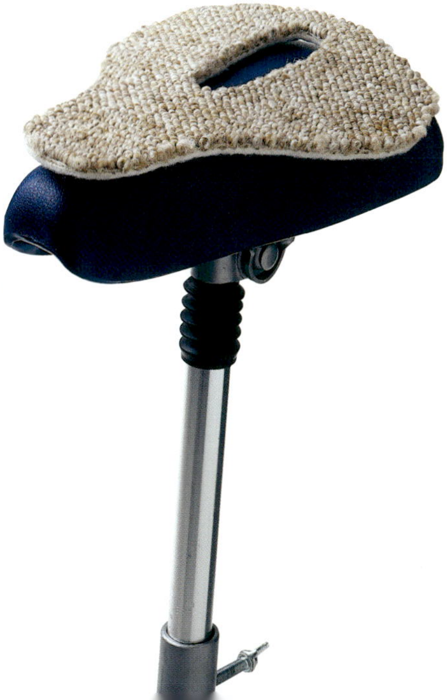

Die Sporthochschule Köln testete die Wirksamkeit unserer Sattelüberzug-Einlage. Ergebnis: Der Dammbereich wird deutlich entlastet.

Sattelüberzug-Einlage der hobbythek

Dicker Teppich ca. 30 x 30 cm
Doppelseitiges Klebeband
Sattelüberzug

Aus dem Teppich wird mittels Teppichmesser ein Stück in den Konturen der Sateloberseite geschnitten. Aus der hinteren Hälfte außerdem ein etwa neun Zentimeter langes und drei Zentimeter breites Oval heraustrennen. Mit dem Klebeband die Einlage in einen handelsüblichen Sattelüberzug fixieren und das Ganze über den Sattel stülpen.

Spermien, die aus der Kälte kamen: Luftdusche für die Hoden

Die zur Samenproduktion optimale Hodentemperatur von etwa vier Grad Celsius unter Körpertemperatur wird naturgemäß durch den luftgekühlt körperfern gelegenen Hodensack eingehalten. Dieser ist außerdem ohne eine isolierende Fettschicht ausgestattet, dafür aber mit einer verhältnismäßig hohen Zahl an Schweißzellen. Diese reagieren bei erhöhter Wärmezufuhr so lange mit erhöhter Schweißabsonderung, bis sich in den Hoden durch die Verdunstungskälte wieder die Normaltemperatur eingestellt hat.

Es gibt einige Tipps, damit die körpereigene Thermoregulation nicht behindert wird:

- kaltes Abduschen der Lendenregion während des morgendlichen Duschrituals
- nachts auf Unterwäsche verzichten, tagsüber z. B. Boxershorts bevorzugen
- enge Hosen meiden. Sonst werden die Hoden an den wärmeren Körper gepresst
- für Autositze sind Holzkugelauflagen sinnvoll. So kann die Luft besser zirkulieren.

Rezepte, die die Liebe wecken

Liebe und Erotik tun gut. Das wussten Menschen aller Völker schon immer. Es gibt wohl nicht sehr viel auf dieser Welt, was der *Homo sapiens* nicht schon ausprobiert hätte, um die Liebeslust noch zu steigern. Leider gibt es heutzutage weit

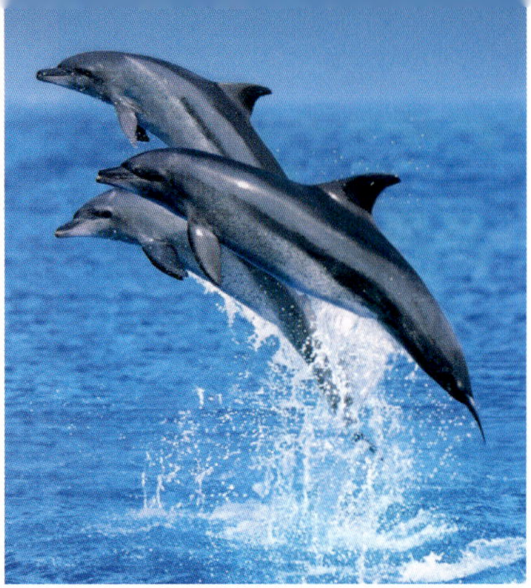

Delfine und Wale sind stromlinienförmig gebaut. Die im Körperinnern liegenden Hoden werden daher über Venen mit abgekühltem Blut von der Körperoberfläche versorgt.

mehr Mittel, die wenig taugen, als empfehlenswerte. Das hat sicherlich zu dem sehr zweifelhaften Image von Aphrodisiaka beigetragen. Schade eigentlich, denn gute Aphrodisiaka können das Liebesleben anregen und verschönern.
Die hobbythek setzt natürlich auf sanfte Methoden, die aber dennoch die Sinne wecken können.

Liebestee „Aphrodite"

1 EL	Catuabarinde
1 kl. Stück	Süßholzwurzel
1 Pr.	Zimt
1 l	Wasser

Der Tee stimuliert das Nervensystem und die Durchblutung der Geschlechtsorgane. Ein gesteigertes sexuelles Verlangen ist die Folge. Zutaten in kochendes Wasser geben und dann fünf Minuten leicht köcheln. Anschließend 15 Minuten ziehen lassen und abseihen.

Erotisierende Bade-Tabs

200 g	Natron
100 g	Zitronensäure
50 g	Speisestärke
50 ml	Avocadoöl
5 Tr.	Rosenholz
3 Tr.	Rose
2 Tr.	Ylang-Ylang
5 ml	Fluidlecithin BE
evtl.	Lebensmittelfarbe

Für ein anregendes Liebesbad sorgen unsere prickelnden Bade-Tabs. In einer sanften Säure-Base-Reaktion wird sprudelnde Kohlensäure freigesetzt. Haben sich die Tabs aufgelöst, bleibt ein sinnliches Duftbad zurück. Trockene Zutaten vermengen und mit den Ölen und dem Emulgator verkneten. Gegebenenfalls etwas Lebensmittelfarbe hinzufügen. In feste Förmchen drücken und einen Tag ins Tiefkühlfach stellen. Aus der Form lösen und in luftdichten Gefäßen lagern.

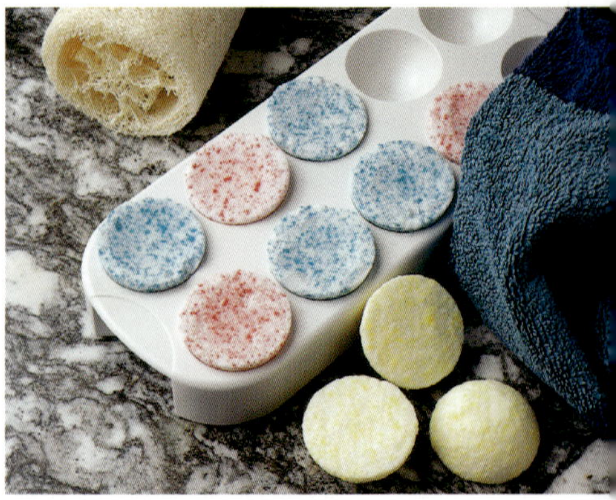

Unsere Bade-Tabs lassen sich leicht in einer Eiablage aus dem Kühlschrank formen.

Honeymoontropfen ht

1 Teil	Salbeiöl
1 Teil	Teebaumöl
5 Teile	Johanniskrautöl

Das „Honeymoonsyndrom" geht davon aus, dass während der Flitterwochen die Brautleute extrem viel Geschlechtsverkehr haben. Das kann zu kleinen Schwellungen oder sogar wunden Stellen am Scheideneingang führen. Bestandteile miteinander vermischen und den gesamten Scheideneingang damit einreiben. Mehrmals wiederholen.

Gleitcreme à la hobbythek

30 g	Glycerin
1 Messl.	Fluidlecithin Super
2 Messl.	Xanthan
70 g	Hamameliswasser
3 Tr.	Teebaumöl
1 Spritzer	Frusip's nach Geschmack

Wird die Scheide trotz sexueller Erregung nicht feucht genug, kann eine Gleitcreme helfen. Auch bei Benutzung von Kondomen wird ein besseres Hineingleiten in die Scheide oder, je nach Vorliebe bzw. sexueller Neigung, in den After ermöglicht. Unsere Gleitcreme basiert nicht auf fetten Cremes. Eine chemische Reaktion mit dem Latex eines Kondoms ist daher so gut wie ausgeschlossen.
Fluidlecithin, Glycerin und Xanthan zusammengeben und sorgfältig vermischen. Hamameliswasser und Teebaumöl hinzufügen. Mit Frusip's kann dem Gel Geschmack verliehen werden…

Der goldene hobby-Tipp

Ein starker Beckenboden trägt nicht nur die Baucheingeweide – er trägt dazu bei, das sexuelle Empfinden der Frau zu steigern. Der Beckenboden ist gleichzeitig also auch ein Liebesmuskel, der, wie jeder andere Muskel, trainiert werden kann und der die Lustfähigkeit der Frau steigert. Bei einem gut ausgebildeten Beckenboden kommt die Frau völlig entspannt zum Orgasmus und muss nicht – wie bei vielen Frauen der Fall – sich auf Muskelanstrengungen konzentrieren.

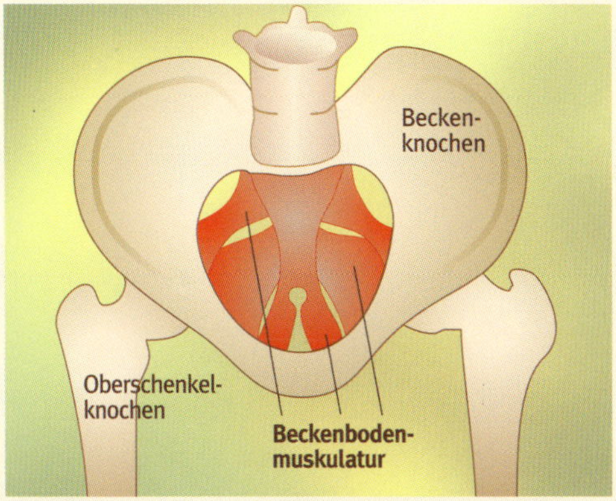

Das Becken ist nach unten offen. Erst durch zahlreiche Muskeln, die zusammen den so genannten Beckenboden bilden, wird es geschlossen. Der Beckenboden ist für viele eine vergessene und unterschätzte Körperregion.

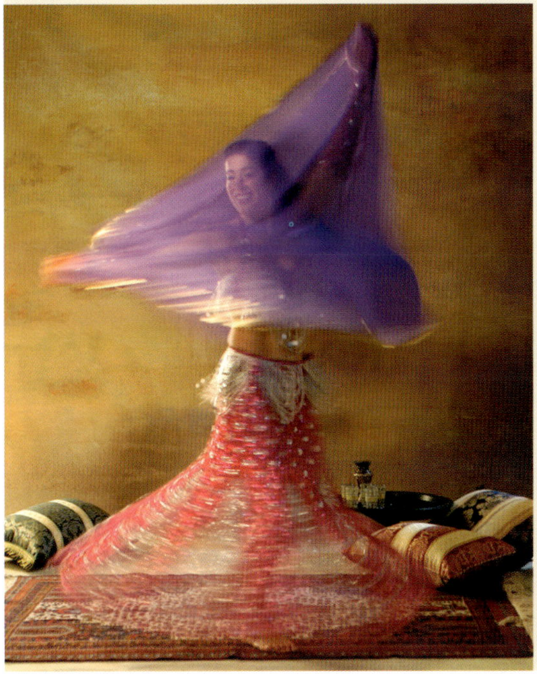

Mit orientalischem Bauchtanz lässt sich ganz nebenbei der Beckenboden trainieren. Er kommt zudem der Hüft-, Bein- und Rückenmuskulatur zugute. Eine aufrechte Körperhaltung ist die Folge.
Gerade für Anfänger ist eine Bauchtanzgruppe mit einer erfahrenen Lehrerin und Üben einmal pro Woche empfehlenswert (s. Informationsquellen). Einen ausführlichen Grundkurs bietet auch unser 2003 erschienenes hobbythek-Buch „Bauchtanz-Lebenselixier aus dem Orient".

Bauchtanz ist Sinnlichkeit pur und steigert die Libido.

AUF SCHRITT UND TRITT – FITNESS FÜR DIE FÜSSE

Für ein standfestes Skelettsystem nehmen unsere Füße einen zentralen Platz ein. Mit einer – verglichen mit unserem Körper kleinen Fläche – stellen sie als einziges Körperteil den Bodenkontakt her. Als stabiles Fundament machen sie die aufrechte Haltung erst möglich. „Die Füße sind die Wurzeln des Menschen", heißt es in China so treffend.
Der Fuß ist ein komplexes Gebilde aus 26 Knochen, 114 Bändern und 20 Muskeln. Das Besondere an ihm ist, dass seine Knochen regelrechte Gewölbe bilden. Dadurch kann die enorme Last des Körpergewichts optimal verteilt und beim Gehen abgedämpft werden.

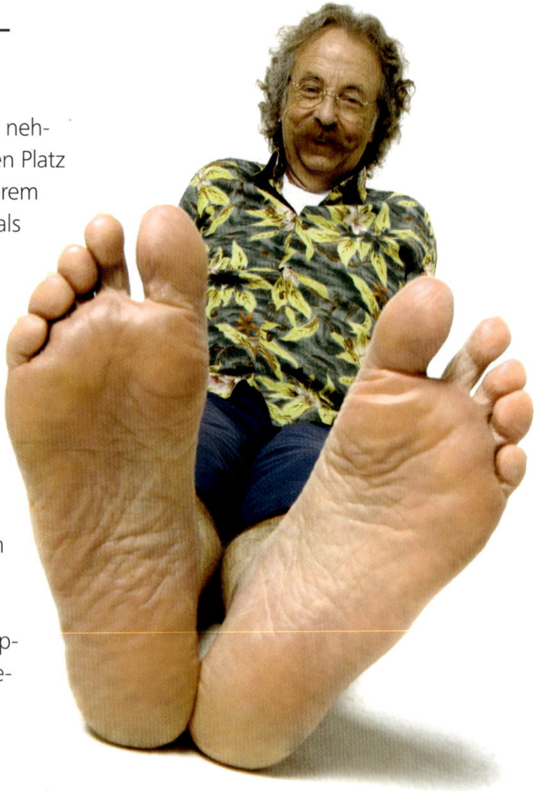

Durchschnittlich viermal läuft jeder Mensch um die Erde. Das sind sage und schreibe über 160.000 Kilometer und rund 270 Millionen Schritte. Aber wie danken wir es unseren Füßen? Indem wir sie sträflich vernachlässigen. Wenn wir uns überhaupt mit ihnen beschäftigen, dann mehr mit ihrer Bekleidung – den Schuhen. Diese werden geputzt und gepflegt. Dabei ist gerade schlechtes Schuhwerk schuld an massenhaften Fußerkrankungen, die wiederum auch Ursache für Schmerzen im Rücken, in Hüfte und Beinen sowie für Gelenk-, Muskel- und Sehnenentzündungen sein können.

Gerne denke ich an unsere hobbythek „Zeigt her Eure Füße" im Dezember 2002 zurück. Dem Thema angemessen moderierten meine Co-Moderatorin Sabine Fricke und ich die Sendung barfuß – mit „Bläck Fööss", wie es in meiner Wahlheimatstadt Köln heißt…

Wellness für die Füße

Studien belegen, dass 98 % der Menschen mit gesunden Füßen zur Welt kommen. Schuld an Senk-, Hohl- und Spreizfüßen oder dem gefürchteten Hallux valgus sind meistens die Schuhe. Zivilisationsbedingt sind wir in der modernen Welt auf „Fußbekleidung" angewiesen, obwohl selbst das beste Schuhwerk den Füßen kaum Erholung bieten kann.
Nehmen Sie sich also ruhig einmal Zeit, befreien die Füße aus ihrem „Gefängnis" und verwöhnen Sie sie mit einem speziellen Wellness-Programm.

Rezepte für fitte Füße

Wohltuendes Fußbad

50 g	Meersalz
4 Tr.	Teebaumöl
2 Tr.	Wacholderöl
2 Tr.	Thymianöl
3 Tr.	LV 41
5 l	warmes Wasser

Das Fußbad entspannt und fördert die Durchblutung. Die Wasser-Temperatur sollte ca. 38 °C betragen. Nach etwa zehn

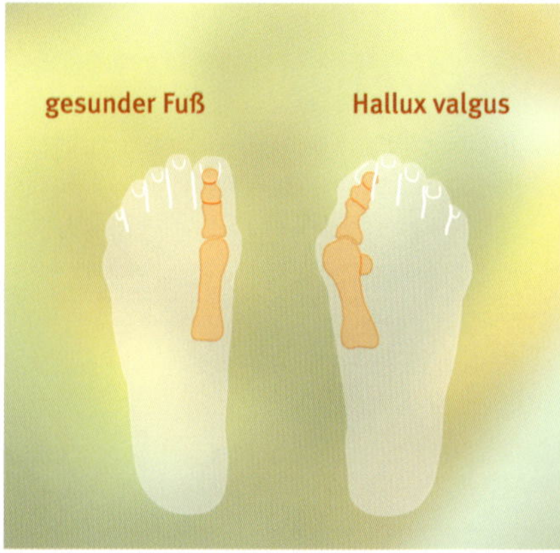

Häufiges Tragen von Stöckelschuhen kann dazu führen, dass sich das Zehengrundgelenk nach außen schiebt. Darauf bildet sich ein Überbein, das sehr schmerzhaft sein kann.

Minuten ist die Fußmuskulatur weich und geschmeidig geworden und auf eine kleine Fußgymnastik bestens vorbereitet.

Balsam für die Füße

Fettphase:

2 g	Emulsan II
2 g	Sheabutter
2 g	Bienenwachs
14 ml	Macadamianussöl

Fertiges Balsam:

20 g	Fettphase (s.o.)
10 ml	Wasser
1 Tr.	Salbeiöl
1 Tr.	Rosmarinöl
1 Tr.	Thymianöl
20 Tr.	Teebaumöl
etwas	Kampfer
8 Tr.	Paraben K

Unser Fußbalsam sorgt für eine angenehme Durchblutung und hat eine leicht antiseptische und deodorierende Wirkung. Es ist daher auch ideal nach dem Besuch im Schwimmbad oder der Sauna.
Die Zutaten der Fettphase in einem hitzebeständigen Becherglas auf der Herdplatte schmelzen und vermischen.
Die heiße Fettphase mit dem auf 80 °C erwärmten Wasser versetzen und kräftig rühren, bis eine milchige Emulsion entsteht. Creme langsam kalt rühren und ätherische Öle und Kampfer zusetzen. Mit Paraben K konservieren.

Der goldene hobby-Tipp

In Schuhe „verpackte" Füße können nicht auf unterschiedliche Bodenverhältnisse reagieren, was eine Verkümmerung der stabilisierenden Fußmuskulatur zur Folge hat. Für fitte Füße lässt sich aber einiges tun:

- Laufen Sie regelmäßig barfuß in der Wohnung oder auf gewachsenem Boden wie Rasen, wilden Wiesen oder Waldböden
- Treten Sie in Wannen mit Sand, Mais, Nüssen oder Kieselsteinen
- Trittelastische Bodenbeläge wie Teppich und Kork dämpfen beim Gehen. Parkett und Laminat sollten mit einer nachgebenden Unterschicht (Soft-Step®) verlegt werden. Auch bereits verlegter kurzfloriger Teppich ist geeignet

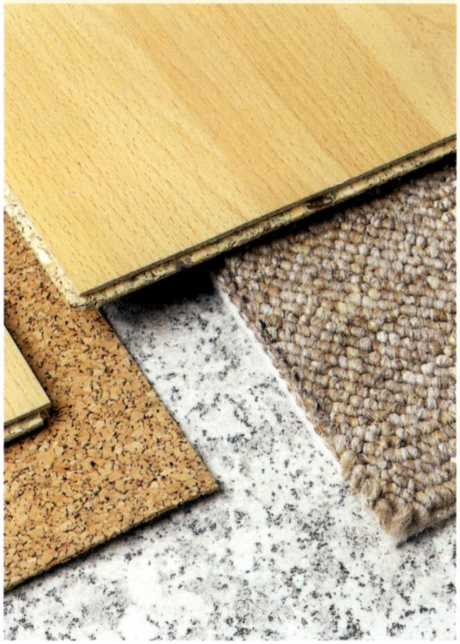

Prickelnder Franzbranntwein

50 ml	kosm. Basiswasser
1 g	Menthol (fein zerstoßen)
50 Tr.	Rosmarinöl
1 Messl.	Latschenkiefernöl
20 Tr.	Salbeiöl
1 Messl.	LV 41
50 ml dest.	Wasser

Groß in Mode war Franzbranntwein bei unseren Großeltern. Noch heute ist er – äußerlich angewendet – zur Behandlung schmerzender Füße hervorragend geeignet. Auch zum Einreiben bei Rücken-, Gelenk- und Gliederbeschwerden hat sich Franzbranntwein bewährt. Er belebt und durchblutet die Haut und wirkt prickelnd erfrischend.
Die ätherischen Öle werden zunächst mit dem Lösungsvermittler LV 41 vermischt, dann kommt Menthol und der Alkohol hinein. Zum Schluss das Wasser unterrühren.
Franzbranntwein kann mehrmals täglich auf die betroffenen Körperstellen aufgetragen und bis zum Trocknen in die Haut einmassiert werden.

Fußgymnastik mit dem Igelball der hobbythek

Unser Igelball ist hervorragend sowohl zur Fußgymnastik, aber auch zur Rücken-, Nacken- und Handmassage und zum Jonglieren geeignet. Die nackten Füße abwechselnd auf einem Igelball rollen oder versuchen, den Ball mit den Zehen zu greifen.

Igelball der hobbythek
2 stabile Luftballons
150 g Kichererbsen
kleine Kunststoffflasche mit großer Öffnung (z. B. „Gatorade")

Auf die einzelnen Reflexzonen wird mit dem Daumen statischer oder gehender Druck ausgeübt. Währenddessen stützt die andere Hand den Fußrücken. Abschließend die Fußsohle sanft von der Ferse bis zu den Zehen entlangstreichen.

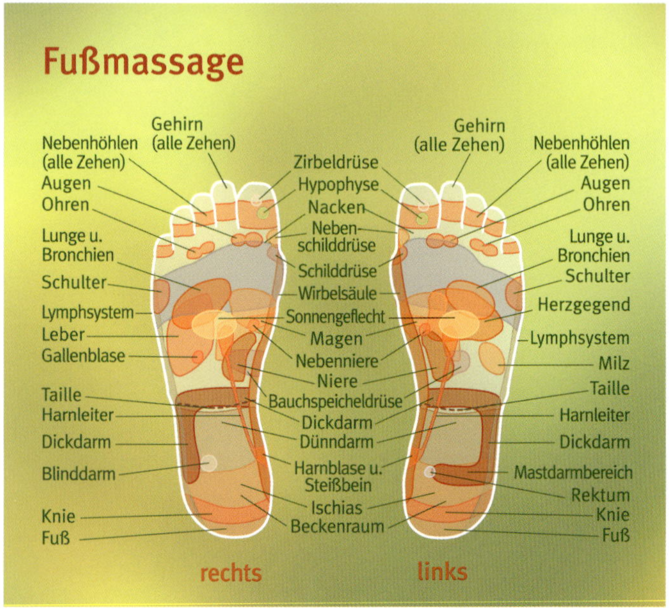

Zunächst wird in den Flaschenboden ein etwa acht Millimeter großes Loch gebohrt. Dann füllen Sie die Flasche mit den Kichererbsen und stülpen den Ballon über den Flaschenhals. Nun die Flasche waagerecht halten und durch das Bodenloch den Ballon etwa faustgroß aufpusten. Dann wird die Flasche einfach nach unten gekippt und alle Erbsen kullern in den Ballon. Den gefüllten Ballon abziehen und den überflüssigen Hals abschneiden. Zum Schluss noch einen zweiten Ballon in der Gegenrichtung drüberziehen, damit die Erbsen nicht wieder herausrutschen. Kichererbsen eignen sich besonders gut, weil die Form vergleichsweise eckig und kantig ist und dadurch eine genoppte Balloberfläche entsteht.

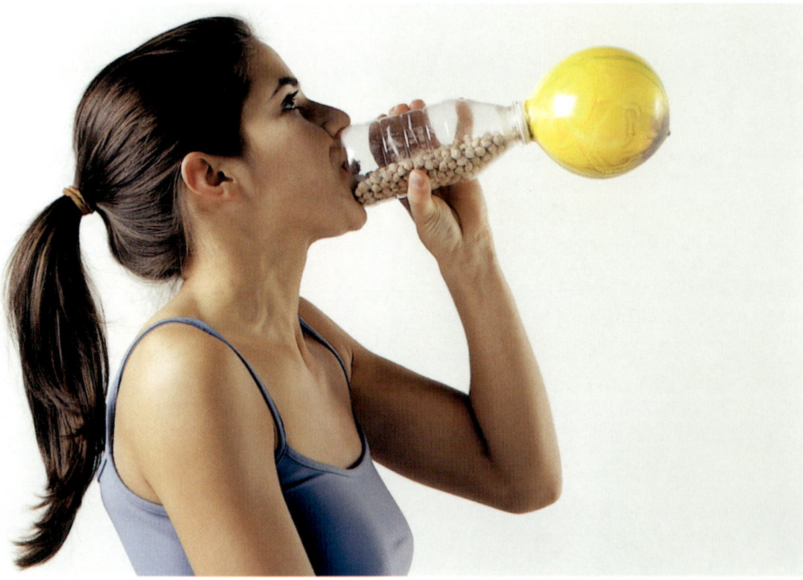

Igelbälle lassen sich auf einfache Weise selber machen.

Wohltaten aus dem alten China: Die Fußreflexzonen-Massage

Mit der Reflexzonenmassage an den Füßen tut sich die moderne Schulmedizin noch schwer, weil es für eine Verbindung zwischen den Körpersystemen und entsprechenden Zonen an den Füßen keine exakte wissenschaftlichen Belege gibt. Die wohltuende Wirkung der Fußmassage spürt jeder, der in ihren Genuss kommt, trotzdem sofort. Die Reflexzonenmassage lässt sich wunderbar selbst durchführen; aber ohne Verwendung von Öl, da die Finger sonst zu sehr rutschen.

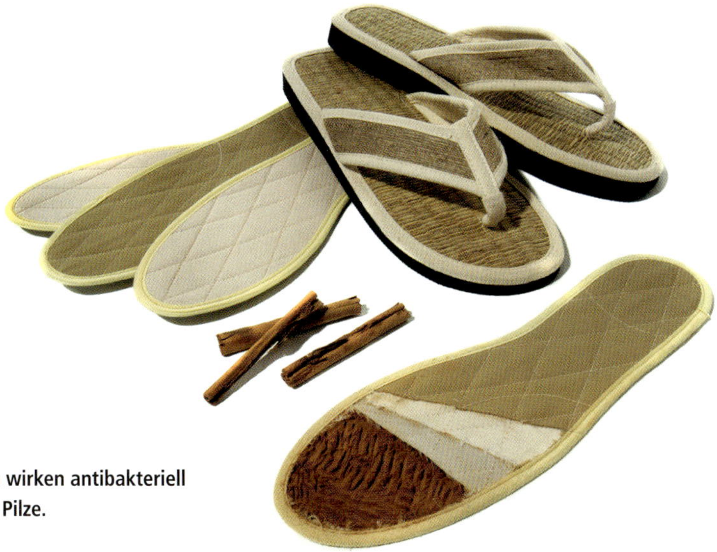

Zimtsohlen wirken antibakteriell und gegen Pilze.

Hygiene für die Füße

Bei unseren Füßen hört die richtige Hygiene oft auf. Fast jeder Dritte leidet unter Fußpilz. Unsere Füße sondern besonders viel Schweiß ab. Dieser kann meist gar nicht verdunsten, weil wir unsere Füße hermetisch abschotten, nämlich in Strümpfen und Schuhen. Dadurch entwickelt sich ein feuchtes Klima. Der Fußpilz kann optimal gedeihen.

Achten Sie deshalb auf luftdurchlässige Fußbekleidung wie z. B. Socken aus Wolle oder Baumwolle und Schuhe aus Leder. Sehr empfehlenswert ist außerdem Schuhwerk aus atmungsaktiven Kunststoffmaterialien wie *Goretex*® oder *Sympatex*®. Unsere zum Klassiker gewordenen **Zimtsohlen** verhindern Fußgeruch, bevor er entsteht.

Zimt – eine Wohltat für die Füße

Auf einer Reise nach Vietnam im Dezember 1995 entdeckte ich zufällig eine kleine Firma, die **Zimtsohlen** produziert. Das machte mich natürlich sehr neugierig. Bei näheren Recherchen fand ich interessante Anknüpfungspunkte zwischen der Aromatherapie, mit der ich mich zu diesem Zeitpunkt intensiv beschäftigte, und den Erkenntnissen der traditionellen chinesischen Medizin.

Aromatherapeuten empfehlen, um ätherische Pflanzenöle wohldosiert und wirksam in den Körper zu schleusen, sie auf die Fußsohlen aufzutragen. Zimt hat antibakterielle und Antipilz-Wirkung, dadurch vermindert das Zimtpulver in den Sohlen zunächst die Entstehung von Schweißfüßen und gleichzeitig wirken seine ätherischen Düfte auch lindernd bei wehen Füßen und Gelenken, ja sogar bei Rheuma. Die Vietnamesen gehen noch einen Schritt weiter und glauben an die Wirkung der ätherischen Öle auf die Fußreflexzonen.

Die Herstellung der Sohlen geschieht ausschließlich von Hand. Zunächst wird der reißfeste Karton, der den Sohlen Stabilität gibt, zugeschnitten und von beiden Seiten mit Baumwollstoff bezogen. Dann werden zwei gehäufte Teelöffel gemahlenes Zimtholz und Zimtrinde eingefüllt. Schließlich werden die Sohlen zugenäht und gesteppt.

Zimtsohlen zählen für mich zu den innovativsten Entdeckungen der hobbythek. Über eine Million Stück wurden davon bisher in Deutschland verkauft – inzwischen auch in Form modischer **Zimtlatschen.** Dem kleinen vietnamesischen Handwerksbetrieb kam dieser Erfolg sehr zugute.

Wirksame Hilfe bei Fußpilz

Moosbad gegen Fußpilz	
20 ml	Lebermoos-Extrakt ht
5 l	warmes Wasser

Lebermoos-Extrakt ht hilft hervorragend gegen Hautpilze. Zur Behandlung von Fußpilz eignen sich Fußbäder. Füße ca. zehn Minuten in das Moosbad stellen, danach gut abtrocknen. Decken Sie die Schüssel mit einem großen Handtuch ab, damit das Wasser nicht so schnell abkühlt.

Niemsalbe gegen Hautpilze	
8 g	Cetylalkohol
8 g	Glycerin
3 g	Zetesol ht
10 Tr.	Palmarosaöl
1 Messl.	Xanthan
4 g	Niemöl
4 g	Avocadoöl
5 g	Niemblätter (fein gemahlen)
5 g	Niemsamen (fein gemahlen)
1 Msp.	Vitamin-E-Acetat
50 ml	dest. Wasser

Den Cetylalkohol mit dem Niemöl und dem Avocadoöl im Wasserbad schmelzen. In einem zweiten Gefäß das Wasser mit dem Niemsamen- und Niemblättermehl verrühren, Glycerin und Zetesol ht hinzufügen und unter Rühren erwärmen. Anschließend das Xanthan einstreuen und die Masse rühren, bis sie andickt. Dazu nun langsam das geschmolzene Öl geben und alles gut vermengen. Nach dem Abkühlen wird noch das Palmarosaöl und das Vitamin E hinzugegeben.

Niemnagellack gegen Nagelpilze	
15 g	Niemblätter (zerstoßen)
1 Tr.	Teebaumöl
5 g	Niemsamen (gemahlen)
100 ml	Nagellackentferner (oder Aceton)
1	Fläschchen Nagellack

Die Niemblätter und die Niemsamen mit dem Nagellackentferner bedecken und einen Tag ziehen lassen. Danach durch einen Kaffeefilter abfiltrieren und mit dem Nagellack im Verhältnis 1:1 mischen.
Säubern Sie die Füße vor der Behandlung und rauen Sie die Nägel mit unbenutztem Nagelfeilpapier auf. Anschließend den Nagellack mehrmals auftragen. Prozedur so lange wiederholen, bis die Nagelpilze verschwunden sind.
Pilzerkrankungen sind in der Regel sehr hartnäckig. Sollte sich keine Besserung einstellen, ist der Hautarzt aufzusuchen.

Der goldene hobby-Tipp

Entgegen früherer Lehrmeinung fühlt sich Fußpilz nicht etwa auf feucht-warmer, sondern auf feucht-kalter Haut besonders wohl. Sorgen Sie also dafür, dass Sie Ihre Füße z. B. nach dem Duschen und Baden sorgfältig abtrocknen und wärmen. Um ganz sicherzugehen, können Sie auch einen Haartrockner benutzen.

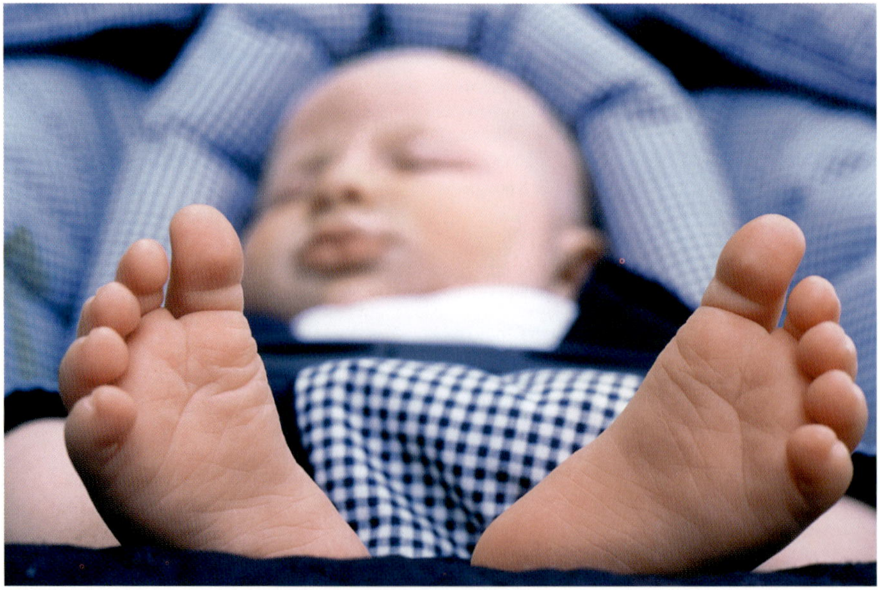

Wegen ihrer „Keller"-Position sind die Füße weniger durchblutet als der Körper. Die Fußtemperatur liegt deshalb nur bei ca. 26 bis 30 °C.

Natürliche Kosmetik und Pflege für Haut & Haar

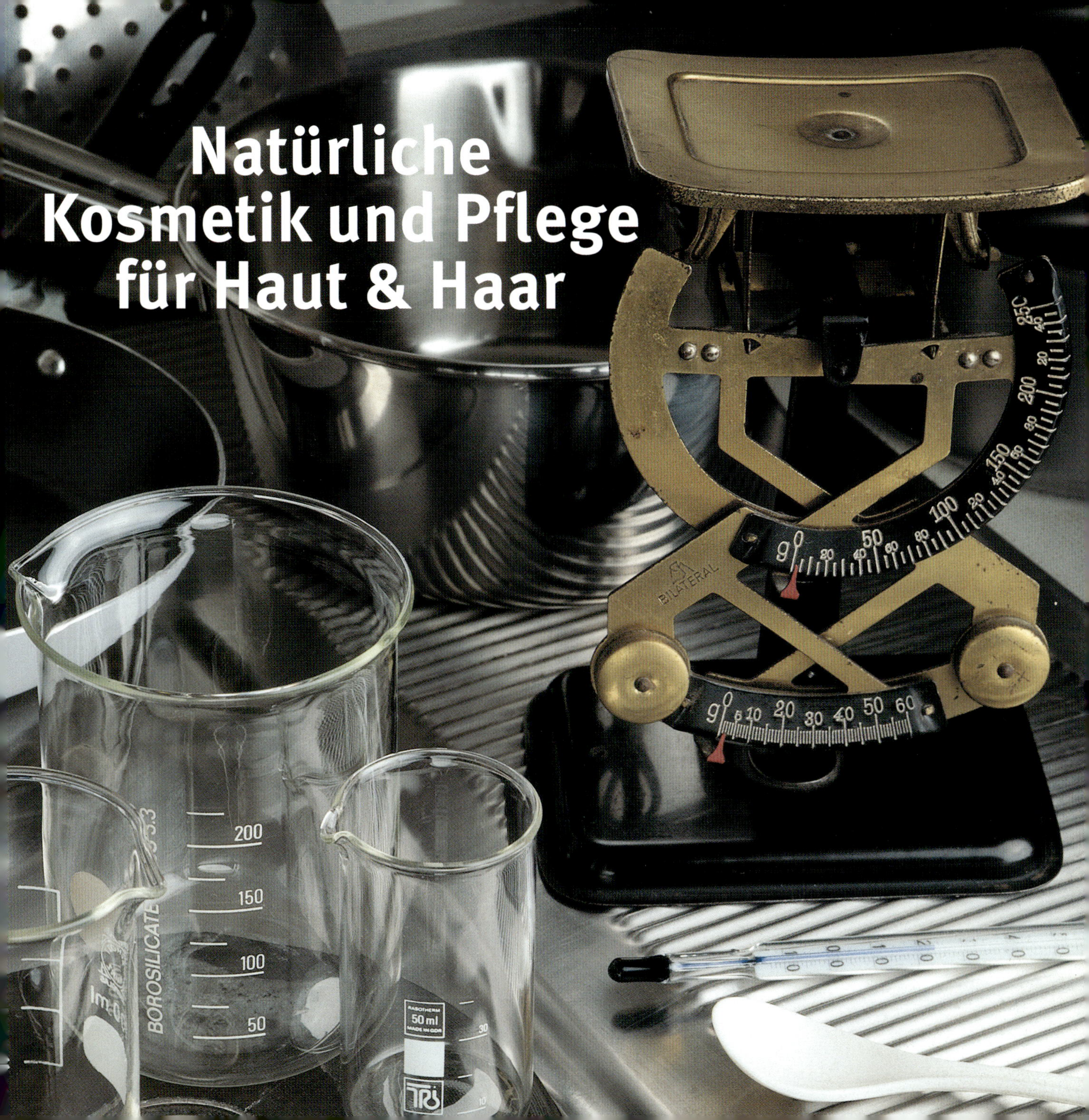

DIE HAUT – UNSER GRÖSSTES ORGAN

Die Haut ist nicht nur unser größtes Organ, sie ist zugleich eines der wichtigsten. Die Haut steht in sehr enger Beziehung zum Gesamtkreislauf des Körpers, und deshalb ist es kein Wunder, dass Vorgänge im Körperinneren sich auch auf der Haut bemerkbar machen können.

Die Haut wird in drei Schichten eingeteilt: Oberhaut (Epidermis), Lederhaut (Dermis) und Unterhaut (Hypodermis). Vor allem in jüngeren Jahren ist unsere Haut ein besonders schönes Organ. Man sollte also sorgfältig mit ihr umgehen, sie vor Sonnenbrand und anderen schädlichen Einflüssen schützen und sie vor allem täglich pflegen.

Selbst gemachte Kosmetik von bester Qualität war von Anfang an das Markenzeichen der hobbythek. Nicht zuletzt bei Allergikern erfreuten sich die Cremes, Shampoos oder andere Körperpflegemittel größter Beliebtheit, schließlich weiß man stets genau, was für Inhaltsstoffe sie enthalten.

Inzwischen ist das Selbermachen nicht mehr ganz so populär wie in den 80er und 90er Jahren; die hobbythek hat dies aber bei den neuen Rezepten berücksichtigt, die wesentlich einfacher und vor allem im Handumdrehen gerührt sind. Länger als fünf Minuten dauert es kaum.

Natürlich muss die Industrie Kosmetika herstellen, die länger haltbar sind, die also mit Konservierungsstoffen und Stabilisatoren versetzt werden. Viele dieser Substanzen sind für jemanden, der seine Kosmetik relativ schnell verbraucht, überflüssig.

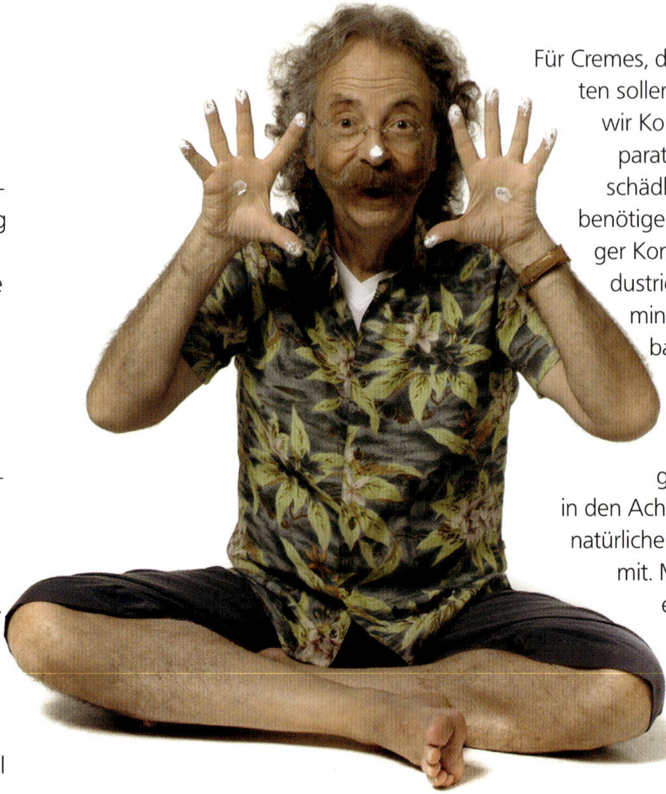

Für Cremes, die mehrere Monate halten sollen, haben natürlich auch wir Konservierungsmethoden parat – aber garantiert unschädliche. Darüber hinaus benötigen unsere Kosmetika weniger Konservierungsstoffe als industriell gefertigte, da diese mindestens zwei Jahre haltbar sein müssen.

Christine Niklas, meine langjährige Mitarbeiterin, gestaltete mit mir bereits in den Achtzigern den Trend zur natürlichen Kosmetik entscheidend mit. Mittlerweile hat sie eine eigene Pflegeserie auf den Markt gebracht www.bessere-haut.de.

① **Hornschicht**
② **Keimschicht**
③ **Blutgefäße**
④ **Nervenzellen**
⑤ **Tastkörperchen**
⑥ **Schweißdrüsen**
⑦ **Netz aus Kollagen und Elastin**
⑧ **Haarschaft**
⑨ **Haarfollikel**
⑩ **Haarwurzel**
⑪ **Haarzwiebel**
⑫ **Haarpapille**
⑬ **Keratinzellen**
⑭ **dermale Scheide**
⑮ **Blutgefäß**
⑯ **Talgdrüse**
⑰ **Haarbalgmuskel**
⑱ **Fettzellen**

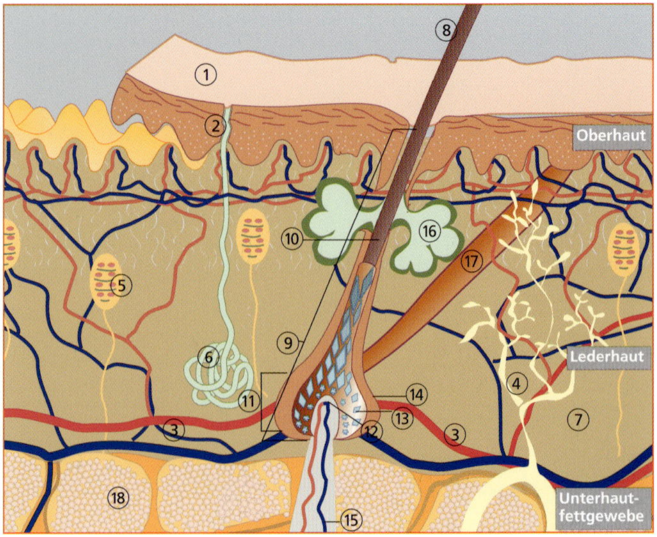

Sanft und sauber – milde Hautreinigung

Wasch- und Duschgel	
70 ml	abgekochtes Wasser
3 Messl.	Sanfteen
35 ml	Betain ht
25 ml	Collagentensid P
15 Tr.	D-Panthenol
2 Messl.	Rewoderm ht
20 Tr.	Kalweg ht
28 Tr.	Paraben K
evtl. 10 Tr.	äther. Öl

Sanfteen im lauwarmem Wasser unter Rühren auflösen. Alle weiteren Komponenten in der angegebenen Reihenfolge hinzufügen und verrühren. Das Gel ist rund sechs Monate haltbar.

Reinigungsmilch	
Fettphase:	
20 g	Tegomuls
75 ml	Avocadoöl
5 g	Cetylalkohol
Fertige Milch:	
20 g	Fettphase (s.o.)
80 ml	Wasser
5 ml	Hamameliswasser
2 Msp.	Elastin P
20 Tr.	Meristemextrakt
40 Tr.	Paraben K
evtl. 8 Tr.	äther. Öl

Alle Zutaten der Fettphase bei 80 °C auf der Herdplatte in einem Becherglas schmelzen. Im Kühlschrank lagern.

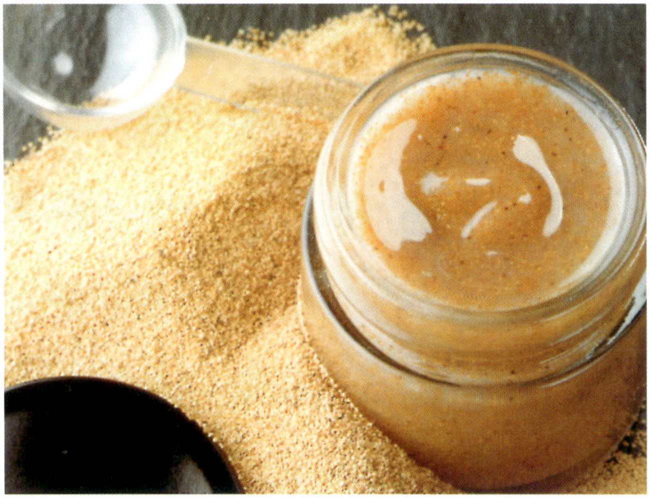

Ein Peeling löst lose Hautschüppchen und macht die Haut aufnahmefähiger für die nachfolgende Pflege.

Zur Milchherstellung benötigte Menge Fettphase schmelzen und mit dem abgekochten, heißen Wasser versetzen und gut umrühren. Emulsion durch Rühren auf Raumtemperatur bringen und die restlichen Zutaten zufügen.

Gesichtswasser	
70 ml	abgekochtes, abgekühltes Wasser
1 Msp.	Allantoin
10 ml	kosm. Basiswasser
10 Tr.	Paraben K
1 Messl.	D-Panthenol
1 Messl.	Aloe vera 10fach
10 ml	Hamameliswasser

Allantoin im Wasser lösen und restliche Zutaten der Reihe nach zugeben. Das Gesichtswasser beruhigt und regeneriert die Haut. Vor Gebrauch schütteln. Das Gesichtswasser wird nach der Reinigung mit einem Schwämmchen oder Wattebausch aufgetragen.

Peelingcreme	
Fettphase :	
22 g	Emulsan II
70 ml	Sonnenblumenöl
Fertige Creme :	
10 g	Fettphase (s.o.)
30 ml	dest. Wasser
1 Msp.	Allantoin
4 Messl.	Olivenstein-Granulat
1 Messl.	Aloe vera 10fach
8 Tr.	Meristem-Extrakt
½ Messl.	D-Panthenol
5 Tr.	Paraben K
evtl. 3 Tr.	äther. Öl

Der goldene hobby-Tipp

Unsere hobbythek-Kosmetik anzurühren kommt ohne das umständliche Abwiegen kleinster Mengen aus. So kann unsere „5-Minuten-Kosmetik" wörtlich genommen werden.
Sämtliche Zutaten der „Fettphase" können nämlich in vielfacher Menge (z. B. 100 g) angemischt und geschmolzen werden. Da der Fettphase kein Wasser zugesetzt ist, können sich eventuell schädlich wirkende Mikroben nicht vermehren. Die Fettphase kann deshalb als Vorrat im Kühlschrank etwa ein Jahr aufbewahrt werden. Zur schnellen und frischen Herstellung der eigentlichen Creme o. ä. wird lediglich eine geringe Menge der Fettphase benötigt.
Sämtliches Arbeitsgerät muss vor Gebrauch gründlich mit kochendem Wasser oder Alkohol desinfiziert werden. Zur hygienischen Entnahme der Cremes eigenen sich Spatel, Tuben oder Pumpspender.
Gekühlt und unkonserviert hält sich unsere Kosmetika etwa eine Woche, ungekühlt und konserviert ca. drei Monate.

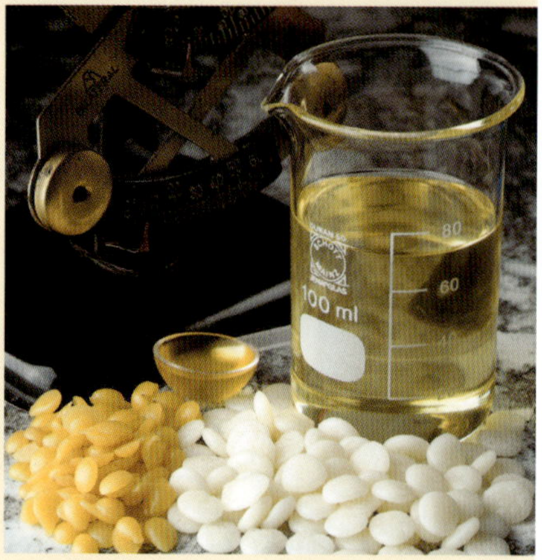

Zur Fettphase einer Creme gehören alle Fette und Emulgatoren. Im Hintergrund befindet sich der Standard-Messlöffel ht (kurz : Messl.), der ein Fassungsvermögen von exakt 2,5 ml hat. Er ist eine wichtige Maßeinheit in unseren Rezepten.

Zutaten der Fettphase bei 80 °C auf der Herdplatte in einem Becherglas schmelzen. Im Kühlschrank lagern.
Zur Cremeherstellung Allantoin im 80 °C heißen Wasser lösen und mit der benötigten geschmolzenen Fettphase verrühren. Peeling-Granulat zugeben und kalt rühren. Bei ca. 30 °C restliche Wirkstoffe einrühren.

Hautsache gesund: Pflege für zarte Haut

Fluidlecithin: Kostbare Emulsionen auf Lecithin-Basis

Bereits im Jahre 1978 haben wir uns erstmals an das Selbstrühren von Cremes herangewagt und die Begrenztheit natürlicher Emulgatoren zu Genüge kennen gelernt. Neben den vielen neuen Emulgatoren (siehe Anhang) deren Herstellung die hobbythek seitdem initiiert bzw. gefördert hat, spielt das extra hautfreundliche Fluidlecithin eine besondere Rolle.

Beim **Fluidlecithin CM** handelt es sich um einen natürlichen Emulgator, der zu 35 % aus der wertvollsten Lecithinart – dem Cholinphospholipid – besteht. Sojaöl sorgt dafür, dass das Fluidlecithin flüssig bleibt. **Fluidlecithin Super** besteht zu 50% aus dem hochwertigen Cholinlecithin, das mit 50% Distelöl verflüssigt wird. **Fluidlecithin BE** ist ein biologisch leicht verändertes Lecithin. Alle drei Emulgatoren sind nicht konserviert und lösen keine Allergien aus. Neben den emulgierenden Eigenschaften ist *Lecithin* zugleich auch ein wichtiger Bestandteil der Haut. Und zwar nicht nur der

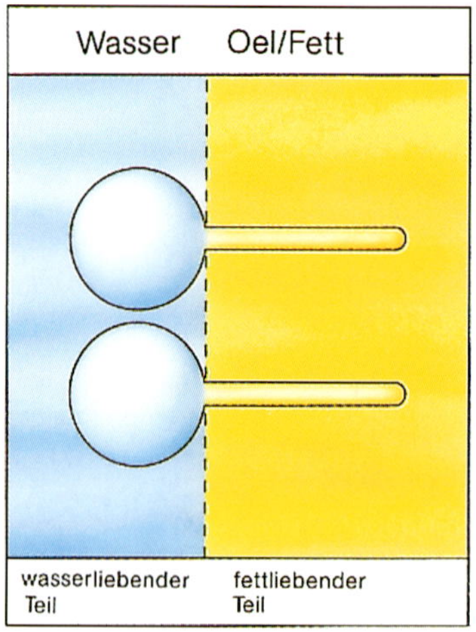

Das Emulgatormolekül bildet die Brücke zwischen Öl/Fett und Wasser

äußeren Haut, sondern auch Bestandteil der Zellmembranen, die alle Körperzellen umgeben. Die einzelnen Lecithinmoleküle ordnen sich in der Haut zu einer Membran an. Die *Abbildung* zeigt auch, dass sich in der Haut *Cholesterin* befindet. Es hält die Membran in Form.

Das Hautpflege-Programm der hobbythek

Feuchtigkeits-Tagescreme

Fettphase:

25 g	Tegomuls
5 g	Sheabutter
2 g	Fluidlecithin Super
70 ml	Avocadoöl

Fertige Creme:

10 g	Fettphase (s.o.)
35 ml	Wasser
10 Tr.	Aloe vera 10fach
10 Tr.	Alpha-Bisabolol
1 Msp.	Elastin P
10 Tr.	Paraben K
evtl. 5 Tr.	äther. Öl

Zutaten der Fettphase bei 80 °C auf der Herdplatte in einem Becherglas schmelzen. Zur Cremeherstellung benötigte Menge Fettphase schmelzen und mit dem abgekochten, heißen Wasser versetzen und gut umrühren. Bei Handwärme restliche Wirkstoffe nacheinander unterrühren. Die Creme morgens nach der Reinigung mit den Fingerspitzen im Gesicht verteilen. Im Kühlschrank lagern.

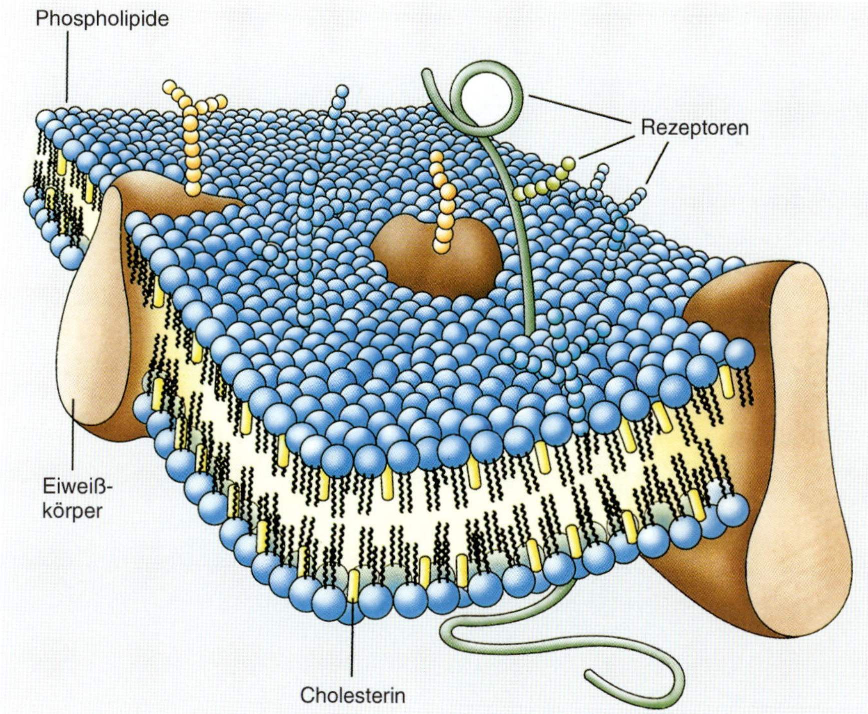

Die einzelnen Lecithin-Moleküle ordnen sich in der Haut zu einer Membran, wobei die wasserliebenden Köpfe nach außen und die fettliebenden Fortsätze nach innen weisen.

Feuchtigkeits-Nachtcreme

Fettphase:

10 g	Emulsan II
10 g	Sheabutter
10 g	Bienenwachs
2 g	Fluidlecithin Super
70 ml	Erdnussöl

Fertige Creme:

10 g	Fettphase (s.o.)
40 ml	Wasser
30 Tr.	Meristem-Extrakt
10 Tr.	Alpha-Bisabolol
½ Messl.	D-Panthenol
6 Tr.	Paraben K
evtl. 5 Tr.	äther. Öl

Zutaten der Fettphase bei 80 °C auf der Herdplatte in einem Becherglas schmelzen. Zur Cremeherstellung benötigte Menge Fettphase schmelzen und mit dem abgekochten, heißen Wasser versetzen und gut umrühren. Bei Handwärme restliche Wirkstoffe nacheinander unterrühren. Abends nach der Reinigung auftragen. Im Kühlschrank lagern.

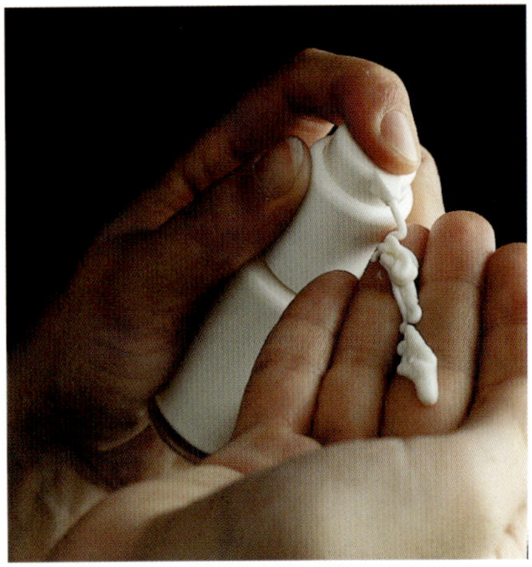

Der Pumpspender gibt die Bodylotion portionsweise ab.

Bodylotion

Fettphase :

20 g	Tegomuls
8 g	Sheabutter
80 ml	Mandelöl

Fertige Lotion :

20 g	Fettphase (s.o.)
80 ml	Wasser
10 Tr.	Meristem-Extrakt
1 Messl.	D-Panthenol
10 Tr.	Paraben K
evtl. 5 Tr.	äther. Öl

Zutaten der Fettphase bei 80 °C auf der Herdplatte in einem Becherglas schmelzen. Im Kühlschrank lagern.
Zur Herstellung der Lotion benötigte Menge Fettphase schmelzen und mit dem abgekochten, heißen Wasser versetzen und gut umrühren. Bei Handwärme restliche Wirkstoffe nacheinander unterrühren.

Liposome: Der Haut auf die Membran geschaut

Liposome sind winzige Kügelchen aus Lecithin-Bausteinen. Bei diesen Bausteinen handelt es sich um so genannte Phospholipide, aus denen z. B. die Zellmembranen der menschlichen Haut gebildet sind. Es ist erwiesen, dass Liposome die Hautschranke durchdringen können.
Die Liposomen-Kügelchen sind innen hohl. Das hat Wissenschaftler auf den Gedanken gebracht, diesen Hohlraum mit Wirkstoffen medizinischer oder kosmetischer Art zu füllen, die auf diese Weise in die Haut gebracht werden können. Der Traum einer wundersamen Verjüngung der Haut schien in den 80er Jahren in greifbare Nähe zu rücken. Kosmetika kamen auf den Markt, von denen kleinste Mengen über 100 DM kosten konnten.

Die hobbythek hat als Erste darauf hingewiesen: Liposome vermögen die Haut zwar zu glätten, eine echte Verjüngung der Zellen ist aber nicht möglich.

Die von uns initiierten Liposomen-Präparate führten im Jahre 1987 dazu, dass z.B. ein *Liposom-Gel* bestenfalls nur noch ein Zwanzigstel der Industrieprodukte kostete. Der Riesenerfolg dieser hobbythek-Produkte hat schließlich die Kosmetikindustrie dazu gebracht, nicht nur bei ihren Werbeaussagen etwas vorsichtiger zu sein, sondern auch die Inhaltsstoffe von Kosmetika bekannt zu geben.

Unser neuestes **Lipodermin-Konzentrat ht** ist mit 16 Prozent Weingeist vermischt und ist daher auch ohne chemische Konservierungsstoffe extrem lange haltbar.

Der goldene hobby-Tipp

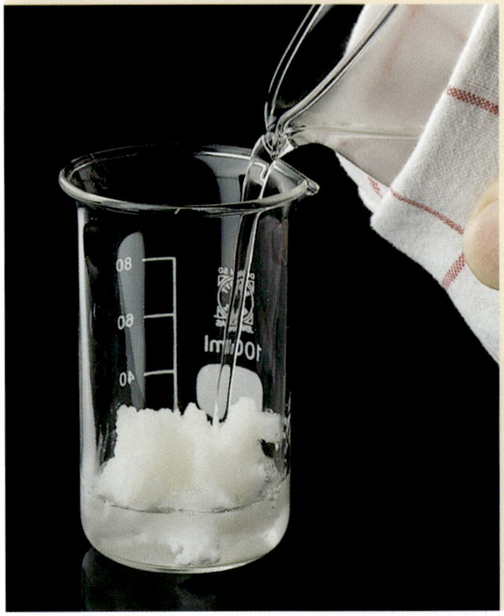

Sämtliche Emulsionen können gerührt oder – noch besser – geschüttelt werden. Dazu wird die geschmolzene Fettphase in ein sauberes Marmeladenglas gegeben und das abgemessene, auf etwa 80 °C erhitzte, Wasser hinzugefügt. Am besten stellen Sie dazu das Marmeladenglas auf eine Küchenwaage, wobei ein Milliliter Wasser einem Gramm entspricht.
Jetzt wird das Glas mit dem Schraubdeckel verschlossen und kräftig geschüttelt, bis eine weiße Milch entsteht. Nach dem Erkalten auf Raumtemperatur die restlichen Zutaten zugeben und abermals schütteln.

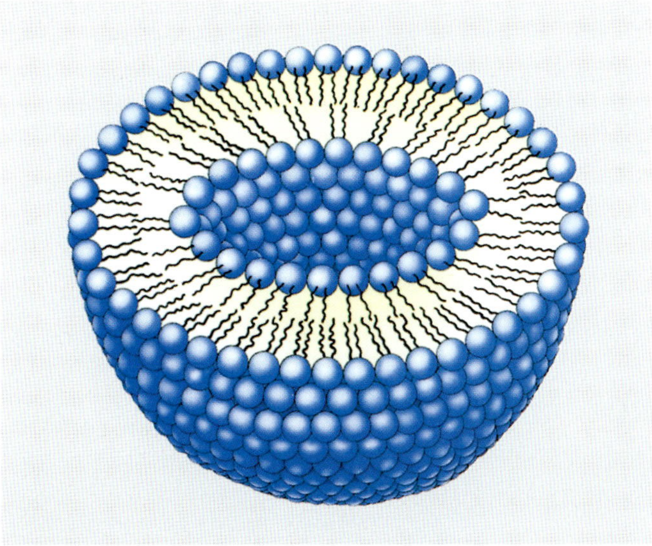

Die einzelnen Phospholipid-Moleküle ordnen sich zu Liposomen-Kügelchen, wobei die wasserliebenden Köpfe nach außen und die fettliebenden Fortsätze in einer Doppelschicht nach innen weisen.

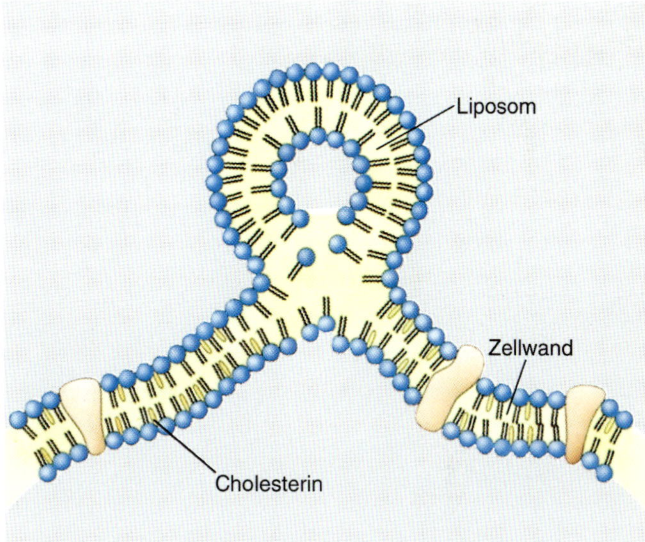

Da die Liposomen-Kügelchen im Aufbau unseren Membranen ähnlich sind, können sie mit der Zellwand unserer Hautzellen verschmelzen.

Liposomen-Vitamin-Creme

Fettphase:

22 g	Emulsan II
5 g	Walratersatz
2 g	Fluidlecithin Super
60 ml	Avocadoöl

Fertige Creme:

10 g	Fettphase (s.o.)
20 ml	Wasser
1 g	D-Panthenol
4 g	Lipodermin-Konzentrat ht
4 Tr.	Paraben K
10 Tr.	Vitamin-A-Palmitat
½ Messl.	Vitamin-E-Acetat
evtl. 3 Tr.	äther. Öl

Zutaten der Fettphase bei 80 °C auf der Herdplatte in einem Becherglas schmelzen. Im Kühlschrank lagern.
Zur Cremeherstellung benötigte Menge Fettphase schmelzen und mit dem abgekochten, heißen Wasser versetzen und gut umrühren. Abkühlen lassen. Das Lipodermin-Konzentrat separat mit D-Panthenol mischen und in der handwarmen Emulsion verrühren. Restliche Zutaten hinzufügen. Die Creme ist ideal als leichte Tagespflege und hinterlässt einen frischen Hauteindruck.

Spezielle Rezepte für alle Zwecke

Deo-Roll-on

60 ml	Wasser
½ g	Xanthan
40 ml	kosm. Haarwasser ht
1 ml	Odex ht
10 Tr.	Paraben K

Xanthan auf das abgekochte, erkaltete Wasser aufstreuen und rühren, bis ein Gel entsteht. Restliche Zutaten separat vermischen und dem Gel zusetzen.
Unser hautfreundliches Deo lässt sich in einem praktischen Roll-on-Stift auftragen.

After Shave	
50 ml	kosm. Basiswasser ht
10 Tr.	alpha-Bisabolol
1 Msp.	Allantoin
5 Tr.	Lemongrasöl
50 ml	Hamameliswasser

In das kosmetische Basiswasser werden die Wirkstoffe nacheinander eingerührt.

Selbstbräunungscreme	
Fettphase:	
22 g	Emulsan II
5 g	Fluidlecithin Super
70 ml	Avocadoöl
Fertige Creme:	
40 g	Fettphase (s.o.)
90 ml	Wasser
¼ Messl.	Allantoin
6 g	Dihydroxyaceton (DHA)
12 Tr.	Paraben K
evtl. 5 Tr.	äther. Öl

Die Creme verleiht der Haut bereits nach drei bis vier Stunden frische Bräune – ohne Sonne. Sie sollte gleichmäßig verteilt werden, damit die Bräune nicht streifig wird. Nach zwei bis vier Tagen kann die Haut wieder nachgetönt werden.
Zutaten der Fettphase bei 80 °C auf der Herdplatte in einem Becherglas schmelzen. Zur Cremeherstellung benötigte Menge Fettphase schmelzen. 70 ml Wasser auf 80 °C erhitzen und darin Allantoin auflösen. Mit der heißen Fettphase vermischen. Dihydroxyaceton in 20 Milliliter abgekochtem, erkaltetem Wasser auflösen und mit den restlichen Wirkstoffen unter die abgekühlte Creme mischen. Im Kühlschrank lagern.

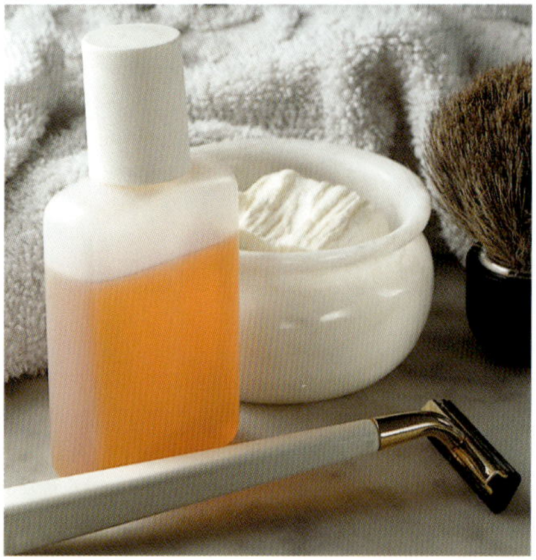

Ein mildes After Shave erfrischt und pflegt die Haut nach der Rasur

Gezielt gegen Hautprobleme aller Art

Tausendsassa Teebaumöl

Das aus Australien stammende Teebaumöl war bis Ende der 80er Jahre – zumindest in Deutschland – völlig unbekannt. Das hat sich inzwischen geändert. Mit seinen stark desinfizierenden Eigenschaften wirkt es sowohl gegen Bakterien als auch gegen Mikropilze.
Mich persönlich fasziniert dieses Öl, seit ich es 1991 in einer wissenschaftlichen Zeitschrift erwähnt fand. Die hobbythek hat Teebaumöl einer breiten Öffentlichkeit vorgestellt, übrigens als eine der ersten in Deutschland.
Teebaumöl stammt von einem Baum mit dem botanischen Namen Melaleuca alternifolia und hat nichts mit dem tropischen Teestrauch zu tun, mit dessen Blättern wir unseren schwarzen Tee zubereiten. Melaleuca kommt aus dem Griechischen: melas = schwarz und leucos = weiß.

Bei der Ernte sind die Bäumchen etwa zwei Meter hoch. Sie werden zerkleinert, kommen in einen großen Behälter und werden mit Wasserdampf erhitzt. Hierbei platzen kleine „Säckchen", in denen das Öl enthalten ist, auf und das Gemisch aus Wasserdampf und Öl wird destilliert. Aus dem Destilliergerät fließen Wasser und Öl, und da Öl leichter ist als Wasser, schwimmt es obenauf und kann leicht vom Wasser

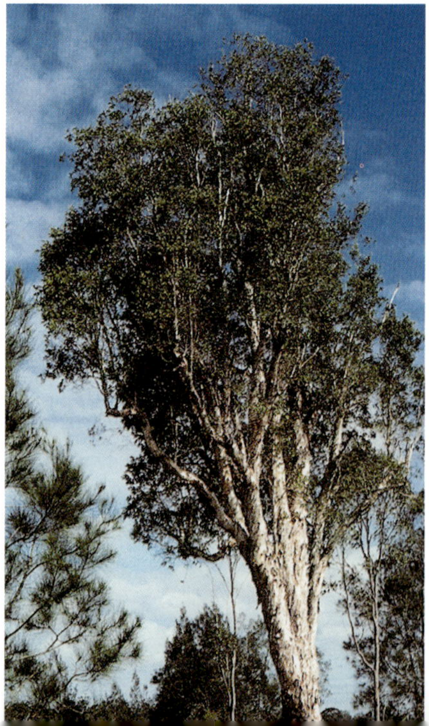

***Melaleuca alternifolia* heißt der Baum, aus dem das Teebaumöl gewonnen wird.**

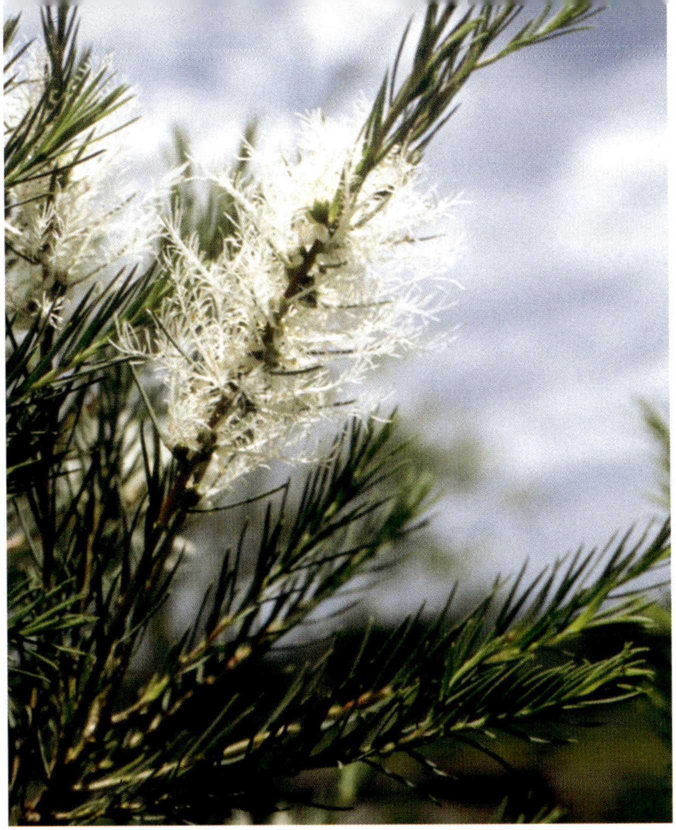

Das Teebaumöl geht zurück auf die Aborigines, die australischen Ureinwohner. Sie zerreiben die Blätter des Teebaums in den Händen und atmen die frei werdenden Öldämpfe ein.

getrennt werden. Zur Gewinnung von zehn Litern Öl benötigt man etwa 1500 Bäume, das entspricht einer Anbaufläche von 500 m^2. Dieser Aufwand macht verständlich, warum Teebaumöl vergleichsweise teuer ist.

Teebaumöl ist stark lipophil, d. h. in Fett löslich und löst Fette auf. Auf dieser Eigenschaft beruht ein Teil der starken antibakteriellen Wirkung und vor allem die besonders gute Penetrationsfähigkeit des Öls, d.h. es dringt in die Haut und das darunterliegende Gewebe ein. Das reine Teebaumöl enthält keinerlei Fremdstoffe und benötigt auch kein Konservierungsmittel.

Teebaumöl gehört in jede Hausapotheke. Neben den vielen Rezepten, die wir mit Teebaumöl entwickelt haben, kann auch das *reine* Öl für kleinere „Wehwehchen" verwendet werden.

Praktische Anwendungen der Aromatherapie

Öl gegen Prellungen, Quetschungen & Blutergüsse	
30 ml	Teebaumöl
70 ml	Sesamöl
1 ml	Strohblumenöl

Öle miteinander vermischen und großzügig auf die betroffenen Stellen auftragen. Je schneller das Öl angewendet wird, umso besser.

Venentonikum	
1 ml	Zedernholz
1 ml	Zypresse
1 ml	Zitrone
15 ml	Haselnussöl

Die ätherischen Öle ins Haselnussöl einmischen und ca. einen Milliliter der Mischung, zweimal täglich, über den Blutgefäßen verteilen. Das lässt die blauen Äderchen in der Haut verblassen.

Lotion gegen Akne	
100 ml	kosm. Basiswasser ht
6 ml	Teebaumöl
10 Tr.	Lemongrasöl

Die Lotion verhindert die Neuentstehung von Aknepickeln. Bestehende Pickel betupft man zwei- bis dreimal täglich mit unverdünntem Teebaumöl.

Hautöl gegen allergische Reaktionen	
1 ml	Marokkanische Kamille
1 ml	Strohblume
100 ml	Sesamöl

Das bläulich schimmernde Öl der Marokkanischen Kamille gilt als das am stärksten antiallergisch wirkende Mittel der Aromatherapie. Mischung drei- bis fünfmal täglich auf die gereizten Hautpartien auftragen.

Mittel gegen Sonnenbrand und leichte Verbrennungen

10 ml	Aloe-vera-Gel
20 Tr.	Alpha-Bisabolol
1 Messl.	Teebaumöl
10 Tr.	Meristemextrakt
50 ml	abgekochtes, erkaltetes Wasser

Alle Zutaten mischen und auf die betroffenen Partien auftragen.

Unsichtbarer Sonnenschirm: Antiradikx ht

Sonnenbaden ist eine der beliebtesten Sommerfreuden, denn die Sonnenstrahlen bräunen nicht nur die Haut, sondern das intensive Licht führt bei vielen Menschen zu einer Gemütserheiterung. Doch leider können Sonnenstrahlen auch äußerst gefährliche Symptome, z. B. den schmerzvollen Sonnenbrand, verursachen. Insbesondere die intensive UVB-Strahlung kann in unseren Hautzellen so genannte „freie Radikale" erzeugen. Diese aggressiven Sauerstoffmoleküle können in unserem Erbmolekül, der DNS, großen Schaden anrichten – bis hin zum gefährlichen schwarzen Hautkrebs.
Der Körper ist allerdings diesen „freien Radikalen" nicht wehrlos ausgeliefert. Gegen sie wirken vor allem so genannte Antioxidantien, die wir mit der Nahrung aufnehmen. Dazu gehören das Vitamin C, Melatonin, Vitamin E und Karotine.

Da wir mit der Nahrung die schützenden Stoffe nicht immer in ausreichender Menge zu uns nehmen, empfahl die hobbythek als Erste Anfang der 90er Jahre Kapseln zur Verhinderung von Schäden durch Radikale.

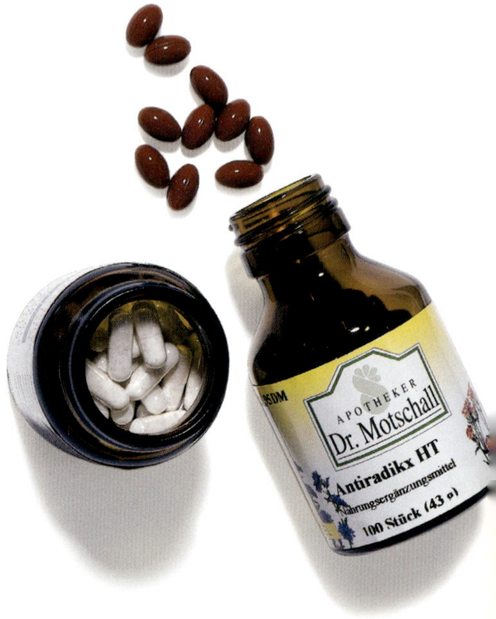

Die empfohlene Tagesdosis der Antiradikx-ht-Kapseln liegt bei ein bis zwei Stück.

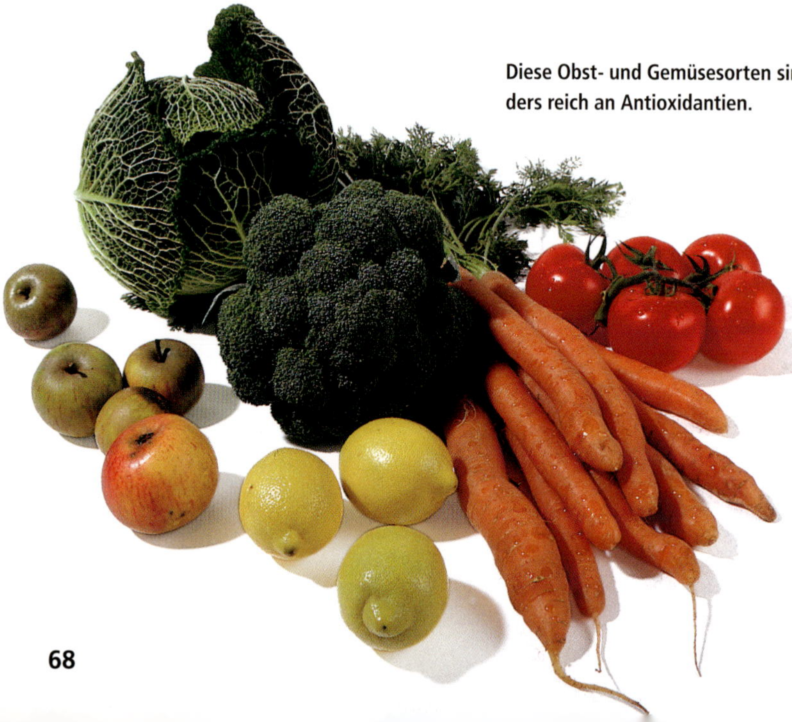

Diese Obst- und Gemüsesorten sind besonders reich an Antioxidantien.

Sie gibt es inzwischen verbessert unter dem Namen **Antiradikx ht.** Die Kapseln enthalten:

36 mg	Vitamin E
5 mg	Beta-Carotin
75 mg	Vitamin C
30 µg	Selen in Form von Selenhefe

Unsere „Radikalfänger" dienen im Übrigen nicht nur der Krebsvorsorge, sondern sie stärken auch das Immunsystem. Sie sind also das ganze Jahr über eine gute Nahrungsergänzung.

Neurodermitis: zum „aus der Haut fahren"

Quälender Juckreiz, gerötete und geschwollene Hautbereiche, aufgekratzte Bläschen und trocknender Schorf – das sind die Kennzeichen der Neurodermitis, bzw. des atopischen Ekzems. Ausgelöst wird das Jucken sowohl durch körpereigene Stoffe als auch durch äußerliche Reize. Dadurch werden der Botenstoff Histamin, den die Mastzellen in der Haut speichern, freigesetzt und bestimmte Nervenendungen gereizt.

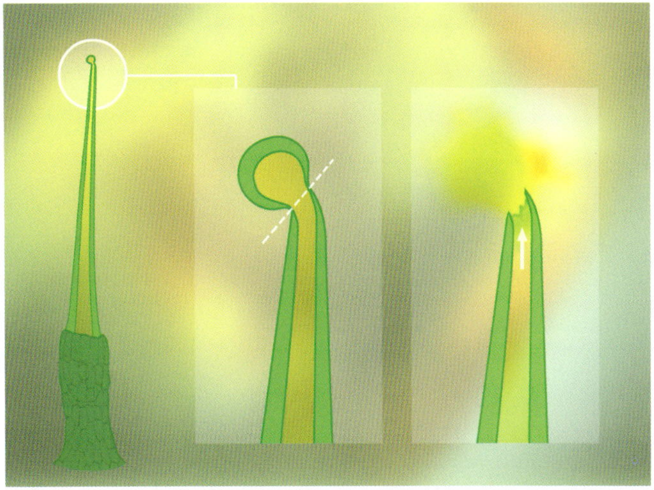

Auch beim Berühren von Brennnesseln wird das juckreizauslösende Histamin freigesetzt. Es befindet sich in den Spitzen der Brennhaare.

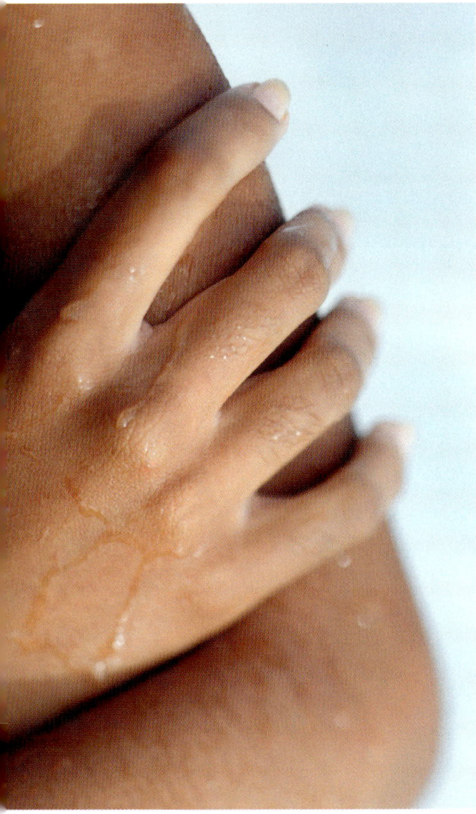

Etlichen Umweltreizen ist die Haut von Neurodermitikern schutzlos ausgeliefert.

Das atopische Ekzem ist eine der häufigsten Hauterkrankungen, von der vor allem Kinder, aber auch in steigendem Maße Erwachsene betroffen sind. Mitauslöser sind sowohl eine erbliche Veranlagung als auch Umweltfaktoren.
Begleitend zu einer medikamentösen Therapie (z. B. Kortison) gibt es sanfte Wege, die Erkrankung günstig zu beeinflussen:

- Kälte wirkt als Stressfaktor und regt die körpereigene Kortisol-Ausschüttung an. Zwar ist die Effektivität mit Kortisonpräparaten nicht vergleichbar, Nebenwirkungen sind jedoch nicht zu befürchten. Bevor Präparate genommen werden, ist es günstig, die körpereigene Hormonausschüttung durch eine kalte Dusche zu erhöhen.

- Wenn es vor dem Schlafengehen mal wieder besonders heftig juckt, wandert der Schlafanzug für kurze Zeit in die Tiefkühltruhe.

- Unser Waschmittel-Baukasten (siehe Seite 110 ff.) wird besonders von Allergikern geschätzt. Vor allem der Weichspüler „Proweich ht" hat sich bei der „Wäschepflege danach" bewährt. Wer ganz sichergehen will, sollte die Wäsche einmal zusätzlich spülen.

- Knöpfe und Haken an Kleidungsstücken enthalten häufig Substanzen (z. B. Nickel), die die Haut reizen. Das regelmäßige Bestreichen mit Nagellack kann Wunder wirken.

- Blaues und violettes Licht löst bei den meisten Neurodermitikern Wohlbefinden aus. Die Farben sollen über die Augen auf das vegetative Nervensystem wirken und gleichzeitig die Produktion von Hormonen beeinflussen. Tagsüber eignen sich bläuliche oder violette Fenstervorhänge aus dünnem Stoff oder Folie – bei Dunkelheit sind farbige Glühlampen angebracht, die Sie z. B.

mit Hilfe von Glühlampen-Tauchlack, erhältlich im Elektronik-Versandhandel, schnell und einfach selbst herstellen können.

- Gamma-Linolensäure ist eine ungesättigte Fettsäure, die juckreizauslösende Stoffwechselprodukte bremst. Sie wird auch als Omega-6-Fettsäure bezeichnet. Empfohlen wird die Zuführung über **Borretschöl-** oder **Nachtkerzenölkapseln.**

- Unser Brotgetränk (siehe Seite 98) sollte in den täglichen Speiseplan aufgenommen werden. Es kann die Therapie wirkungsvoll unterstützen.

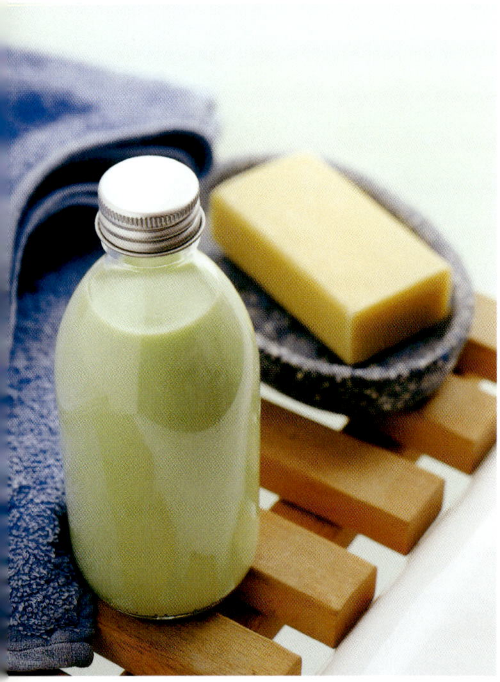

Der goldene hobby-Tipp

Alle Eltern eines Kindes mit Neurodermitis kennen den Teufelskreis aus Jucken und Kratzen: Die vom Juckreiz geplagten Kinder kratzen sich blutig, um die Qualen zu lindern. Unbeschwertes Spielen und Schlafen ist kaum noch möglich.
Ein Kratzklötzchen kann helfen, den Kratzzwang umzulenken. Es sollte immer griffbereit sein.
Bei einer akuten Attacke kann das Kind daran kratzen, bis es sich entspannt hat:

Holzstück 10 x 5 x 2 cm
Fensterleder 10 x 16 cm
Schnürsenkel 100 cm
Leim

Das Holzstück wird einfach mit dem Leder umklebt. Beim Auftragen des Leimes nicht die Kanten und Ecken vergessen. Als Leim eignet sich z. B. unser Gummibärchen-Leim (siehe Seite 91).
Das Klötzchen an einem Ende durchbohren und einen dicken Schnürsenkel als Halskette durchziehen und verknoten.

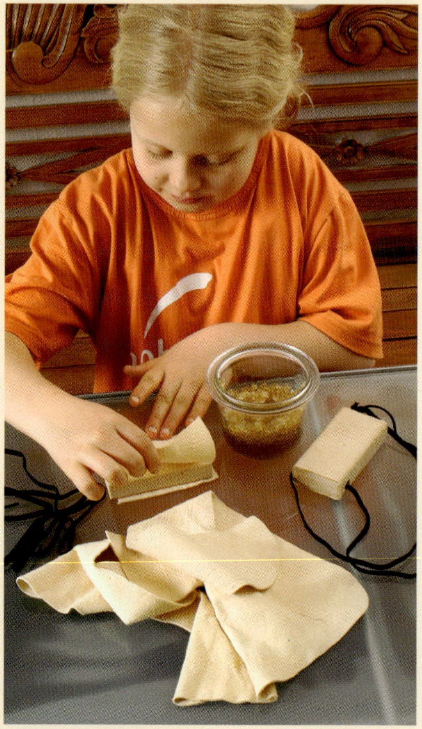

Lassen Sie Ihr Kind das Kratzklötzchen selbst gestalten.

- Weitere Tipps, um Allergenen wie Pollen, Milben und Formaldehyd aus dem Weg zu gehen: siehe Seiten 24 ff. und 104 ff.).

Beim „Ölbad der Kleopatra" transportieren die Milchproteine die Ölpartikel in tiefere Hautschichten.

Liebevolle Hautpflege – Für Neurodermitiker das A und O

Ölbad der Kleopatra

1 EL	Olivenöl
1 Tasse	Vollmilch

Seife vertragen Neurodermitiker eher schlecht, weil der Säurewert ihrer Haut nicht ausreicht, um die Seifenlauge zu neutralisieren. Ein Versuch mit unseren pH-neut-

ralen Facetensid-Rezepten kann dennoch nicht schaden.
Rückfettende Ölbäder sind angenehm und machen die Haut geschmeidiger. Zutaten vermischen und ins Badewasser geben. Die Milch dient als Emulgator.

Beruhigende Pflegecreme ht

5 ml	Borretschöl
3 g	Magnesiumchloridsalz (Apotheke)
2 g	Harnstoff
3 ml	D-Panthenol
20 Tr.	Vitamin-E-Fluid
8 Tr.	Paraben K
50 g	Cremaba ht

Mindestens einmal täglich, in jedem Fall aber nach dem Baden oder Duschen, muss die Haut eingecremt werden. Wir haben eine Creme entwickelt, die die Feuchtigkeit in der Haut bindet und den Juckreiz reduziert. Viele Neurodermitiker haben uns

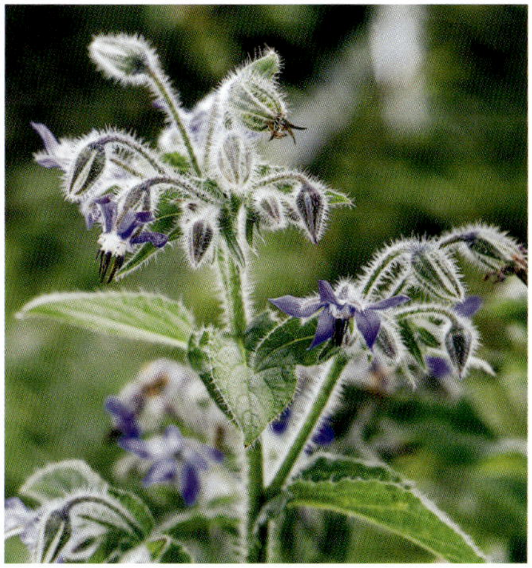

Das Öl aus den Borretschsamen enthält die größten Mengen an Gamma-Linolensäure.

diese Wirkung bereits bestätigt. Das Öl mit dem Salz, Harnstoff, D-Panthenol, Vitamin E und Paraben K vermischen und kalt in die Cremaba ht einrühren.

Eincremen aus Überzeugung! Das Hautmodell der hobbythek

Die meisten Kinder finden Eincremen lästig und überflüssig. Therapeuten setzen deshalb gern ein anschauliches *Hautmodell* ein, mit dem Kinder buchstäblich begreifen wie wichtig Feuchtigkeit für ihre Haut ist. Der Griff zum Cremetopf gelingt danach immer öfter ohne Murren.
Die Oberfläche des Modells besteht aus Leder. Über „Poren" wird eine Seite – die „gesunde Haut" – befeuchtet. Die Berührung der trockenen Seite empfinden Kinder als unangenehm. Erst nach Behandlung mit einer Creme spüren Kinder den Unterschied.
Unser Hautmodell ist der professionellen Konstruktion nachempfunden.

Hautmodell der hobbythek

Aufbewahrungsbox mit Deckel, Höhe ca. 25 cm, Durchmesser ca. 10 cm (z. B. emsa®)
großes Fensterleder (Autozubehör)
Schnur
Kissenfüllwatte
60-ml-Spritze

Mit einer Bohrmaschine wird eine Hälfte der Box mit Löchern perforiert. Dazu am besten einen Zehn-Millimeter–Forstnerbohrer verwenden. Von Loch zu Loch ist ein Abstand von ca. zwei Zentimetern zu wählen. Das Wasser kann durch den

Der goldene hobby-Tipp

Beliebt gegen den Juckreiz sind auch Salzbäder. Salz wirkt desinfizierend und entzündungshemmend. Ein wohltuendes Salzbad kann auch in der heimischen Badewanne genossen werden, ohne ans Tote Meer zu reisen. Pro Liter Badewasser zehn bis 30 Gramm Salz verwenden. Für ein Vollbad entspricht das einer Menge von acht Päckchen, die durch sorgfältiges Rühren gelöst wird. Die Wassertemperatur sollte bei 35 bis 38 °C liegen. Nach dem Bad von maximal zehn Minuten Länge ist auf jeden Fall gutes Eincremen erforderlich.

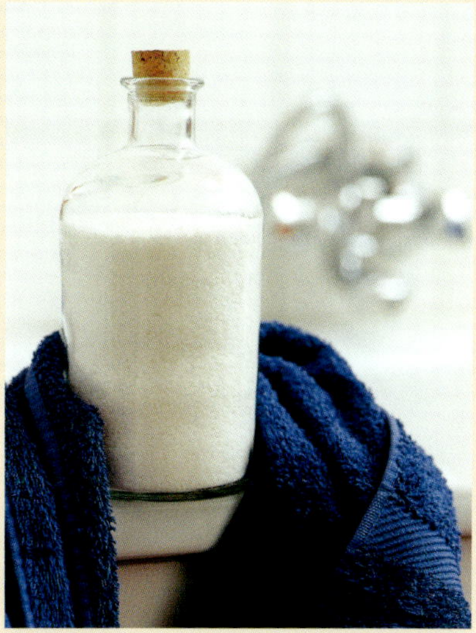

Deckel oder besser mittels Spritze eingefüllt werden. Dazu muss die Deckelmitte mit einem Loch versehen werden. In die Box wird anschließend großzügig Kissen-Füllwatte gestopft. Aus dem Fensterleder wird ein passender Köcher angefertigt.

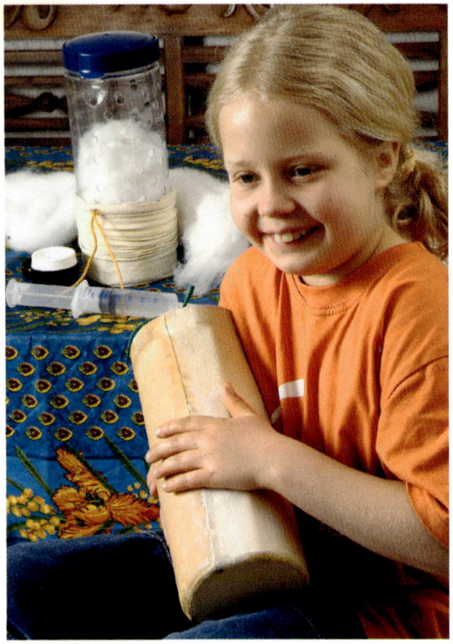

Häufiges Training mit dem Hautmodell fördert bei Kindern die Bereitschaft, sich einzucremen.

Schneiden Sie dazu das Leder in ein Rechteck, dessen eine Seite dem Umfang der Box entspricht, abzüglich zwei Zentimetern. Dadurch ist ein straffer Sitz gewährleistet. Die andere Lederseite entspricht der Boxlänge, plus sechs Zentimetern. Das Leder wird an dieser Seite zum Schlauch zusammengenäht. Eine Seite erhält einen Kordelverschluss. Dazu wird die Kante umgelegt und angenäht, so dass ein etwa zwei Zentimeter breiter Saum entsteht. Die Schnur wird mittels Sicherheitsnadel durch den Saum gezogen. Beim Ausschneiden des kreisrunden Bodenstücks muss etwa ein Zentimeter Nahtkante zugegeben werden. Es wird an den Schlauch geheftet und schließlich festgenäht.

Köcher auf „rechts" drehen, über die Box stülpen und verschnüren.

DIE HAARE – UNSER SCHÖNSTER SCHMUCK

Was nützt Ihnen die schönste Haut, wenn Sie ungepflegte, stumpfe Haare haben? Schließlich wird unser Aussehen entscheidend von der Frisur mitgeprägt.

Im Vergleich zu vielen anderen Säugern hat der Mensch eine eher spärliche Behaarung. Auf dem Kopf wachsen etwa 100.000 Haare, die in der Regel nicht länger als 60 oder 70 Zentimeter werden. Die Haare wachsen aus der Lederhaut (Dermis) heraus und sind sehr kompliziert aufgebaute „Hautanhanggebilde". Der Haarschaft entsteht in der so genannten Haarzwiebel, in der Keratinzellen gebildet werden. Nach außen hin bilden sich flache verhornte Keratinschuppen, die man bei starken Haaren sogar fühlen kann. Das einzelne Haar besitzt eine durchschnittliche Lebenszeit von fünf bis sechs Jahren.
Die Deutschen geben jedes Jahr etwa 1,7 Milliarden Euro für die Pflege ihrer Haare aus. Natürlich haben wir berücksichtigt, dass sich seit unseren ersten Haarpflegeprodukten im Jahre 1986 der Zeitgeist gewandelt hat. Kaum noch jemand will sich die Mühe machen, komplizierte Rezepte selbst herzustellen. Wir wollen hier aber einmal mehr beweisen, wie einfach und schnell moderne Haarpflege à la hobbythek angerührt ist. Ihre Haare werden es Ihnen danken. Unsere Rezepturen verleihen ihnen mehr Glanz und Fülle. Auch Haarproblemen, wie beispielsweise Schuppen, gehen wir an den Schopf. Und das auf äußerst schonende Weise, auch was die Umwelt anbelangt. Preiswert ist es noch dazu.

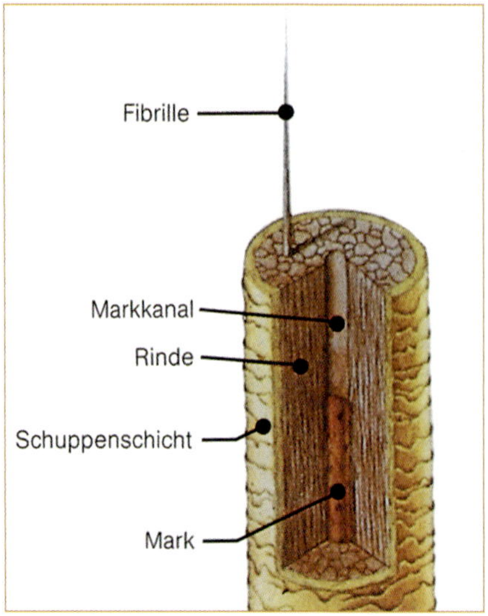

Querschnitt durch ein Haar.

Schonend schaumig für saubere Haare

Mild … milder … Facetensid ht – Das Basistensid der hobbythek

Tenside sind die wichtigsten Bestandteile aller Waschsubstanzen, wozu nicht nur Shampoos und Seifen, sondern auch das Waschpulver gehören. Tenside vollbringen das Kunststück, fettigen Schmutz von der Haut, den Haaren, der Wäsche oder vom Auto zu lösen und im Wasser fortzuspülen. Dazu verhilft ihnen die Doppeleigenschaft, in einem Teil ihres Moleküls wasserliebend und im anderen Teil ölliebend zu sein.

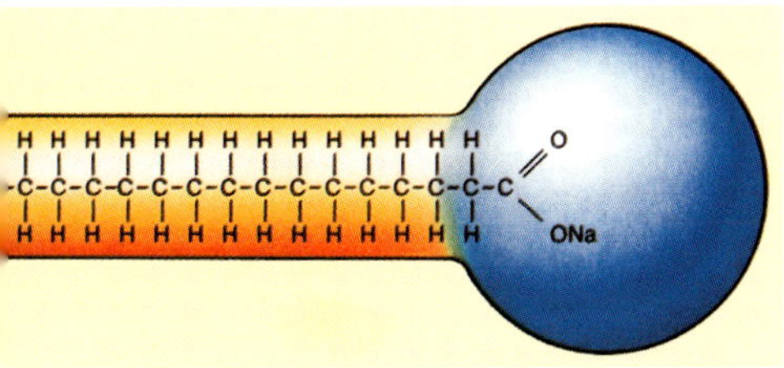

Ein Tensidmolekül besteht aus einem wasserliebenden (hydrophilen) Kopf und einem fettliebenden (lipophilen) Schwanz.

Der pH-Wert unseres Facetensid ht liegt zwischen 6 und 6,5. Das entspricht dem pH-Wert der Haut.

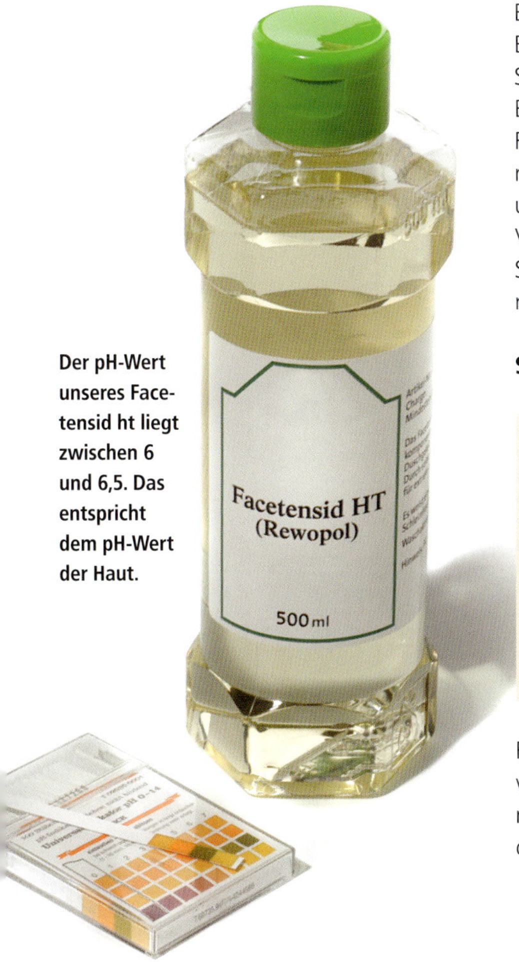

Dieser fettliebende Teil heftet sich an den Schmutz, während der wasserliebende Kopf im Wasser bleibt. Dadurch verbinden sie Wasser und Schmutz.

Beim **Facetensid ht** handelt es sich um das mildeste Tensid, das die hobbythek ausfindig gemacht hat. Die Hautverträglichkeit ist außerordentlich gut, und es reizt die empfindlichen Schleimhäute der Augen auch nicht im konzentrierten Zustand.

Wir haben es aus diesem Grunde auch „Facetensid", d. h. Gesichtstensid, genannt. Es ist so mild, dass es sich sogar für die Babypflege und den Intimbereich eignet. Sogar Neurodermitiker machen damit gute Erfahrungen.

Facetensid ht basiert weitgehend auf natürlichen Rohstoffen wie Zitronensäure und natürlichem Fettalkohol. Für chemisch Versierte: Es gehört zur Gruppe der milden Sulfosuccinate, und zwar ist es ein Citronensäurealkylpolyglykolester-Sulfosuccinat.

Sanfte Shampoos selbst gemacht

Baby-Waschlotion für Haare & Haut

50 g	Facetensid ht
10 g	Betain ht
5 g	Sanfteen
1 Messl.	Fluidlecithin CM
2 Messl.	Mandelöl
150 ml	dest. Wasser
5 Messl.	Rewoderm ht

Facetensid, Betain und Sanfteen gründlich verrühren. Fluidlecithin, Mandelöl und warmes Wasser unterrühren. Zuletzt Rewoderm portionsweise einrühren.

Shampoo für alle Tage

Tensidmischung:

50 g	Facetensid ht
30 g	Betain ht
¾	Messl. Sanfteen

Fertiges Shampoo:

84 g	Tensidmischung (s.o.)
1 Mini-Messl. (1 ml)	Haarguar ht
105 ml	dest. Wasser
evtl. 20 Tr.	äther. Öl
1 knapper Messl.	D-Panthenol
3 knappe Messl.	Plantessenz ht
1½ Messl.	Vithaar ht
1 ml	Zitronensaftkonzentrat o. Kalweg ht
5 Messl.	Rewoderm ht
40 Tr.	Paraben K

Zutaten der Tensidmischung gründlich verrühren. Haarguar im erwärmten Wasser auflösen und in die Tensidmischung rühren. D-Panthenol, Plantessenz, Vithaar, Zitronensaftkonzentrat und ätherisches Öl zugeben. Rewoderm portionsweise einrühren. Zuletzt Paraben K hinzufügen.

Shampoo gegen Ungeziefer

84 g	Tensidmischung (s. „Shampoo für alle Tage")
1 Messl.	Niemöl
20 Tr.	Teebaumöl
10 Tr.	Zitronenöl
1 Mini-Messl. (1 ml)	Haarguar ht
105 ml	dest. Wasser
½ Messl.	Fluidlecithin CM
10 ml	Niemblättertinktur
5 Messl.	Rewoderm ht
40 Tr.	Paraben K

Läuse, Flöhe und Krätzmilben gehören keineswegs der Vergangenheit an. In Kindergärten können sich diese Schmarotzer zu einer wahren Plage entwickeln. Öle in die Tensidmischung einrühren. Haarguar im erwärmten Wasser auflösen und mit Fluidlecithin und Niemblättertinktur in die Tensidmischung rühren. Rewoderm portionsweise einrühren. Zuletzt Paraben K hinzufügen.

Leise rieselt der „Schnee": Pirocton Olamin gegen Schuppen

Kopfschuppen sind eine lästige und unschöne Angelegenheit. Meist handelt es sich um das Ergebnis einer zu starken Talgproduktion der Kopfhaut. Das Sekret der Talgdrüsen trocknet an der Hautoberfläche zu fettigen Schuppen zusammen. Diese Schuppenschicht ist ein guter Nährboden für schädliche Mikroorganismen.
Auslöser können aggressive Haarwaschmittel, das Färben der Haare oder Veranlagung sein.
Auch ich hatte vor Jahren Probleme mit Haarschuppen. Die habe ich aber mittlerweile in den Griff bekommen und zwar mit einem Mittel, das zu meinem absoluten Favoriten geworden ist. Bereits in unserem – mittlerweile vergriffenen – Klassiker „Cremes und sanfte Seifen" im Jahre 1986 haben wir diesen Anti-Schuppen-Wirkstoff erstmals vorgestellt.

Piroction Olamin verringert die Zellteilungsaktivitäten auf der Kopfhaut und löst außerdem die verklebten Schuppen gut von ihr ab. Zusätzlich hemmt es das Wachstum von Bakterien und Pilzen. Für die chemisch Interessierten: Es ist ein Ethanolaminsalz.

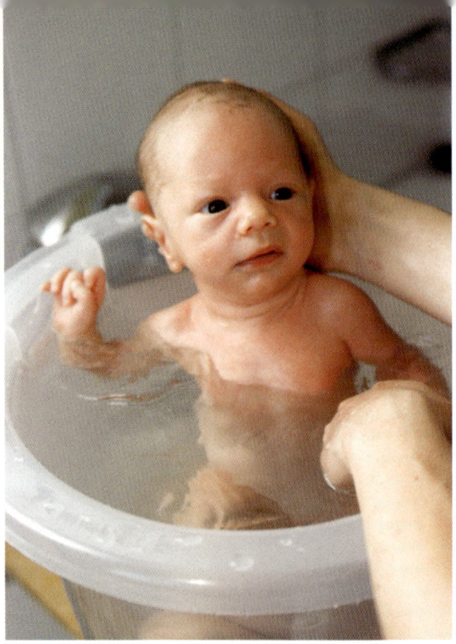

Die leicht schäumende und äußerst milde Waschlotion garantiert Ihrem Baby ein unbeschwertes Bad ohne Tränen.

Piroction Olamin wirkt so mild, dass Sie unser Anti-Schuppen-Shampoo regelmäßig und dauerhaft verwenden können – im Gegensatz zu vielen industriellen Anti-Schuppen-Produkten.

Anti-Schuppen-Shampoo

84 g	Tensidmischung (s. „Shampoo für alle Tage")
1 Mini-Messl.	(1 ml) Haarguar ht
2 Messl.	Piroction Olamin
110 ml	dest. Wasser
10 Tr.	Teebaumöl
evtl. 10 Tr.	äther. Öl
2 Messl.	Birkenextrakt
1 ml	Zitronensaftkonzentrat o. Kalweg ht
5 Messl.	Rewoderm ht
40 Tr.	Paraben K

Haarguar und Piroction Olamin im erwärmten Wasser auflösen und in die Tensidmischung geben. Teebaumöl, ätherisches Öl, Birkenextrakt, Zitronensaftkonzentrat hinzufügen. Rewoderm portionsweise einrühren. Zuletzt Paraben K hinzufügen. Das Shampoo kann und sollte über einen längeren Zeitraum angewendet werden.

Spülung & Co – Extrapflege macht's glatt und glänzend

Haarspülung für normales Haar

Basisspülung:

175 ml	dest. Wasser
1 Messl.	Haarchitin ht
8 Tr.	Milchsäure
2 Mini-Messl.	(2 ml) Haarguar ht
1 geh. Messl.	Haarsoft ht
6 g	Cetylalkohol

Fertige Spülung:

200 ml	Basisspülung (s.o.)
1 knapper Messl.	Seidenprotein
1 Messl.	D-Panthenol
20 Tr.	Jojobaöl
40 Tr.	Paraben K

Zur Haarpflege empfiehlt sich eine Spülung, die das Haar glättet und pflegt. Zur Herstellung der Basisspülung Haarchitin und Milchsäure mit einem Schneebesen in 80 Milliliter heißem Wasser aufschäumen. Haarguar separat in 95 Milliliter heißem Wasser auflösen, Haarsoft unterrühren und aufschäumen. Beide Komponenten miteinander einige Minuten verquirlen. Cetylalkohol im Wasserbad schmelzen. Aufgeschäumte Mischung auf 80-85 °C erhitzen, auf den geschmolzenen Cetylalkohl geben

Den Anti-Schuppen-Wirkstoff Piroctcon Olamin stellte die hobbythek erstmals 1986 vor.

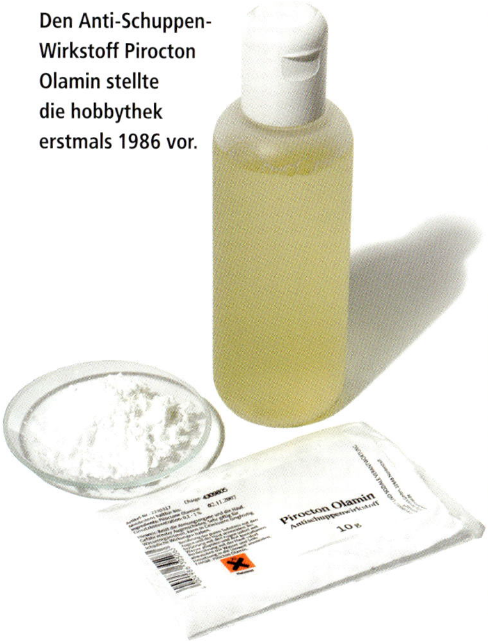

und gründlich verquirlen. Mischung eine halbe Stunde abkühlen lassen.
In die Basisspülung Seidenprotein, D-Panthenol und Jojobaöl unterrühren. Nach weiterem Abkühlen auf etwa 30 °C mit Paraben K konservieren.
Im frisch gewaschenen Haar wird eine kirsch- bis pflaumengroße Menge verteilt und gründlich ausgewaschen.

Haarwasser für die gesunde Kopfhaut

60 ml	dest. Wasser
40 ml	kosm. Haarwasser ht
5 Tr.	Meristemextrakt
1 Messl.	Plantessenz ht
10 Tr.	äther. Öl
1 Messl.	LV 41

Haarwässer pflegen nicht die Haare, sondern die Kopfhaut. Wasser und kosmetisches Haarwasser vermischen und die restlichen Zutaten unterrühren. Man gibt das Haarwasser am besten mit einer Pipette ins nasse Haar, das abschnittsweise gescheitelt wird. Anschließend gut einmassieren. Es kann täglich benutzt werden.

Haarspülung bei Spliss

200 ml	Basisspülung
(s. „Haarspülung für normales Haar")	
4 Messl.	Nuratin P
1 knapper Messl.	Seidenprotein
1 Messl.	Elastin P
½ Messl.	D-Panthenol
20 Tr.	Jojobaöl
40 Tr.	Paraben K

Bei trockenem Haar, übermäßigem Kämmen oder durch chemische Behandlungen

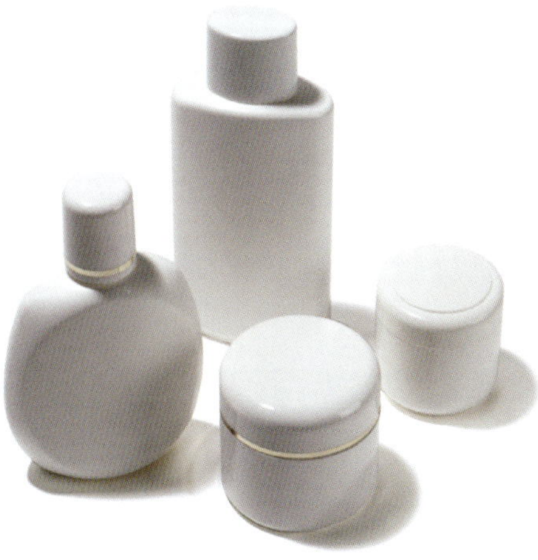

Damit sie lange haltbar bleiben, können Haarspülungen am besten in lichtundurchlässigen Gefäßen aufbewahrt werden.

Der goldene hobby-Tipp

Bei der Herstellung der Haarspülung ist es wichtig, die einzelnen Phasen gut miteinander zu mischen. Ansonsten könnten sich die Phasen absetzen und die fertige Spülung bekommt einen flüssigen Bodensatz. Am besten ist es, wenn die Mischungen mit einem elektrischen *Pürierstab* aufgeschäumt werden. Es tut aber auch ein Mixer mit nur einem Rührstab.

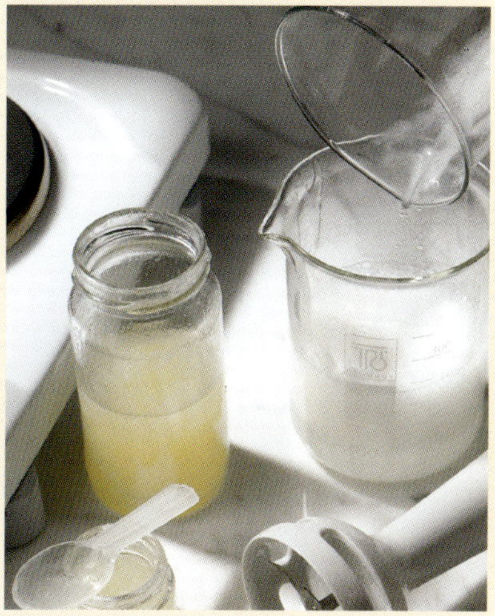

können die Haarspitzen brüchig werden und sich spalten. Zur Haarpflege empfiehlt sich eine strukturstärkende Spülung.
In die abkühlende Basisspülung Nuratin, Seidenprotein, Elastin, D-Panthenol und Jojobaöl unterrühren. Nach weiterem Abkühlen auf etwa 30 °C mit Paraben K konservieren.
Im frisch gewaschenen Haar wird eine kirsch- bis pflaumengroße Menge verteilt und gründlich ausgewaschen.

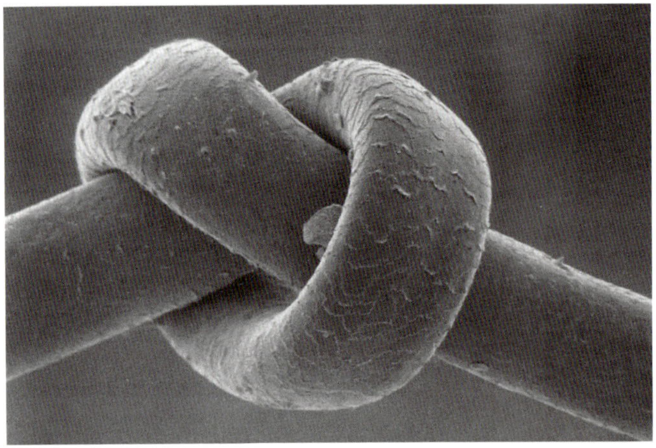 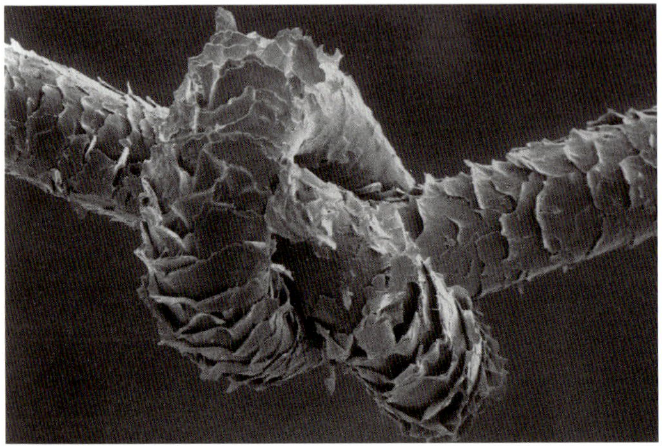

Stehen die Hornblättchen der Schuppenschicht etwas ab, können sich diese mit den Nachbarhaaren verhaken und dadurch abgerissen werden. Im Extremfall liegt die Haarrinde völlig frei und fällt auseinander – Spliss entsteht.

Halt und Volumen – auf das Styling kommt es an

Haarspray ultra

6 Messl.	Festiger HF 37
½ Messl.	Vitamin-E-Acetat
50 ml	kosm. Haarwasser
50 ml	dest. Wasser
1 Messl.	Haarchitin ht
8 Tr.	Milchsäure
evtl. 10 Tr.	äther. Öl

Unser Haarspray verleiht vor allem sehr kräftigen und störrischen Haaren starken Halt. Festiger und Vitamin ins Haarwasser einrühren. Haarchitin, Milchsäure und ätherisches Öl im erhitzten Wasser gut verrühren und zu den vorher gemischten Bestandteilen geben. Das Spray wird mit einer Pump-Spraydose gleichmäßig auf die fertige Frisur gesprüht.

Haargel ht

1 Messl.	Gelbildner ht
2 Messl.	Festiger HF 37
20 Tr.	D-Panthenol
20 ml	kosm. Haarwasser
80 ml	dest. Wasser
2 Tr.	äther. Öl
2 Tr.	LV 41

Mit unserem Haargel lassen sich Frisuren in Form bringen, Locken stärker modellieren oder einzelne Haarsträhnen betonen. Gelbildner, Festiger und D-Panthenol im Haarwasser verrühren. Mit ätherischem Öl, Lösungsvermittler und lauwarmem Wasser versetzen. Beständig rühren oder im Marmeladenglas schütteln (siehe Seite 64). Einfach eine pflaumengroße Menge Gel in der Hand verteilen, mit den Fingern durch die Haare fahren oder einzelne Strähnen modellieren. Es hinterlässt so gut wie keine Rückstände.

Der goldene hobby-Tipp

Das Haargel-Styling fällt entsprechend der zugesetzten Menge Festiger HF 37 aus: Zwei Messlöffel verleihen dem Haar nur leichten Halt, bei drei bis vier ist es ein mittlerer Halt. Fünf bis sechs Messlöffel liefern einen starken Halt. Sieben bis acht Messlöffel sind in ihrer Wirkung „ultra", d.h. damit können Sie auch eine Punkfrisur „zementieren". Überlegen Sie sich also vor dem Anrühren, für welchen Zweck bzw. welche Art von Frisur das Gel verwendet werden soll.

Köstlich und gesund – Gaumenfreuden à la hobbythek

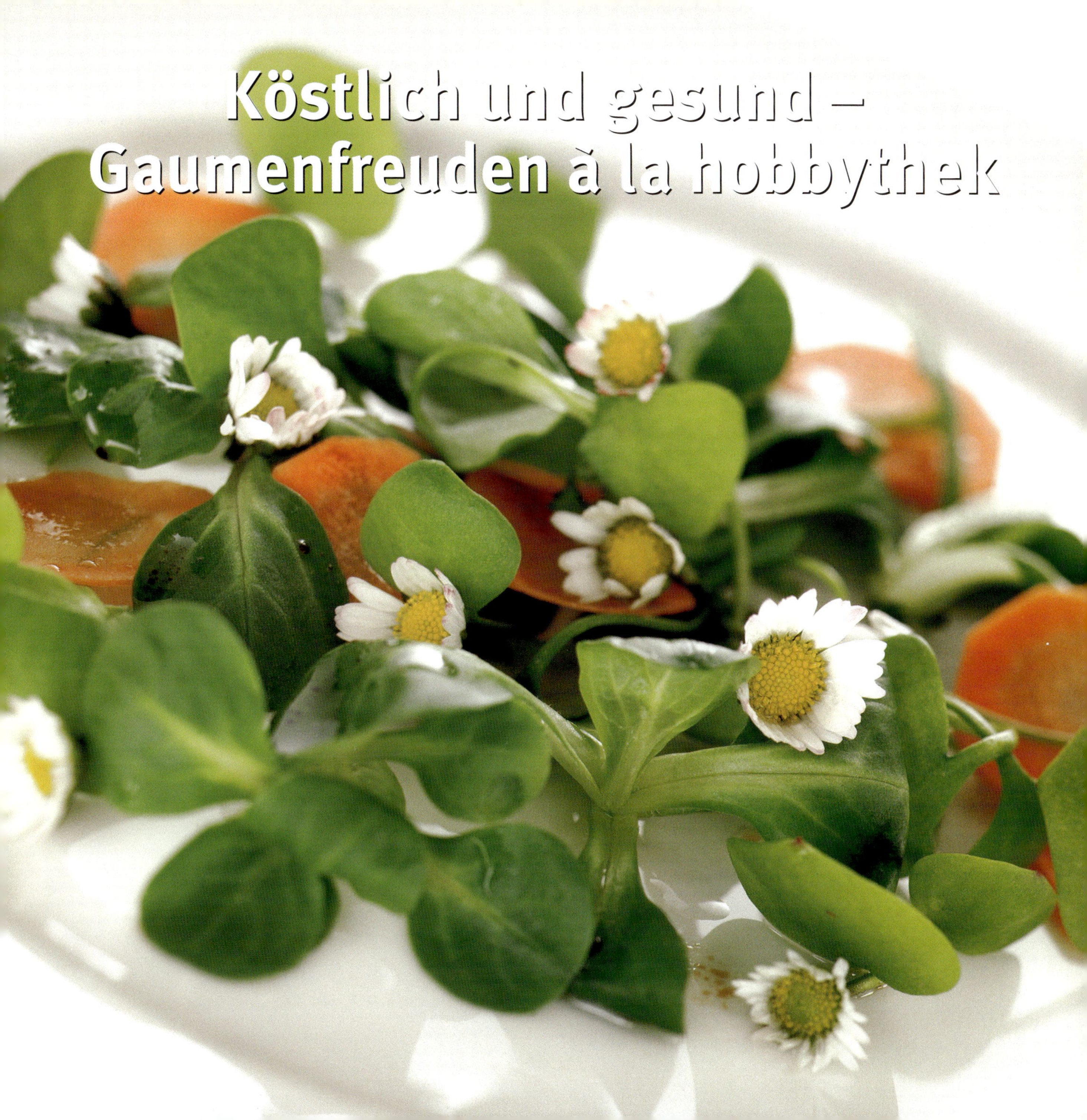

BRÖTCHEN, BROT UND PIZZA – BACKEN WIE DIE PROFIS

Wie sich langjährige hobbythek-Zuschauer sicher erinnern, hat unser Team immer gerne Brot gebacken. Bereits im Jahre 1977 haben wir eine äußerst erfolgreiche hobbythek zu diesem Thema ausgestrahlt. Das Backen von Roggen- und Roggenmischbrot haben wir seinerzeit als Erste in Deutschland eingeführt, und so mancher backt heute noch Brote nach diesen Rezepten. Auf fertigen Sauerteig vom Bäcker wollten wir damals nicht zurückgreifen und hatten – in Zusammenarbeit mit der Bundesforschungsanstalt für Getreideforschung in Detmold – eine narrensichere Rezeptur entwickelt.
In den 90ern haben wir neue Zutaten entdeckt, mit denen das Brotbacken noch schneller gelingt. Unsere ohnehin schon gesunden Brotrezepte wurden mit neuartigen Ballaststoffen aufgepeppt, die den Darm auf Trab bringen. Wer jeden Tag 250 Gramm unserer Getreideprodukte zu sich nimmt, hat bereits viel für eine gesunde Ernährung gewonnen. Gleichzeitig schmecken unsere Brote aber so fantastisch, dass ich längst ein richtiger Brotfan bin.
Schließlich haben wir uns auch um eine angemessene Brotbackvorrichtung gekümmert. Unser kuppelförmiger Steinbackofen aus dem Jahre 1979 war zwar sehr aufwändig in der Konstruktion, dafür schmeckte darin Gebackenes, wie Brot, Brötchen und Pizza, einfach grandios. In Baden-Württemberg diente übrigens unser Steinbackofen Anfang der 90er Jahre als Meisterstück im Maurerhandwerk. Darauf sind wir natürlich mächtig stolz.

In unserer viel beachteten Sendung „Fastfood – mal gesund" haben wir 2002 eine andere, dafür simple und raffinierte Möglichkeit präsentiert, mit dem Kleingebäck und Pizza ebenso schnell und hervorragend gelingen ...

Ballaststoffe – Pflege für die Darmflora

Ballaststoffe, dazu gehören Rohfasern, Pflanzenfasern, Füll- und Quellstoffe, heißt die Gruppe der Stoffe, die unverdaut den Körper passieren. Sie fördern die Darmbewegung, regen damit die Verdauung an und entfalten die unterschiedlichsten, der Gesundheit zugute kommenden Eigenschaften im Organismus.
Die unlöslichen Ballaststoffe bilden das Gerüst jeder Pflanze: Sie geben ihr Festigkeit und die äußere Gestalt. Lösliche Ballaststoffe, wie z.B. das gelbildende Pektin, sind vor allem in Früchten enthalten.
Empfohlen wird täglich 30 bis 40 Gramm Ballaststoffe zu sich zu nehmen. Deshalb setzt die hobbythek seit Jahren auf ballaststoffreiche Kost und hat eine Reihe von löslichen und unlöslichen Ballaststoffen entwickelt:

Apfelpektin HVM wird aus Äpfeln gewonnen und ist ein **h**och**v**erestertes Pektin für **M**armelade. Es ersetzt Gelierzucker und ist auch für zuckerreiche Konfitüren und Geleefrüchte geeignet.

Apfelpektin NVM ist ein **n**ieder**v**erestertes Pektin, das sich besonders zur Herstellung von kalorienreduzierter **M**armelade und Konfitüre eignet. Es benötigt zum Geliervorgang unser **Calciumcitrat ht**.

Apfelpekt Plus mit natürlichem Apfelgeschmack besteht aus reinem Apfelpektin und Apfelfaserballaststoffen. Es ist gut geeignet für Joghurtspeisen, Fruchtzubereitungen und fruchtige Getränke.

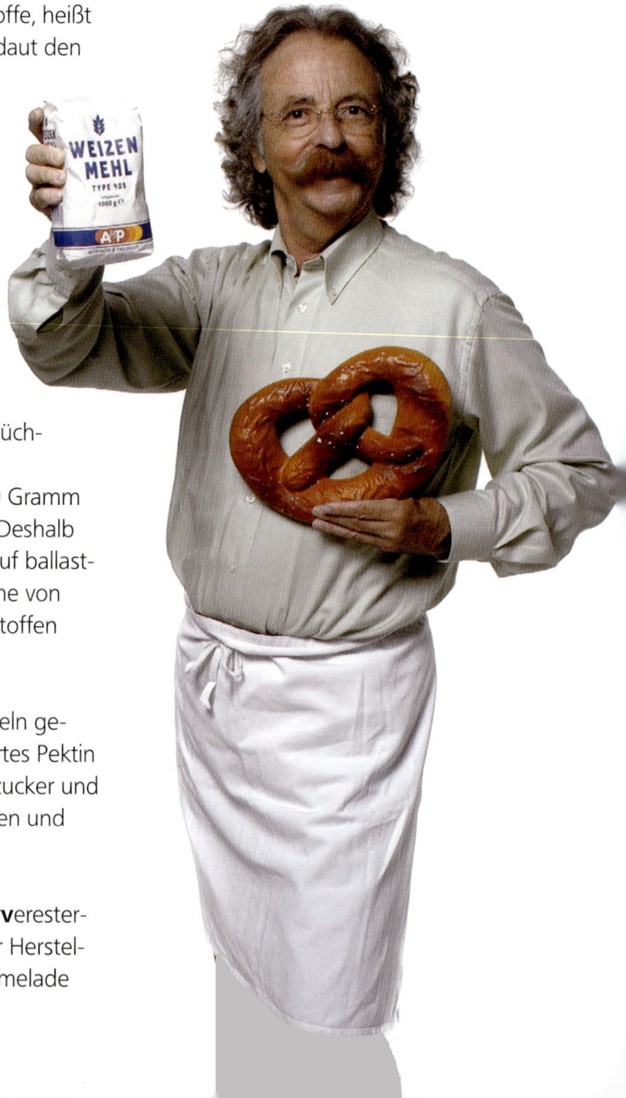

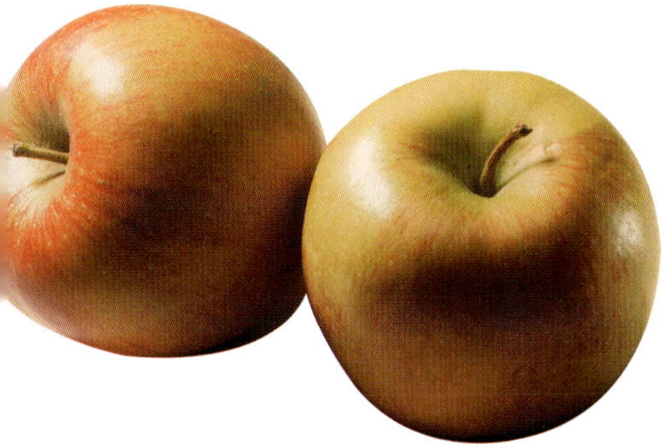

Pektin wird z. B. aus Äpfeln gewonnen.

Erbsenfaser ht ist ein Ballaststoff, der nicht wasserlöslich ist. Er wird aus Erbsenschalen gewonnen, ist weitgehend neutral im Geschmack und enthält 92 % Gesamtballaststoffe. 100 Gramm beinhalten 20 Kilokalorien.

Gummar ht ist auch unter dem Namen *Gummi arabicum* bekannt. Es wird aus dem Harz der Akazie gewonnen und besteht aus den Zuckerbausteinen Galactose, Arabinose und Ramnose sowie der organischen Säure Glucuronsäure. Beim Abbau dieser komplexen Verbindung benötigen die Darmbakterien diverse Enzyme und damit viel Zeit. Gummar ht verursacht daher keine Blähungen. Gummar ht ist kaltlöslich, geschmacksneutral und für alle Speisen und Getränke geeignet. Es enthält maximal 48 Kilokalorien pro 100 Gramm.

Inulin ht wird aus der Zichorienwurzel gewonnen und enthält ca. 90 % Inulin (Polyfructose) und zu 8 % verschiedene Zuckerarten. Deshalb hat es eine Süßkraft von etwa 10 % des normalen Zuckers. Das eher neutral schmeckende, weiße Pulver ist kaltlöslich und verleiht Milchprodukten eine cremige Konsistenz. 100 Gramm haben einen Brennwert von 120 Kilokalorien.

Oligofruct ht ist ein kaltlösliches weißes Pulver mit ca. 90 % Ballaststoffen und ca. 2 bis 7 % restliche Zucker. Es schmeckt leicht süß und entwickelt eine Süßkraft von ca. 30 % des Zuckers. Es eignet sich hervorragend für Milchprodukte. Hundert Gramm enthalten 160 Kilokalorien. Oligofructose – wie auch Inulin – besteht aus Ketten von Fructose-, also Fruchtzuckerbausteinen, für die wir keine Verdauungsenzyme besitzen.

Brot und Brötchen – backfrisch auf den Tisch

Sauerteig in drei Stufen

(für drei Brote bzw. 38 Brötchen)
(Mengenangaben nicht verändern !)

Stufe 1:

100 g	Roggenvollkornmehl
100 ml	Wasser (40 °C)

Stufe 2:

100 g	Roggenvollkornmehl
100 ml	Wasser (40 °C)

Stufe 3:

200 g	Roggenvollkornmehl
200 ml	Wasser (40 °C)

Zutaten der ersten Stufe in einer sauberen Schüssel verkneten und 48 Stunden abgedeckt bei Zimmertemperatur stehen lassen. Anschließend die Zutaten der zweiten Stufe hinzufügen, verkneten und abdecken. Nach 24 Stunden die restlichen Zutaten hinzufügen und noch einmal 24 Stunden ruhen lassen. Fertig.

Sauerteig durch Vermehrung

Für das „Krümelsauer“:

100 g	Sauerteigrest
	Roggenvollkornmehl

Für den neuen Sauerteig:
(für drei Brote bzw. 38 Brötchen)

75 g	Krümelsauer (s.o.)
350 g	Roggenvollkornmehl
375 ml	Wasser (40 °C)

Sauerteig kann durch Vermehrung schnell und einfach hergestellt werden: Vom frischen Sauerteig werden 100 Gramm abgenommen und die Masse mit so viel

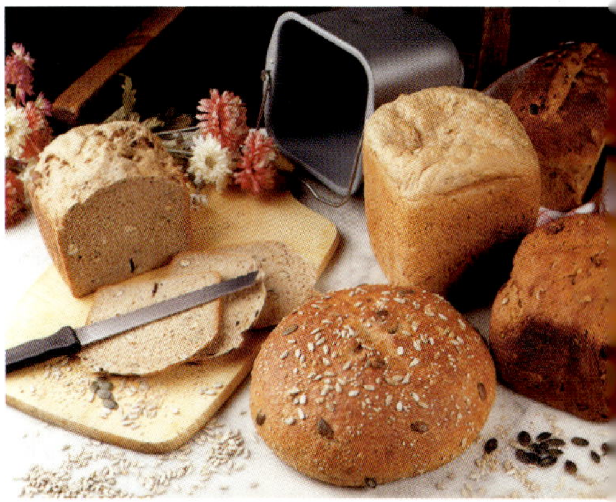

Brote aus Vollkornmehl sind besonders reich an Ballaststoffen.

Roggenvollkornmehl verknetet, bis eine trocken-krümelige Streuselmasse entsteht. Dieser „Krümelsauer“ hält in einem dichten Gefäß im Kühlschrank ca. vier Wochen. Einen Tag vor dem Brotbacken werden in einer Schüssel 75 Gramm Krümelsauer mit 350 Gramm Roggenvollkornmehl und 375 ml warmem Wasser verknetet. Abdecken und 24 Stunden bei Zimmertemperatur ruhen lassen. Fertig.

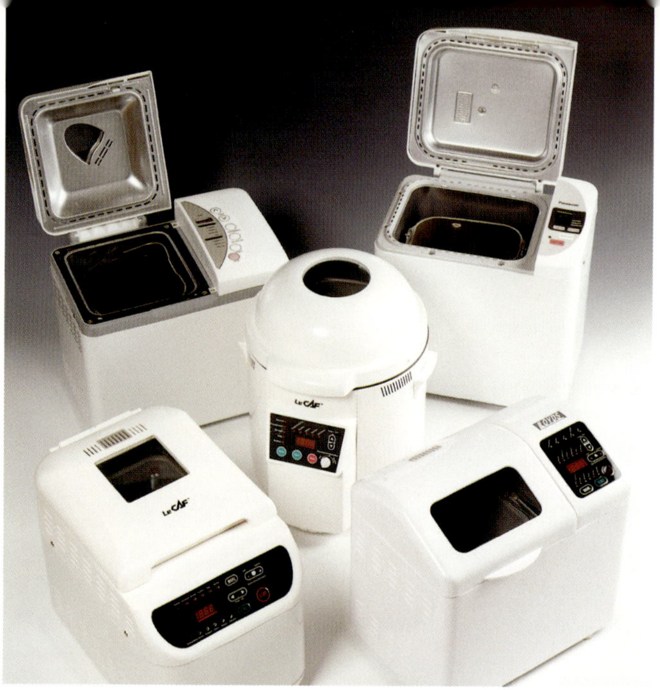

In Brotbackautomaten werden die Zutaten in einer bestimmten Reihenfolge hineingegeben. Dann verschließen, Backprogramm einstellen und abwarten. Fertig ist das frische Brot.

Mischbrot / Mischbrötchen à la hobbythek

200 g	Roggenvollkornmehl
300 g	Weizenvollkornmehl
230 g	Sauerteig (siehe oben)
10 g	Salz
½ Päckchen	Trockenhefe
350 ml	Wasser (40 °C)
50 g	Weizenkleber ht
1 Messl.	Reinlecithin P
30 g	Gummar ht
20 g	Erbsenfaser
60 g	Dreisamenmischung ht

Sämtliche Zutaten in eine Schüssel geben, sorgfältig durchkneten und eine halbe Stunde bei Zimmertemperatur gehen lassen. Teig anschließend auf einer bemehlten Unterlage zu einem kugelförmigen Laib formen. Dabei wird der Teigrand mehrmals unter die Kugel „gekrempelt“, so dass die Oberfläche eine gewisse Spannung bekommt. Aus dem Teig können auch etwa zwölf Brötchen geformt werden. Auf ein bemehltes Backblech geben und weitere 30 Minuten gehen lassen. Brot bzw. Brötchen im vorgeheizten Backofen, bei 230 °C, 20 Minuten backen.

Der goldene hobby-Tipp

Damit Brot und Kleingebäck eine knusprig-gebräunte Kruste bekommen, muss im Backofen für eine gleichmäßige Luftfeuchtigkeit gesorgt werden. Durch die Hitze und die Feuchtigkeit wird die im Mehl befindliche Stärke an der Teigoberfläche in Zucker umgesetzt, der dann bräunlich kandiert.

Unser spezieller „Ofenluftbefeuchter“ besteht aus einer leeren, sauberen Fischdose, die mit kleinen Kieselsteinen (Gärtnereibedarf) und Wasser gefüllt ist. Die Steine vergrößern die Heizfläche, ähnlich wie beim Saunastein, und garantieren ausreichendes Feuchtklima. Den Ofenluftbefeuchter einfach auf Rost oder Blech stellen und gegebenenfalls Wasser nachgießen.

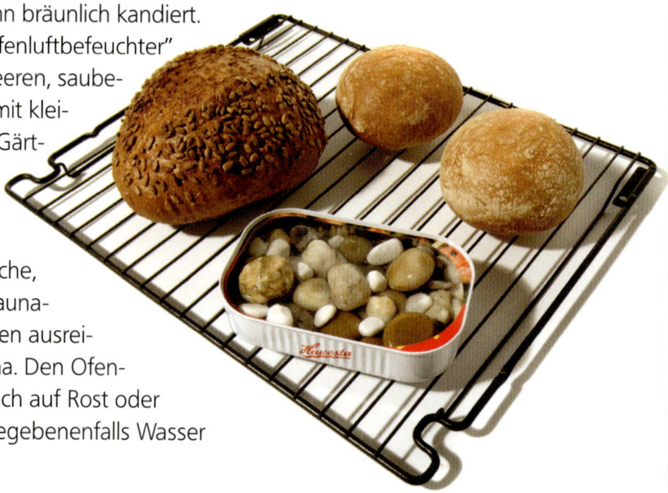

Pizza als mediterranes Lebenselixier

Pizza galt lange Zeit als italienisches Arme-Leute-Essen ist aber mittlerweile auch bei uns nicht mehr wegzudenken – egal ob gemütlich im Ristorante oder als schneller Imbiss auf die Hand. Unser Rezept macht aus dem klassischen „Fast-Food"-Gericht eine nahrhafte Delikatesse.

Vollkornpizza

400 g	Weizenvollkornmehl
30 g	Erbsenfaser ht
10 g	Weizenkleber ht
5 g	Reinlecithin P
4 EL	Olivenöl
½ TL	Salz
½ TL	Zucker
30 g	Hefe
250 ml	Wasser
	Zutaten für den Belag

Sämtliche Teigzutaten verkneten und 30 Minuten ruhen lassen. Dünn und kreisrund ausrollen und auf ein bemehltes Backblech legen. Weitere 45 Minuten ruhen lassen. Anschließend mit Tomatenpüree bestreichen und mit weiteren Zutaten belegen, z.B. Artischocken, Oliven, Pilzen, Mais, Zwiebeln, Paprika und natürlich Käse. Mit Salz, Pfeffer und Oregano würzen. Die fertig belegte Pizza im vorgeheizten Backofen bei 230 °C etwa 25 Minuten backen.

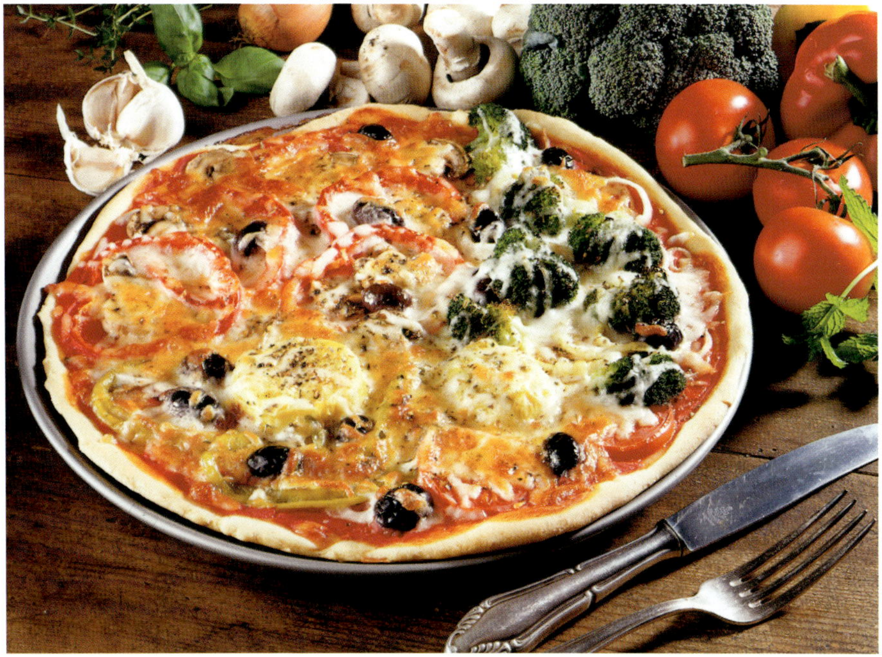

Die Vollkornpizza ist besonders gesund, wenn sie mit frischem Gemüse belegt wird.

Der goldene hobby-Tipp

Damit Pizza wie „vom Italiener" schmeckt, empfehlen wir unseren Pizzastein". Dazu wird einfach eine unbehandelte *Terracotta-Fliese* (Bezugsquellen) der Größe 30 x 30 x 2 Zentimeter im Backofen auf den Rost gesetzt. Ofen auf 160 °C vorheizen und Pizza auf die bemehlte Fliese legen. Bereits nach ca. 15 Minuten ist die Pizza fertig. Terracotta heißt übersetzt „gebrannte Erde" und ist ein hervorragender Wärmespeicher. Dadurch wird die Pizza viel gleichmäßiger gebacken als auf einem Backblech. Die offenporige Oberfläche hat außerdem den Vorteil, überschüssiges Fett aufzusaugen.

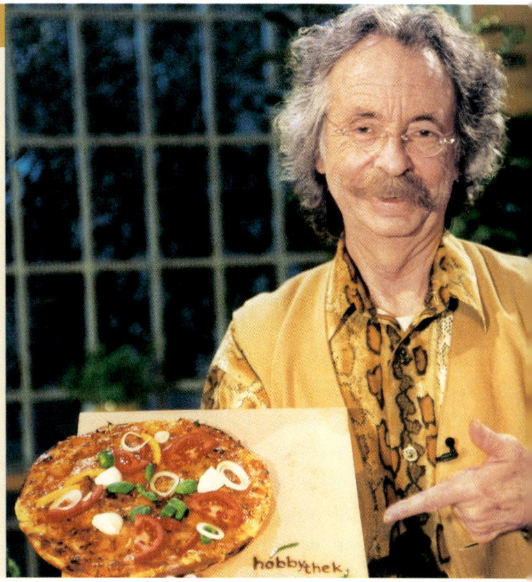

JOGHURT, QUARK & KÄSE – PROBIOTISCH FÜR EIN STARKES IMMUNSYSTEM

Als sich die hobbythek bereits im Jahre 1981 mit selbst gemachtem Käse beschäftigte, war es nicht einfach, an Hintergrundwissen heranzukommen. Es bedurfte schon einiges an Überzeugungsarbeit, bis uns Fachleute bereitwillig in ihre „Kochtöpfe" schauen ließen und so einen weiteren hobbythek-Meilenstein ermöglichten. 15 Jahre später hatten wir eine weitere absolute Novität zu bieten, nämlich die Herstellung von *probiotischem* Quark und Käse, vergleichbar mit den mittlerweile in jedem Supermarkt angebotenen probiotischen Joghurts.

Voraussetzung sind bestimmte Joghurt- und Käsekulturen, die dafür sorgen, dass unsere selbst gemachten Milchprodukte außerordentlich gesund sind, nämlich *probiotisch*, was wörtlich übersetzt so viel heißt wie „für das Leben". Diese Kulturen überstehen die stürmische Passage durch den Magen und erreichen unbeschadet den Darm. Dort sind sie am Abbau der Ballaststoffe beteiligt und unterstützen unser Immunsystem bei der Abwehr von Infektionskrankheiten, aber auch Allergien und Hauterkrankungen. Manche Laktobazillen können sogar krebserregende Nitrosamine abbauen.

Ich esse übrigens mindestens einen Viertelliter Joghurt pro Tag – natürlich selbst gemachten. Dadurch konnten sich binnen weniger Wochen meine Verdauungsbeschwerden regulieren. Sogar meine Pollenallergie habe ich so in den Griff bekommen.

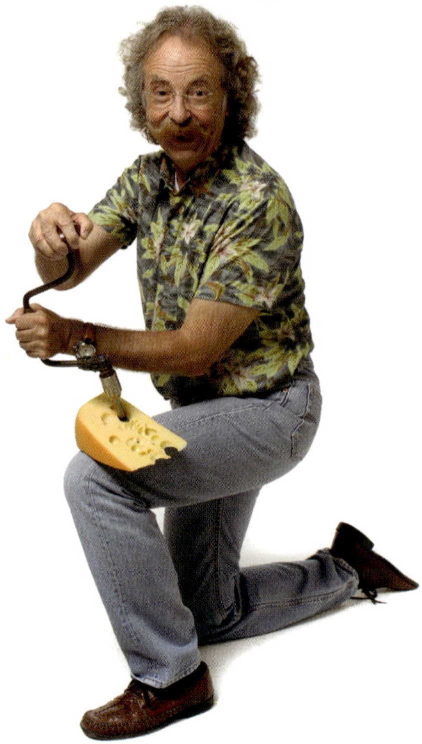

Auch bei unseren Zuschauern haben sich unsere probiotischen Milchprodukte zu echten Knüllern entwickelt. Allesamt sind sie eine Delikatesse und dazu noch sehr kostengünstig.

LaBiDa ht & ProBiDa ht – die Stars unter den Milchsäurebakterien

Nachdem wir zunächst mit handelsüblichen Fertigjoghurts als Starterkultur mehr oder weniger erfolglos experimentiert hatten, entdeckten wir nach intensiver Suche, bei einer renommierten dänischen Firma, eine eigene probiotische Joghurtkultur. Die von uns ausgewählte Kultur benötigt zwar etwas länger, um aus der Milch

An der Gesundheit von probiotischen Milchprodukten zweifelt heute niemand mehr. Besonders wertvoll sind selbst gemachter Joghurt, Quark und Käse.

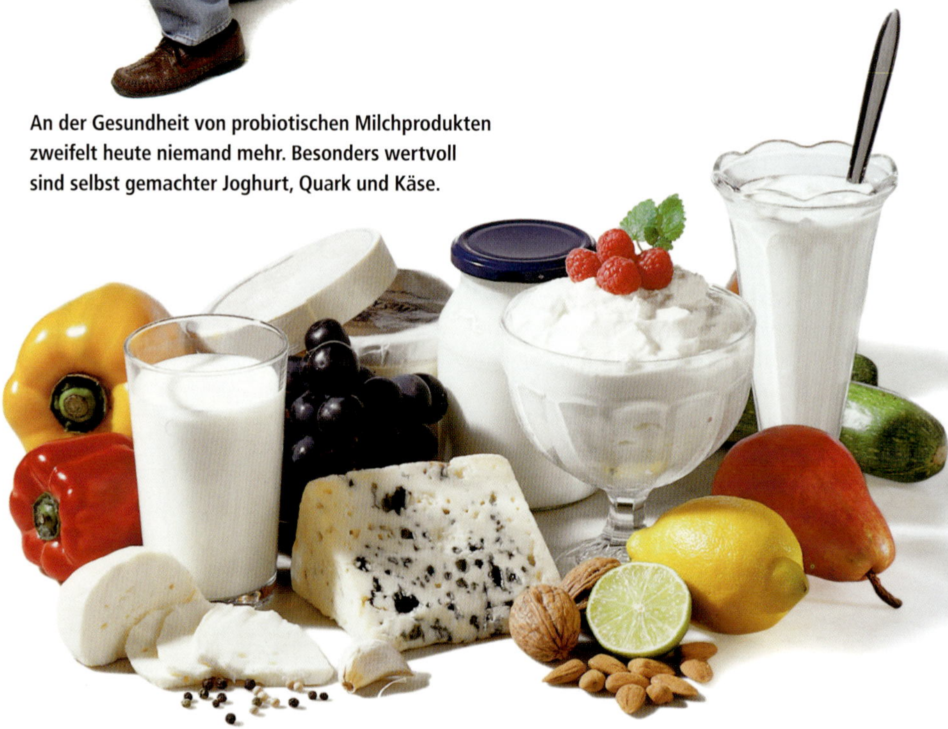

Mit diesen hobbythek-Zutaten gelingen die köstlichsten probiotischen Milchprodukte: LaBiDa ht, ProBiDa ht und unsere Labtabletten ht (von links nach rechts).

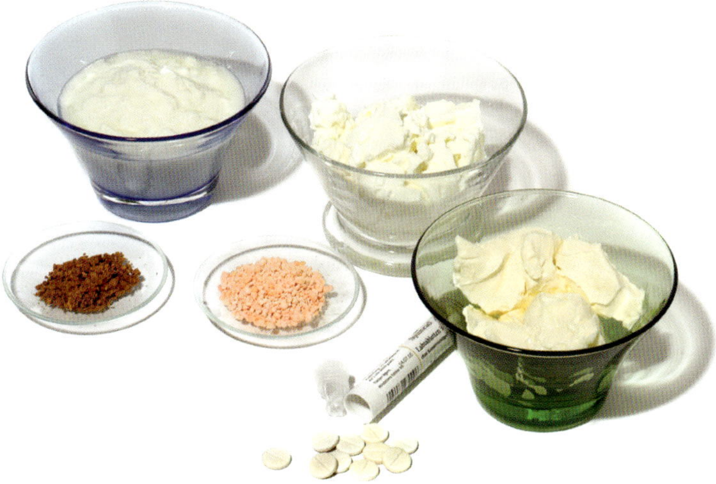

Joghurt zu machen, dafür schmeckt uns dieser Joghurt am allerbesten: Er ist nicht zu sauer und hat eine sehr lockere, cremige Beschaffenheit. Wir haben unsere Kultur **LaBiDa ht** getauft: „La" steht für das Bakterium *Lactobacillus acidophilus*. Das „Bi" steht für *Bifidobacterium lactis*, das sich auch im Darm eines Menschen befindet und eine Temperatur von 36 bis 40 °C benötigt.
„Da" bedeutet *Darm*, dem unsere probiotischen Joghurtkulturen schließlich zugute kommen sollen.
Neben diesen beiden gesundheitlich relevanten Keimen enthält LaBiDa ht noch den technischen Keim *Streptococcus thermophilus*, der dafür sorgt, dass der Joghurt fest wird.
Die Ausgangskultur für unseren *Quark* und *Käse* ist unser **ProBiDa ht**. Hierbei handelt es sich um eine extra für die hobbythek entwickelte Säuerungskultur, die dafür sorgt, dass ein außerordentlich köstliches, ja schon cremiges Geschmacksaroma entsteht.

„Pro" soll darauf hindeuten, dass sie gut für unsere Gesundheit ist. „Bi" steht wieder für die aus der LaBiDa Kultur bekannte Bifidobakterie, und „Da" steht wiederum für den Darm, der so besonders gepflegt wird.
Entscheidend bei *ProBiDa ht* ist, dass diese Kultur zur Hälfte aus den klassischen Säuerungskulturen *Lactococcus lactis* und *Leuconostoc cremoris* besteht. Diese *mesophilen*, d.h. mittlere Temperaturen liebenden, Keime wirken am liebsten bei bereits 28 bis 30 °C. In der Natur sorgen sie dafür, dass Früchte oder Gemüse so verrotten, dass sie von Tieren besser verdaut werden können.
Die andere Hälfte von ProBiDa besteht aus den probiotischen LaBiDa-Bakterien (s.o.), die sich trotz der geringeren Temperatur in gleicher Weise vermehren.

Fermentation im Joghurtbereiter

Zur Herstellung von Milchprodukten lohnt sich die Anschaffung spezieller **Joghurtbereiter**, deren Verkauf und Weiterentwicklung die hobbythek seit 1996 maßgeblich gefördert hat. Die Einkammergeräte fassen genau einen Liter Milch und halten die erforderlichen Temperaturen zur *Joghurtherstellung*, also 38 bis 40 °C, konstant.

LaBiDa und ProBiDa benötigen 14 bzw. 16 Stunden zum Fermentieren. Da der Zeitregler der Joghurtbereiter auf maximal zehn Stunden ausgelegt ist, muss man sich mit einem Trick behelfen. Zunächst die Höchstdauer, also zehn Stunden, vorwählen. Nach vier bzw. sechs Stunden den Netzstecker kurz aus der Steckdose ziehen

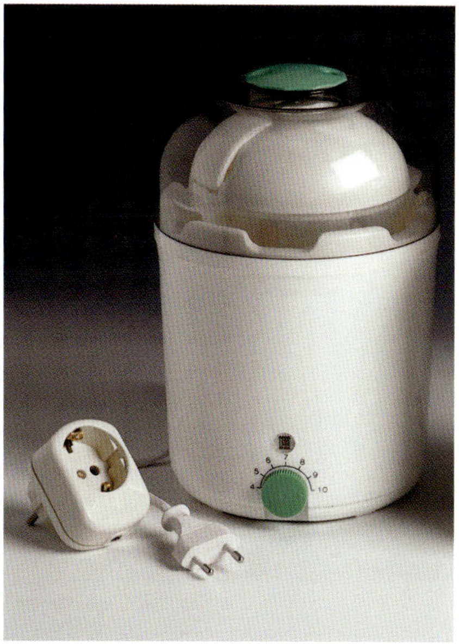

Ein Widerstand zwischen Steckdose und Stecker drosselt die Stromzufuhr und damit die Betriebstemperatur zur Quark- und Käsebereitung.

und dann erneut einstöpseln. Jetzt beginnt die Uhr wieder von vorne zu laufen. Auf diese Weise wird die erforderliche Zeit erreicht.

Da die Temperatur des Joghurtbereiters zur Herstellung von Quark bzw. Käse zu hoch ist, muss hier auf einen preiswerten ***Zwischenstecker*** zurückgegriffen werden. Dieser drosselt die Temperatur auf die gewünschten 28 bis 30 °C mittels eines integrierten *Widerstands*. Im goldenen hobby-Tipp (siehe unten) verraten wir eine neuartige Methode, die auch ohne Zwischenstecker funktioniert!

Probiotischer Joghurt selbst gemacht

Joghurt war ursprünglich eine Spezialität der Bulgaren, insbesondere der Hirten. Inzwischen gibt es Joghurt auf der ganzen Welt; und zwar nicht nur in seiner reinen Form, sondern überwiegend gemischt mit verschiedenen Aromen und Obstsorten. Joghurt wird aus Milch hergestellt, dem bestimmte, im besten Fall *probiotische*, Milchsäurebakterien zugesetzt werden. Unter Wärmeeinfluss vergären diese Mikroorganismen den Milchzucker der Milch zu Milchsäure. Dabei wird *Acetaldehyd* gebildet, wodurch der typische Joghurtgeschmack zustande kommt.

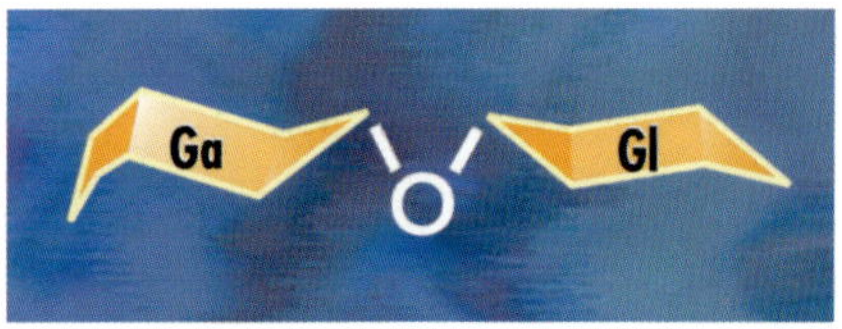

Laktose oder Milchzucker setzt sich aus den Einfachzuckern Galactose und Glucose zusammen.

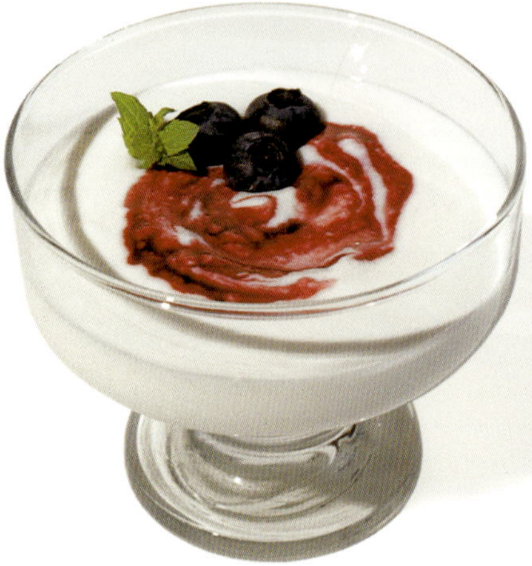

Fruchtjoghurt schmeckt am besten, wenn er frisch zubereitet verzehrt wird.

Probiotischer Joghurt – Grundrezept

1 l	H-Milch
1 Msp.	LaBiDa ht
evtl. 2 EL	Magermilchpulver

Auf dem Herd die Milch auf etwa 38 °C (Küchenthermometer) erwärmen. Milch von der Platte nehmen und das Magermilchpulver einrühren. Etwas von der Milch in den Joghurtbereiter gießen (ca. zwei Finger hoch) und darin das LaBiDa verrühren. Restliche Milch zuschütten und abermals rühren. Im Joghurtbereiter 14 Stunden fermentieren.

Köstliche Joghurtrezepte

Fruchtjoghurt mit Ballast – Grundrezept

150 g	Joghurt
2 TL	Frusip's 1:40 oder
4 TL	Frusip's 1:20
1 Tabl.	Lightsüß ht
1 TL	Inulin ht
2 EL	Früchte klein geschnitten
2 TL	Dreisamenmischung ht

Einfach Frusip's, Süßstoff, Ballaststoff, Samenmischung und Früchte im Joghurt verrühren. Liebhaber von Cornflakes können selbstverständlich diesen Joghurt damit verfeinern.

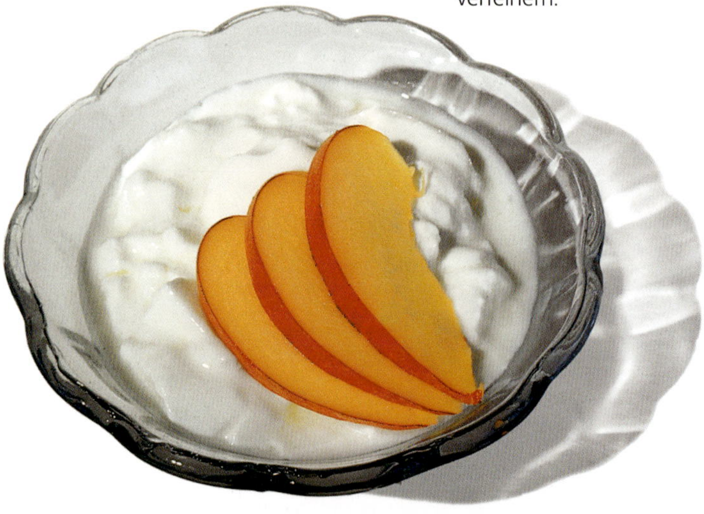

Probiotischer Joghurt läss sich mit Früchten, Ballast- und Süßstoffen verfeinern

Joghurtcremesuppe „Florentiner Art"

(Für 3-4 Personen)

1	Knoblauchzehe (gepresst)
500 g	Joghurt
1 Prise	Curcuma
3 EL	Olivenöl
1	große Zwiebel, fein gehackt
450 g	Spinatblätter, gewaschen und in feine Streifen geschnitten
2 kl.	Porreestangen, fein gehackt
1,5 l	Gemüsebrühe
3 EL	Weißweinessig
2 Messl.	Gummar ht
	Salz, Pfeffer

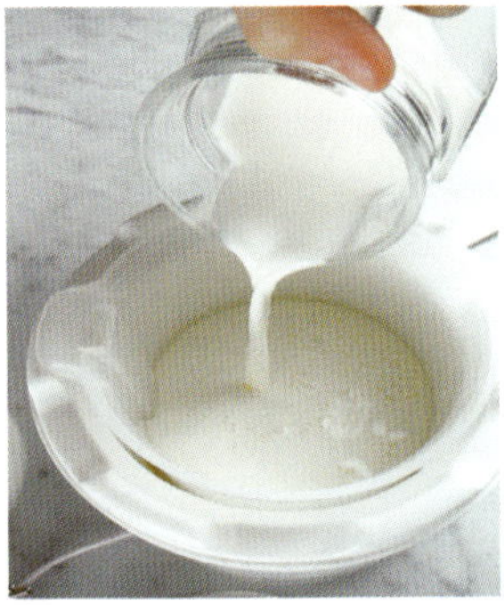

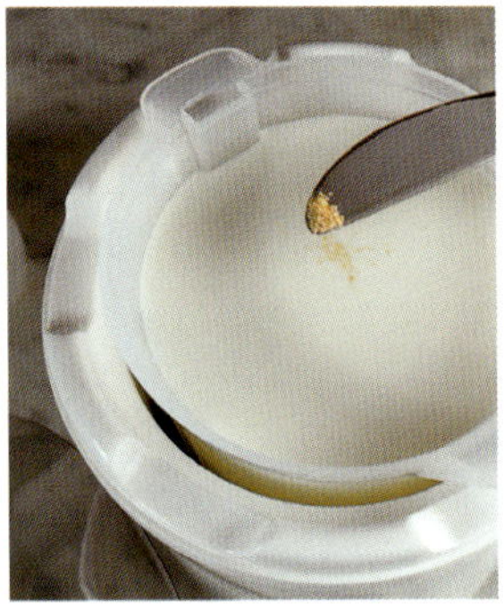

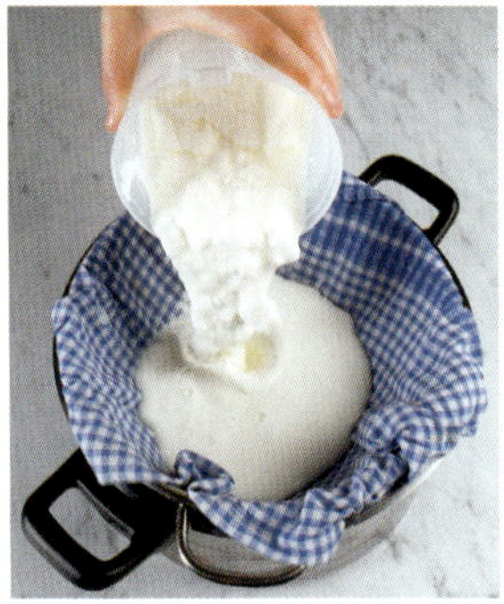

Knoblauch, Joghurt und Curcuma in einer Schüssel verquirlen. In einem Schmortopf das Öl erhitzen, Zwiebelwürfel anschwitzen, Spinat und Porree zugeben und ca. vier Minuten mitschwitzen, mit Gemüsebrühe und Essig ablöschen. Gummar unterrühren und ca. zehn Minuten köcheln lassen. Dann in die nicht mehr kochende Suppe die vorbereitete Joghurtcreme rühren und mit Salz und Pfeffer abschmecken.

Quark à la hobbythek

Milchprodukte sind für den menschlichen Körper vor allem deshalb wichtig, weil sie ihn mit dem lebensnotwendigen Calcium versorgen (siehe Seite 37). Aber nicht jeder trinkt gerne Milch. Da könnte Quark eine prima Alternative sein; sei es in Form von Süßspeisen oder als Kräuterquark.
Die Quarkherstellung benötigt den Zusatz von *Lab*. Lab lässt die Milch sofort gerinnen, wobei die wasserlöslichen Eiweiße in der Milch in wasserunlösliche Stoffe verwandelt werden. Erst auf diese Weise wird es möglich, das Kasein – den Haupteiweißbestandteil der Milch – von den wässrigen Bestandteilen, der Molke, zu trennen.

Probiotischer Quark – Grundrezept

(Für ca. 300 g)

1 l	H-Milch
1 Msp.	ProBiDa ht
½	Labtablette ht
1 TL	Wasser

Milch und ProBiDa in den Joghurtbereiter schütten. Halbe Labtablette im Wasser lösen, dazugeben und kurz umrühren. Zwischenstecker (s. o.) anschließen und 16 Stunden fermentieren lassen. Den fertigen Quark in ein Sieb mit ausgelegtem Leinentuch geben und die Molke abtropfen lassen: Nach sechs Stunden ist der Quark cremig, nach zwölf Stunden eher trocken.

Der goldene hobby-Tipp

In mehrwöchigen Versuchen haben wir ein neues Verfahren entwickelt, wie *Quark* im Joghurtbereiter auch *ohne* Zwischenstecker, also ohne Drosselung der Temperatur, fermentiert werden kann.
Dabei machen wir uns die Tatsache zunutze, dass einerseits der Joghurt-Bereiter eine hervorragende Wärmedämmung besitzt und zum anderen sich unsere ProBiDa-Kultur auch bei langsam und stetig sinkender Temperatur relativ gut vermehrt. Und so geht's:
Minimaldauer, also vier Stunden, am Joghurtbereiter vorwählen und die Quark- bzw. Käse-Grundzutaten für exakt zweieinhalb Stunden erwärmen. In dieser Zeit werden die maximal erlaubten 30 °C erreicht. Eine Zeitschaltuhr kann dabei äußerst hilfreich sein.
Gerät ausschalten, äußeren Deckel abnehmen und bei ca. 20 °C-Raumtemperatur 18 Stunden fermentieren lassen.

Kräuterquark „Sommerfrische"

½ TL	Schnittlauch, fein geschnitten
1 TL	Petersilie, gehackt
1 TL	Basilikum, gehackt
1 TL	Thymian, gehackt
½	Knoblauchzehe, gepresst
100 g	Quark
1 EL	Gummar ht
	Salz, Pfeffer

Frische Kräuter, Knoblauch und Gummar unter den Quark rühren und mit Salz und Pfeffer abschmecken.

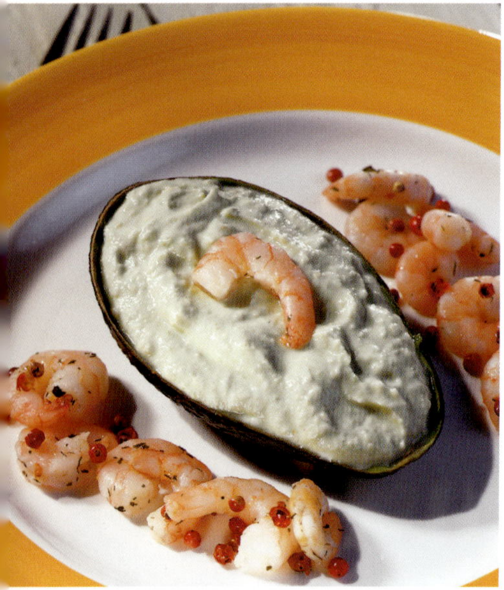

Das Rezept der gefüllten Avocado „Guacamole" stammt aus Mexiko.

Gefüllte Avocado „Guacamole"

1	Zitrone
1	reife Avocado
200 g	Quark
2	Knoblauchzehen, gepresst
1 EL	Erbsenfaser ht
	Salz, Pfeffer, Chilipulver
	evtl. Krabben

Zitrone auspressen, Fruchtfleisch der Avocado so aushöhlen, dass die Schale unversehrt bleibt. Avocadofleisch mit Zitronensaft säuern und mit dem Quark verrühren. Knoblauch und Erbsenfaser hinzufügen. Mit Salz, Pfeffer und Chilipulver abschmecken und in der Avocadoschale anrichten. Mit Krabben garnieren.

Tzatziki

20 cm	Salatgurke, geschält und geraspelt
150 g	Quark
150 g	Joghurt
2 EL	Olivenöl
2	Knoblauchzehen, fein gehackt
1 Prise	Salz
1 EL	Erbsenfaser ht

Sämtliche Zutaten miteinander verrühren und im Kühlschrank eine halbe Stunde ziehen lassen.
Tzatziki schmeckt besonders gut zu Salat, Kartoffeln und gekochtem Gemüse.

Der goldene hobby-Tipp

Bei der Quark- bzw. Käseherstellung bleibt die Molke immer übrig. Sie besteht in erster Linie aus Wasser, enthält aber noch probiotische Bakterien, Milchzucker, Spurenelemente und Vitamine. Damit ist sie zum Wegwerfen zu schade. Ein Molkebad schmeichelt der Haut und macht sie weich und samtig:

10 Tr.	Vitamin-E-Fluid
5 g	Fluidlecithin CM
45 Tr.	Borretschöl
5 Tr.	Alpha-Bisabolol
10 Tr.	Teebaumöl
1 Messl.	LV 41
100 ml	Molke
10 Tr.	Paraben K

Sämtliche Zutaten der Reihe nach zusammengeben und verrühren.
Pro Vollbad zwei Esslöffel dem Wasser beigeben.

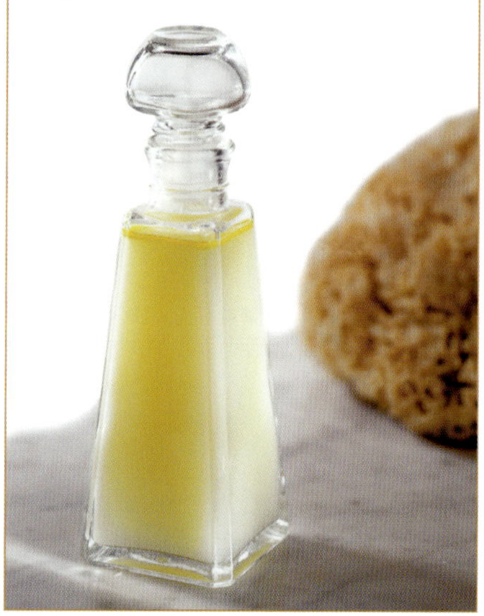

Die eigene Käseherstellung

Käse ist eines der ältesten Lebensmittel des Menschen. Bereits die Hirtenvölker aus der Frühzeit der Menschheit bereiteten – möglicherweise unbeabsichtigt – Käse. Der Labmagen von Wiederkäuern mag dabei als Behälter gedient haben, in dem man auch Milch aufbewahrte. Spuren des darin immer noch enthaltenen Labs haben genügt, um den ersten Käse entstehen zu lassen.
Bei der industriellen Herstellung von festem Schnittkäse werden oft Natrium- bzw. Kaliumnitrat (E 251, E 252) zugesetzt; und das ist bedenklich: Nitrat kann sich über Nitrit in gesundheitsgefährdende Nitrosamine umwandeln.

Probiotischer Frischkäse – Grundrezept

1 l	H-Milch
1 Msp.	ProBiDa ht
½	Labtablette ht
1 TL	Wasser

Die ersten Schritte auf dem Weg zum eigenen Käse entsprechen der Quarkherstellung (siehe oben).
Nach der Fermentation wird der Quarkansatz mit einem Messer in viele Quader geschnitten. Nach fünf Minuten diesen „Bruch" in ein Sieb mit ausgelegtem Tuch (Stoffwindel 40 x 40 cm) geben und Molke zwölf Stunden abtropfen lassen.
Den trockenen Bruch in das Tuch einschlagen und in der Käsepresse ht mit zwei Konservendosen weitere neun Stunden pressen (siehe unten).

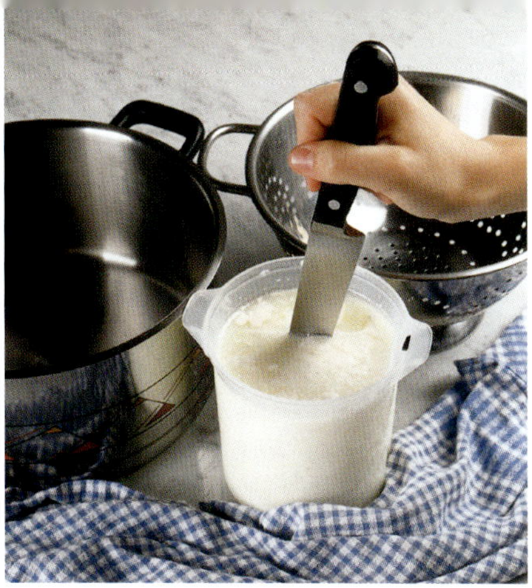

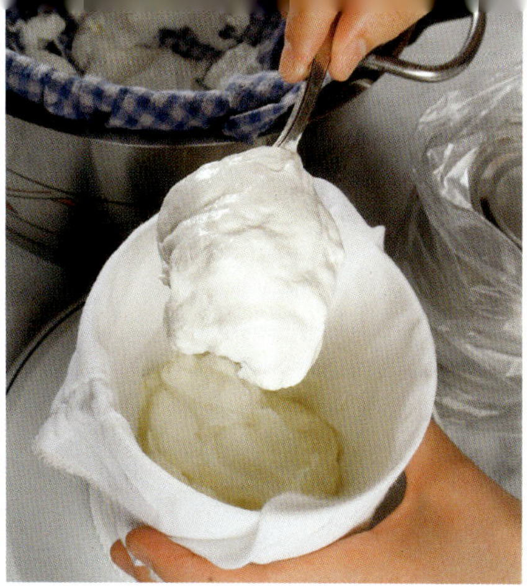

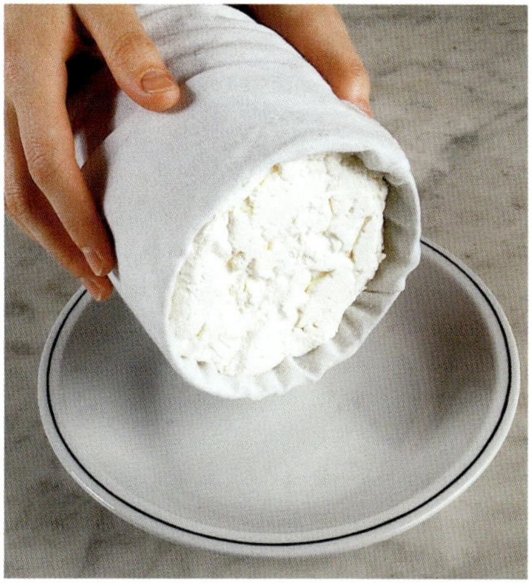

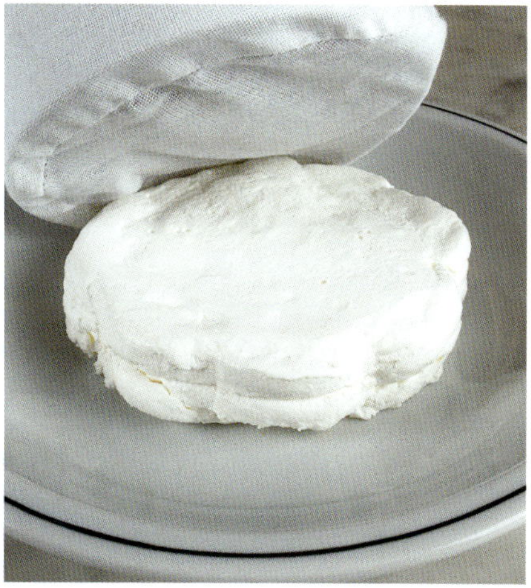

Der goldene hobby-Tipp

Die Molkeausbeute lässt sich noch erhöhen, wenn der Käsebruch nicht in Quader, sondern in Würfel geschnitten wird. Es werden also zusätzlich horizontale Schichten geschnitten.
Dazu wird – nach Vorbild der professionellen „Käseharfe" – ein zwei-Millimeter-starker Draht (Drahtkleiderbügel) verwendet, der in U-Form gebogen wird. Das untere Stück ist dabei neun Zentimeter lang, die beiden Seitenlängen betragen jeweils 18 cm.
Der U-Draht wird an beiden Enden senkrecht gehalten, unterschiedlich tief in den Quarkansatz getaucht und dabei stets um 180° gedreht.

Käse pressen mit der Käsepresse der hobbythek

Zum Entwässern und Formen muss der Käse gepresst werden. Dazu hat die hobbythek die Produktion einer praktischen **Käsepresse ht** auf den Weg gebracht. Diese besteht aus einer Dose aus Polyethylen, deren Boden und Seite durchlöchert sind, so dass die Molke abfließen kann. Im Prinzip funktioniert unser Modell genauso, wie die professionellen Käsepressen, allerdings erzeugen wir den Druck nicht hydraulisch, sondern ganz einfach mit Gewichten. Dazu verwenden wir eine oder mehrere 850-Gramm-Konservendosen, die hygienisch in einen sauberen Gefrierbeutel gepackt werden.

Der goldene hobby-Tipp

Alternativ zu unserer professionellen Käsepresse möchten wir einen preiswerten (ca. 3 Euro) Selbstbau vorstellen. Dieser geht auf eine Idee Anfang der 80er Jahre zurück:

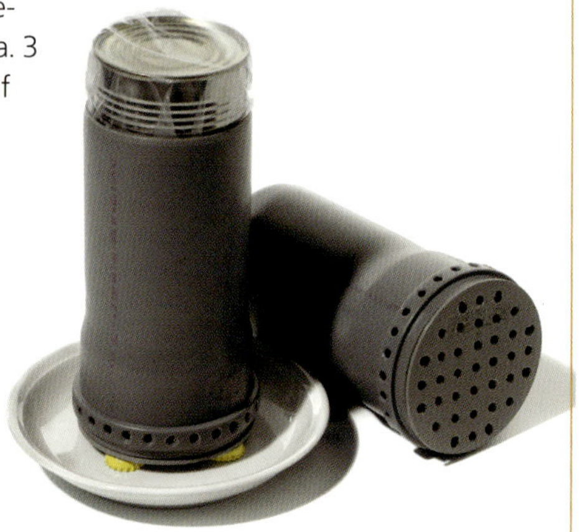

HTEM-Abflussrohr 150 mm / 100
HTEM-Muffenstopfen / 100
3 Kronkorken

Der Muffenstopfen wird seitlich und am Boden mit vielen Fünf-Millimeter-Löchern versehen. Der Abstand der Bohrungen zueinander sollte ca. zehn Millimeter betragen. Die Gummidichtung des Rohres wird entfernt und das untere Rohrende ebenfalls durchlöchert. Rohr und Stopfen zusammensetzen – fertig ist die Käsepresse. Damit die Molke ungehindert ablaufen kann, wird die Presse im Teller auf drei Kronkorken o.ä. gestellt.

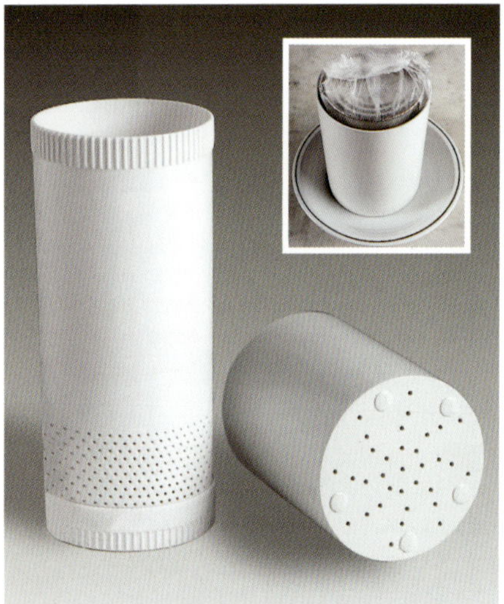

Beim Pressen sollte die Käsepresse in einen tiefen Teller gestellt werden, um die Molke aufzufangen.

Köstliche Käse-Rezepte

Frischkäse „Grüner Pfeffer"

300 g	Käsebruch (s.o.)
3 TL	eingelegter grüner Pfeffer
1 EL	Erbsenfaser ht
	Salz, Pfeffer (geschrotet)

Pfefferkörner und Erbsenfaser in den abgetropften Käsebruch rühren, mit Salz würzen und in der Käsepresse pressen. Der Käse kann außen mit geschrotetem Pfeffer bestreut werden. Fertig ist ein pikanter Brotaufstrich.

Ananas-Walnuss-Frischkäse

300 g	Käsebruch (s. o.)
3 EL	Ananasstückchen, fein gewürfelt
4 TL	Walnüsse, fein gehackt
2 TL	Ananassaft
1 TL	Oligofruct ht
¼ TL	Frusip's Zitrone-Limette
2 TL	Sherry
	Salz, Pfeffer

Ananas, Ananassaft, Walnüsse und Oligofruct in den trockenen Käsebruch rühren. Mit Frusip's, Sherry, Salz und Pfeffer fruchtig-herb abschmecken.

SÜSSIGKEITEN OHNE REUE

Nicht selten haben sich unsere Zuschauer gewundert, wenn wir als Thema ausgerechnet Süßigkeiten gewählt haben. Denn wir haben uns doch in der hobbythek häufig gegen zu hohen Zuckerkonsum ausgesprochen. Aber nach aller Erfahrung würden sich wohl die wenigsten Naschkatzen, zu denen ich mich auch zähle, vom lustvollen Verzehr von Süßem abbringen lassen. Das liegt daran, dass hier gewissermaßen suchtähnliche psychologische Prozesse in uns ablaufen.

Also gönnen wir uns Süßigkeiten, allerdings mit der Vorgabe, Schäden so weit wie möglich zu begrenzen. Einmal stecken unsere Leckereien voller Ballaststoffe, die die schnelle Aufnahme des Zuckers ins Blut etwas bremsen. Das wirkt sich gerade bei Menschen, die an der Grenze zu Diabetes stehen, sehr positiv aus. Auf der anderen Seite versuchen wir, den Geschmackssinn zu überlisten, indem wir ihm anstelle von Zucker spezielle Süßstoffe präsentieren, die keine Karies erzeugen.

Übrigens bin ich selbst bisher von Zahnersatz verschont geblieben, weil ich mir früh genug angewöhnt habe, nach dem Genuss von Zucker und Süßigkeiten sobald wie möglich die Zähne zu reinigen. Ein paar Tipps dazu finden sich auf den Seiten 29 ff.

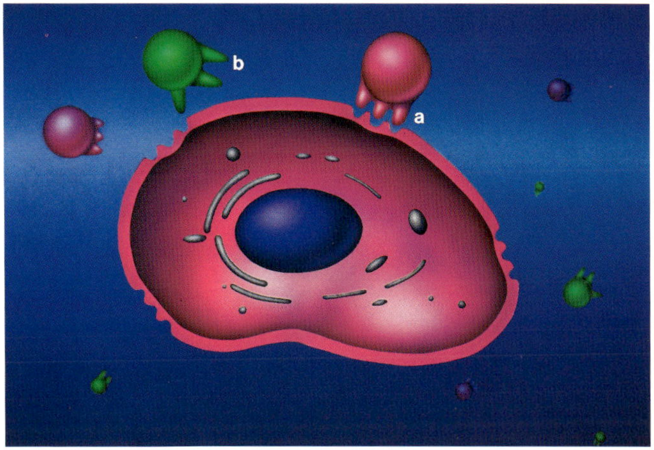

Das Signal „süß" senden die Süßstoffe dadurch, dass sie ähnliche Schlüsselstrukturen (a) besitzen, die in das „Schloss" für den süßen Geschmack in den Geschmackszellen passen. Andere Moleküle (b) passen nicht.

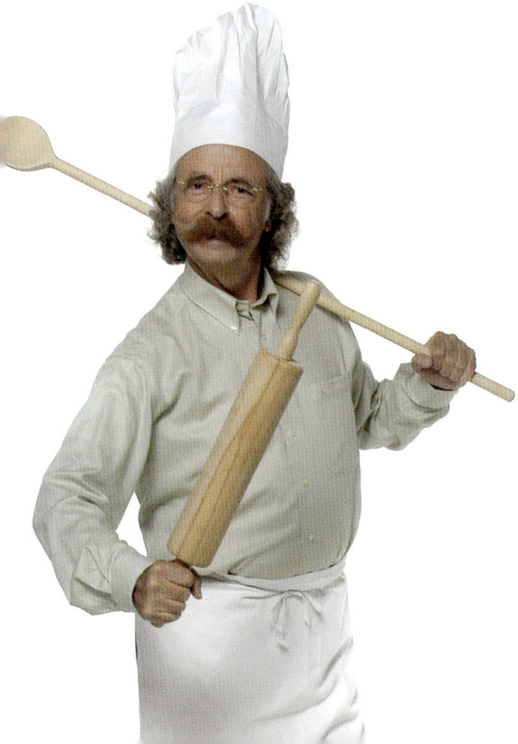

Süßungsmittel der hobbythek

Gewisse Süßstoffe, die *Cyclamat* enthalten, sind in der Vergangenheit in Verruf geraten. Manche davon standen im Verdacht, in hohen Dosierungen z. B. Blasenkrebs auszulösen. Dabei sind gute Süßstoffe ein prima Ersatz für Zucker.

Süßstoffe tricksen unsere Sinnesnerven aus: Sie bringen die etwa 2000 Geschmackssensoren auf der Zunge dazu, an das Gehirn die Empfindung „süß" zu senden.

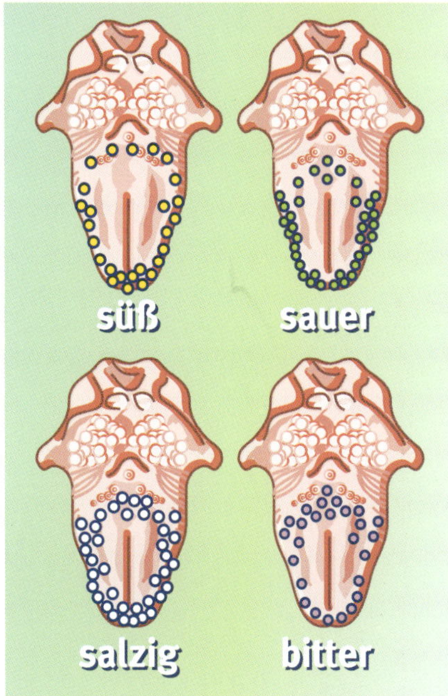

Alle Zungenpapillen nehmen sämtliche Geschmacksrichtungen wahr, reagieren aber unterschiedlich sensibel auf die verschiedenen Eindrücke. Süßes kann am besten die Zungenspitze empfinden.

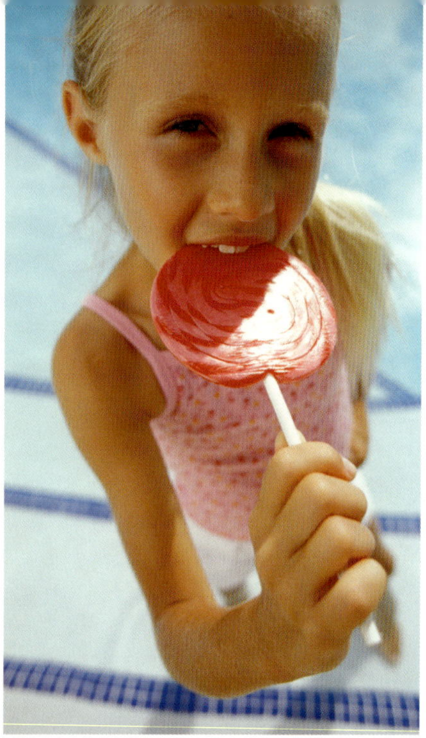

Der Genuss von Süßem gehört einfach dazu.

Die häufigste Zusammensetzung handelsüblicher Süßstoffe besteht aus zehn Prozent Saccharin und 90 Prozent Cyclamat. Für diese beiden Stoffe gibt es von der Weltgesundheitsorganisation (WHO) zugelassene Höchstmengen pro Tag, auch ***ADI-Wert*** (**A**cceptabel **D**aily **I**ntake) genannt. Dieser ADI-Wert wird von Kindern, die viel mit Süßstoff Gesüßtes zu sich nehmen schnell erreicht. Deshalb hat die hobbythek verschiedene Süßstoffe entwickelt, die völlig unbedenklich sind:

Apfelsüße ht schmeckt neutral, wird ausschließlich aus Äpfeln gewonnen und enthält Fructose, Glucose sowie Saccharose. Sie hat die gleiche Süßkraft wie Zucker und lässt sich durch ihre sirupartige Konsistenz wie Honig verwenden. Apfelsüße hat 270 Kilokalorien pro 100 Gramm und ist für Diabetiker ungeeignet.

Isomalt ist ein Zuckeraustauschstoff, der auch von Diabetikern verzehrt werden kann. Isomalt löst – im Gegensatz zu Zucker – keine Kariesbildung aus. Es besteht aus Sorbit, Mannit und Glucose. Isomalt wird bereits bei 95 °C flüssig und ist dadurch der ideale Grundstoff für Bonbons, die den Zähnen nicht schaden. Es hat 240 Kilokalorien pro 100 Gramm. Isomalt kann – in größeren Mengen genossen – abführend wirken.

Konfilight ht besteht aus den Süßstoffen Cyclamat und Acesulfam. Es wird in Pulverform angeboten, weil es in dieser Form lange haltbar ist. Es ist hitzestabil und daher zum Kochen und Backen geeignet. Konfilight ht hat keine Kalorien, keine Kariogenität und ist für Diabetiker geeignet. Damit Konfilight ht flüssig wird, zehn Gramm Pulver in eine Gebrauchsflasche geben und mit 100 Milliliter heißem Wasser aufschütten.

Lightsüß ht ist eine Süßstoffkombination aus 70 % Acesulfam und 30 % Aspartam. Eine Tablette entspricht der Süßkraft von fünf bis sechs Gramm Zucker, obwohl die Summe beider Einzelsüßstoffe nur eine Süßkraft von vier Gramm besitzt. Diese Synergie hat die hobbythek als Erste entdeckt, heute ist sie von Forschern bestätigt. Unser Lightsüß besitzt einen sechsmal höheren ADI-Wert als üblicher Süßstoff. Da es relativ hitzeempfindlich ist, eignet es sich für Kaffee und Tee, aber nicht zum Kochen und Backen. Es hat keine Kalorien und ist nicht für Diabetiker bestimmt.

Sorbit ist ein Zuckeraustauschstoff, also kein echter Süßstoff ohne Kalorienwert. Es handelt sich um eine süßende Substanz mit etwa 240 kcal pro 100 Gramm. Sorbit löst keine Karies aus und ist für Diabetiker geeignet. Chemisch gesehen zählt es zu den Alkoholen.

Süßes für jeden Geschmack

Geleefrüchte – Grundrezept

100 ml	Wasser
2 TL	Apfelpektin HVM
120 g	Sorbit
1 TL	Oligofruct ht
60 g	frische Früchte, fein gehackt
1 EL	Gummar ht
1 EL	Wasser
2 EL	Frusip's 1:40 oder
4 EL	Frusip's 1:20
1 TL	Apfelsäure

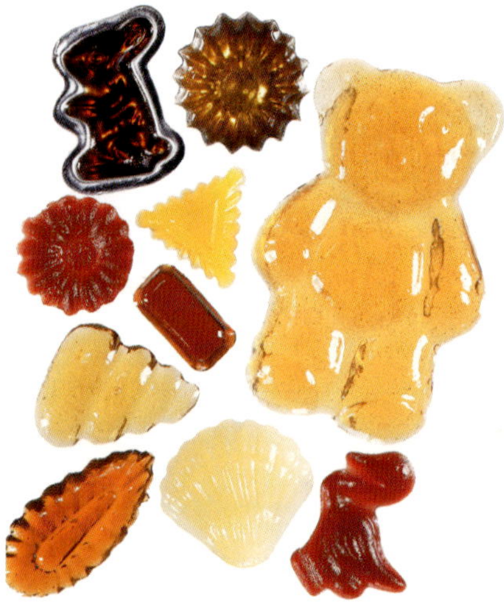

Je nach Förmchen lassen sich individuelle Weingummis herstellen.

Pektin mit vier Esslöffeln Sorbit vermischen und in das erwärmte Wasser mit dem Schneebesen einrühren. Drei Minuten kochen lassen und das restliche Sorbit, Oligofruct und die Früchte dazugeben. Sobald die kochende Masse 110°C erreicht hat, Topf vom Feuer ziehen und das im Wasser vorgequollene Gummar, Frusip's und Apfelsäure unterrühren. Sofort in geölte Förmchen gießen und abkühlen lassen.

Weingummi – Grundrezept

40 g	Gelatine
100 ml	Wasser
90 g	Isomalt
90 g	Sorbit
4 EL	Frusip's 1:40 oder
8 EL	Frusip's 1:20
1 EL	Gummar ht
½ TL	Apfelsäure

Gelatine in 60 Milliliter Wasser quellen lassen. 40 Milliliter Wasser mit Isomalt und Sorbit bis 130 °C kochen. Vom Feuer ziehen und bei ca. 100 °C die Gelatine hinzu geben. Frusip's, Gummar und Apfelsäure unterrühren und in gefettete Förmchen geben.

Krokant

100 g	Isomalt
10 g	Oligofruct ht
20 g	Butter
2 EL	Erbsenfaser
2 EL	Frusip's Vanille
40 g	Mandelblättchen
10 g	Dreisamenmischung ht

Der goldene hobby-Tipp

Kaum zu glauben, aber Weingummis sind ausgezeichnete Klebstoff-Kraftpakete: gesundheitlich völlig unbedenklich, ökologisch unproblematisch und klebtechnisch nahezu genial. Die ideale Mischung aus Gelatine und Zucker klebt allerlei Papiere, Pappe und Holz. Kindern wird es besonderen Spaß bereiten, wenn pro Leim einfarbige Weingummis verwertet werden. So kann ein buntes Klebstoffsortiment entstehen.
Die Zutaten:

- 10 Weingummis (einfarbig)
- etwas Wasser

Weingummis im Wasserbad auflösen und so viel Wasser hinzugeben, bis der Leim die gewünschte Konsistenz hat. Mit einem Pinsel auftragen.

Beim Gelatineleim ist ein komplex vernetztes Gefüge für eine hohe Kohäsion und damit die starke Klebkraft verantwortlich.

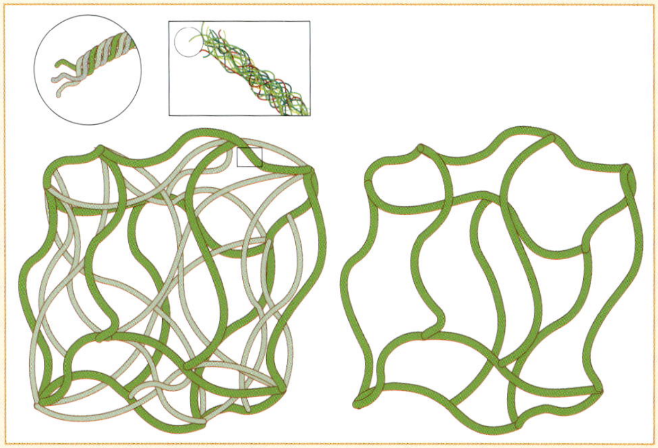

Isomalt und Oligofruct in einer Pfanne erhitzen. Sobald der Zucker dunkler wird, sofort vom Feuer nehmen und die restlichen Zutaten unterrühren. Heiße Masse dünn auf Backpapier ausstreichen und in Portionen schneiden.

Marzipan – Grundrezept

100 g	Mandeln
50 g	Isomalt
15 g	Sorbit
etwas	Wasser
3 TL	Frusip's 1:40 oder
6 TL	Frusip's 1:20
	(nach Geschmack)
2 TL	Erbsenfaser
4 EL	Puderzucker
1 TL	Rosenwasser

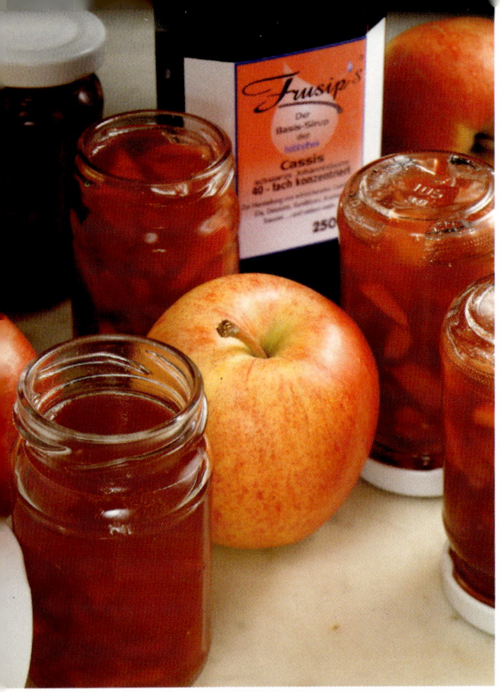

Die geöffnete Konfitüre ist ca. zwei Wochen im Kühlschrank haltbar.

Mandeln für drei Minuten in kochendes Wasser geben. Wasser abgießen, Mandeln mit kaltem Wasser abschrecken und diese mit Daumen und Zeigefinger enthäuten. Mandeln in einem elektrischen Universal-Zerkleinerer fein zermahlen und mit Isomalt, Sorbit und eventuell etwas Wasser verkneten. Teigkloß in Alufolie wickeln und im Backofen bei 130 °C, 20 Minuten „abrösten". Rohmarzipan auswickeln und mit restlichen Zutaten verkneten.
Marzipanbällchen können in Kakaopulver, gehackten Pistazien und Nüssen gewälzt werden.

Konfitüre mit wenig Zucker – Grundrezept

350 g	Früchte (Äpfel, Orangen, Erdbeeren, Kirschen, etc.)
300 ml	Fruchtsaft
3 EL	Oligofruct ht
1 geh. Messl.	Calciumcitrat ht
2 geh. TL	Apfelpektin NVM
2 EL	Frusip's 1:40 oder
4 EL	Frusip's 1:20
4 Messl.	Konfilight (verflüssigt s.o.)
300 g	Apfelsüße ht

Früchte schälen (Orangen) bzw. gründlich waschen – am besten mit unserem **GeO-Wash ht** – entkernen (Kirschen) und zerkleinern. Zusammen mit dem Saft kurz zum Kochen bringen. Oligofruct, Calciumcitrat und Apfelpektin vermischen und zur kochenden Fruchtmasse geben. Zuletzt Frusip's, verflüssigtes Konfilight und Apfelsüße unterrühren. Kurz aufkochen und heiß in Gläser abfüllen. Gläser zuschrauben und zur Entkeimung des Deckels für zwei Minuten auf den Kopf stellen.

Eis – die kühle Versuchung

Fruchteis am Stiel – Grundrezept

200 ml	Wasser
2 EL	Frusip's 1:40 oder
4 EL	Frusip's 1:20
2 Tabl.	Lightsüß ht oder
2 TL	Apfelsüße ht
1 EL	Inulin ht

Inulin mit einem Mixer in das Wasser rühren und restliche Zutaten hinzufügen. Masse in Förmchen gießen und für vier Stunden ins Tiefkühlfach stellen.
Vor dem Schlecken Förmchen kurz in kaltes Wasser halten und vom Eis ziehen.

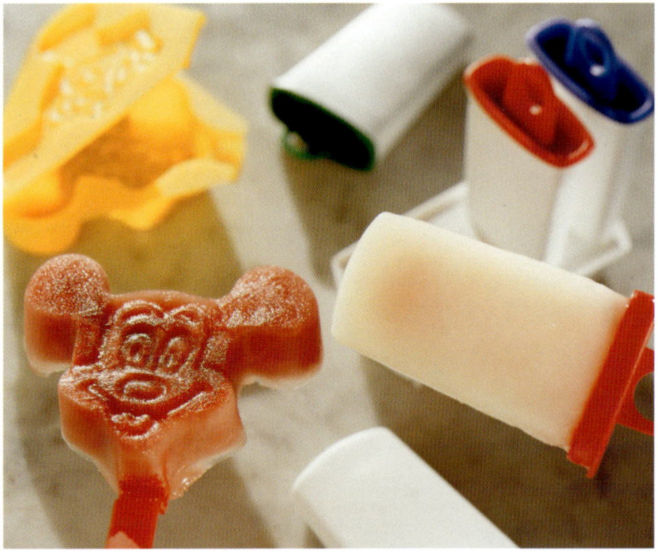

Zur Herstellung von Eis am Stiel eignen sich praktische Kunststoff-Formen.

Der goldene hobby-Tipp

Wir haben eine Möglichkeit entwickelt, mit der unser Joghurteis auch ohne Eismaschine gelingt. Die Methode ist etwas aufwändiger und eine Weiterentwicklung der „hobbythek-Eismaschine" vom Sommer 1982: Die Eismasse wird einfach in eine *Metallschüssel* gegeben und in das Gefrierfach gestellt. Alle zehn Minuten wird die Masse manuell mit einem Küchenschaber von der Schüsselwand abgestreift und mit einem Passierstab verrührt. Ein Schuss Alkohol sorgt zusätzlich dafür, dass sich keine großen Eiskristalle bilden.

Sahneeis – Grundrezept

250 ml	H-Vollmilch
70 g	Sorbit
1 EL	Inulin ht
1 EL	Erbsenfaser
3 EL	Frusip's 1:40 oder
6 EL	Frusip's 1:20
60 ml	Schmand

Die kalte Milch mit dem Mixer aufschäumen und nacheinander Sorbit, Inulin, Erbsenfaser und Frusip's hinzufügen. Schmand mit einem Schneebesen glatt rühren und vorsichtig unter die Schaummasse ziehen. Masse in einen Ein-Liter-Gefrierbehälter füllen und zehn Stunden im Tiefkühlfach durchkühlen.

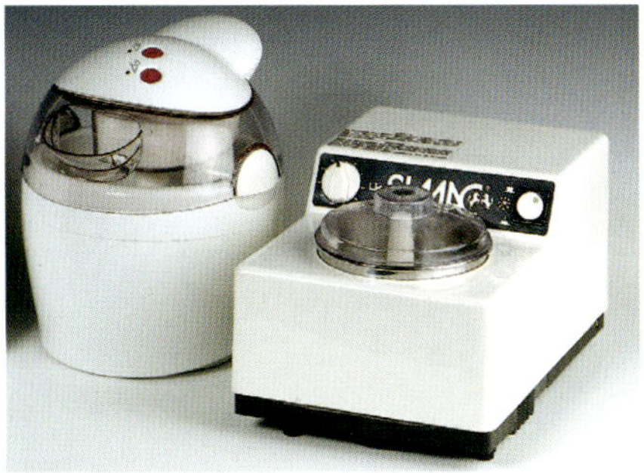

In einer Eismaschine wird die Eismasse in einem Bottich gekühlt. Ein rotierender Schaber löst fortwährend die angefrorene Masse von der Kühlfläche. Dadurch wird das Eis homogen und es gelangen Luftbläschen in die Masse.

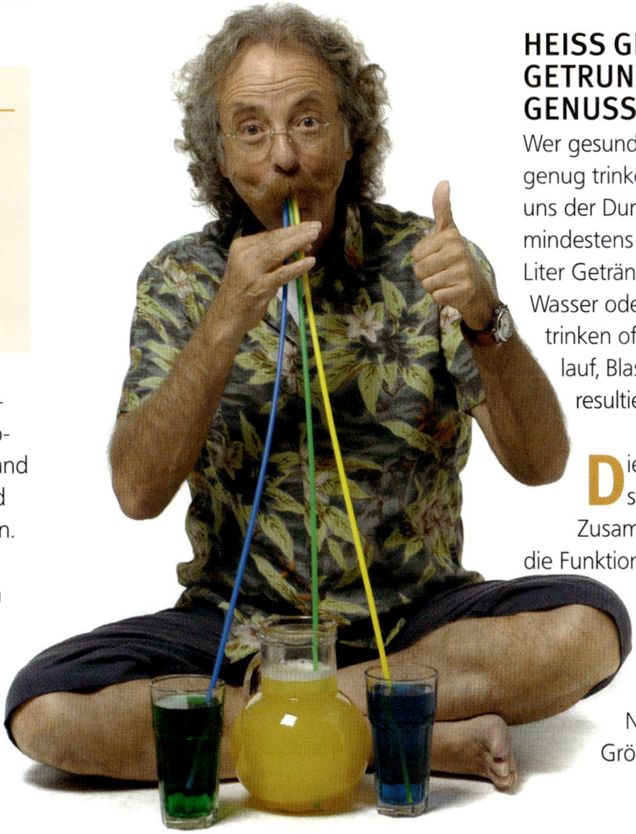

Joghurteis für die Eismaschine – Grundrezept

300 g	Joghurt
1½	EL Frusip's 1:40 oder
3 EL	Frusip's 1:20
50 g	Früchte nach Wahl, klein geschnitten
5 Tabl.	Lightsüß ht oder
5 TL	Apfelsüße ht

Aufgrund des geringeren Milchfettgehalts kann die Joghurteis-Mischung zu einem harten Klumpen erstarren. Diese muss daher in einer Eismaschine gefroren werden. Sämtliche Zutaten gut vermischen und für 40 Minuten in die Eismaschine geben.

HEISS GELIEBT UND KALT GETRUNKEN – GENUSSVOLLE GETRÄNKE

Wer gesund bleiben will, muss jeden Tag genug trinken. Wir brauchen mehr, als es uns der Durst anzeigt. Empfohlen werden mindestens anderthalb bis zweieinhalb Liter Getränke, am besten in Form von Wasser oder Tee. Gerade ältere Menschen trinken oft zu wenig. Probleme mit Kreislauf, Blase und Nieren können daraus resultieren.

Die Nieren sorgen dafür, dass unser Blut immer eine konstante Zusammensetzung behält, was für die Funktion aller übrigen Organe und des ganzen Körpers äußerst wichtig ist. Das Blut fließt über die Nierenarterie in die Niere und wird in über eine Million Nephronen zunächst filtriert. Größere Eiweißmoleküle und Zellen werden zurückgehalten; das Wasser und kleinere gelöste Stoffe fließen weiter. Im weiteren Verlauf werden diesem Primärharn Wasser und weitere lebensnotwendige Substanzen entzogen. Am Ende dieses Filterprozesses gelangt der konzentrierte Endurin in das Nierenbecken, von wo aus der Urin schließlich in die Blase gepresst wird.

Als ich einmal eine winzige Embolie in den feinen Aderkapillaren der Augennetzhaut hatte, machte mich mein Augenarzt darauf aufmerksam, dass mein Blut viel zu „dick" sei. Seit ich aber mein tägliches Pensum Flüssigkeit zu mir nehme, sind diese Sehstörungen nie mehr aufgetreten.
Nun habe ich mich damals schon sehr intensiv damit auseinander gesetzt, wie man sich wohl so viel Flüssigkeit einverleiben könnte, ohne sich Gewalt anzutun. Es müssten also Getränke kreiert werden, die nicht nur schmecken, sondern auch abwechslungsreich, gesund und einfach herzustellen sind. Die Lösung sind unsere berühmten *Frusip's*, die ich rückblickend als die wohl wichtigste hobbythek-Erfindung ansehe.

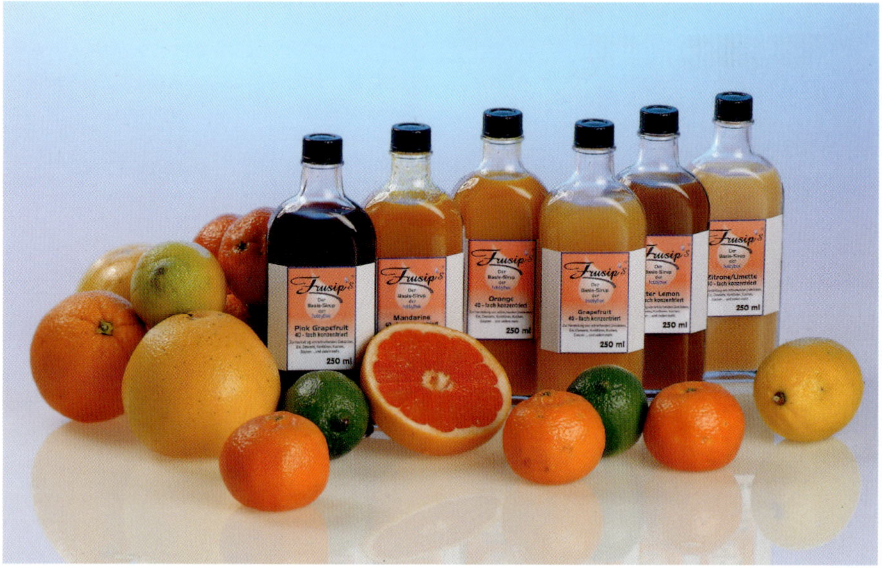

Frusip's sind nicht nur für wunderbar frische Getränke geeignet, sondern auch für Süßspeisen, Speiseeis, Gebäck, Salate und Vorspeisen sowie Brotaufstriche usw.

TRANSFAIR
FAIRTRADE

Achten Sie beim Kauf auf das neue TransFair-Siegel.

Auch dem beliebtesten Getränk der Deutschen, dem *Kaffee*, haben wir 1993 gleich zwei Sendungen gewidmet. Wenngleich er als Durstlöscher weniger geeignet ist, so ist er – in Maßen genossen - weitaus besser als sein Ruf. Bis zu einem Liter mittelstarker Kaffee bringt für diejenigen, die an diese Mengen Koffein gewöhnt sind, keine Probleme. Kaffee steigert zwar den Blutdruck, aber er erhöht nicht das Herzinfarktrisiko. Gemeinsam mit dem großartigen Willy Millowitsch haben wir uns für den so genannten *TransFair-Kaffee* stark gemacht. Die TransFair-Initiative sorgt dafür, dass die kleinen Kaffeebauern für ihre Arbeit angemessen entlohnt werden. Mittlerweile gibt es fair gehandelten Kaffee, Tee, Kakao etc. auch in ganz normalen Supermärkten und Lebensmittelgeschäften.

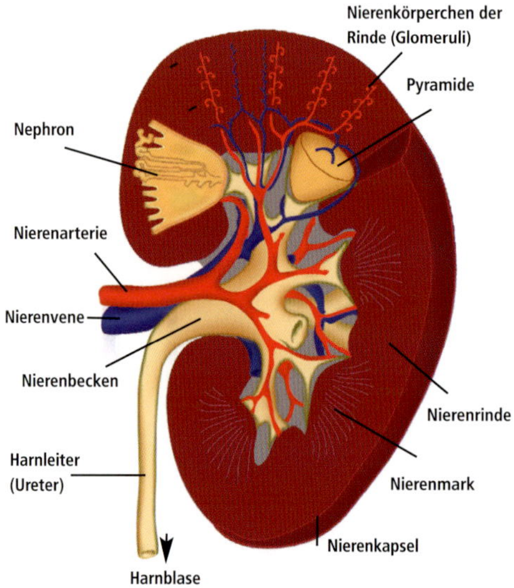

Die Nieren besitzen einen hoch spezialisierten Filtrationsapparat.

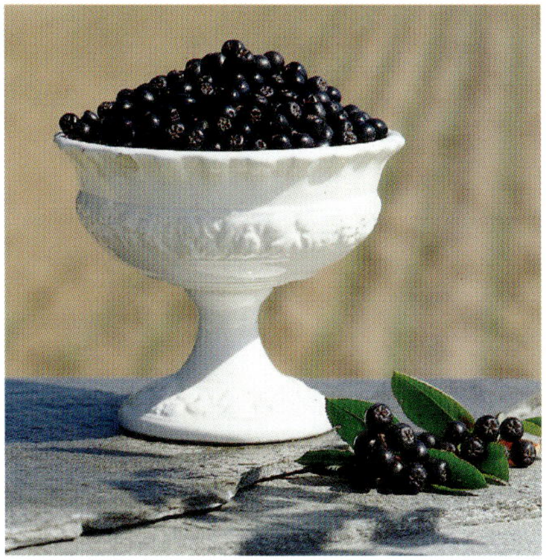

***Aronia melanocarpa*, auch Schwarze Eberesche genannt, gilt als altbewährte Heilpflanze. Sie stärkt das Immunsystem und beugt Magen- und Darmerkrankungen vor. Frusip's-Aronia schmeckt säuerlich herb und ein wenig nach Heidelbeeren.**

Fruchtig frisch mit Frusip's®

Normalerweise enthält Fruchtsirup zum Teil nur sechs Prozent Fruchtsaftanteil. Er besteht stattdessen aus einem hohen Anteil an Zucker, und der ist weder für die Zähne gut noch für das Gewicht.
Bereits im Jahre 1991 stellten wir gesunde Fruchtsirupkonzentrate zum Selbermachen vor. Doch die Zuschauerresonanz war damals nicht wie erwartet – offenbar war die Zubereitung zu kompliziert. Nach langwieriger Suche fanden wir schließlich eine Firma in Heidelberg, die sich bereit erklärt hat, unsere **Frusip's** zu produzieren. Nach Überzeugung vieler Experten haben unsere ***Fru**cht**si**ru**p**konzentrate* inzwischen den gesamten Getränkemarkt revolutioniert. Die Bezeichnung „**Frusip's**®" ist als Gebrauchsmuster gesetzlich geschützt.

Die Frusip's sind hochkonzentrierter reiner Fruchtsaft, der im Vakuum bei nur 60°C eingedampft wird. Im Gegensatz zu den handelsüblichen Getränkekonzentraten wird den Frusip's kein Haushaltszucker zugesetzt, sie sind also ideal für Diabetiker. In ihnen steckt nur die reine Süße der Früchte. Zur Abrundung des Geschmacks enthalten die Frusip's die gut verdauliche Apfelsäure und einige natürliche Aromen. Aufgrund des hohen ***Brix-Wertes***, d.h. des hohen Gehalts an Feststoffen, kann auf Konservierungsstoffe gänzlich verzichtet werden. Die unverdünnten Frusip's sind im Kühlschrank mindestens zwei bis drei Jahre haltbar.
Für fertige Fruchtgetränke werden die Konzentrate, je nach Sorte, meist in den Verhältnissen 1:20 bzw. 1:40 mit Wasser verdünnt. Das spart Verpackungsmüll und das lästige Schleppen schwerer Getränkekisten.
Aus den über 50 Frusip's-Sorten haben sich einige zu absoluten Rennern entwickelt:
Apfel 1:40, Aronia 1:20, Bitter Lemon 1:40, Blutorange 1:20, Cola 1:40, Kinder Cola 1:40, Kirsche 1:40, Multivitamin 1:20, Orange 1:40, Orange-Karotte 1:20, Pink Grapefruit 1:40, Sanddorn 1:13, Vanille 1:20 und Zitrone-Limette 1:40.

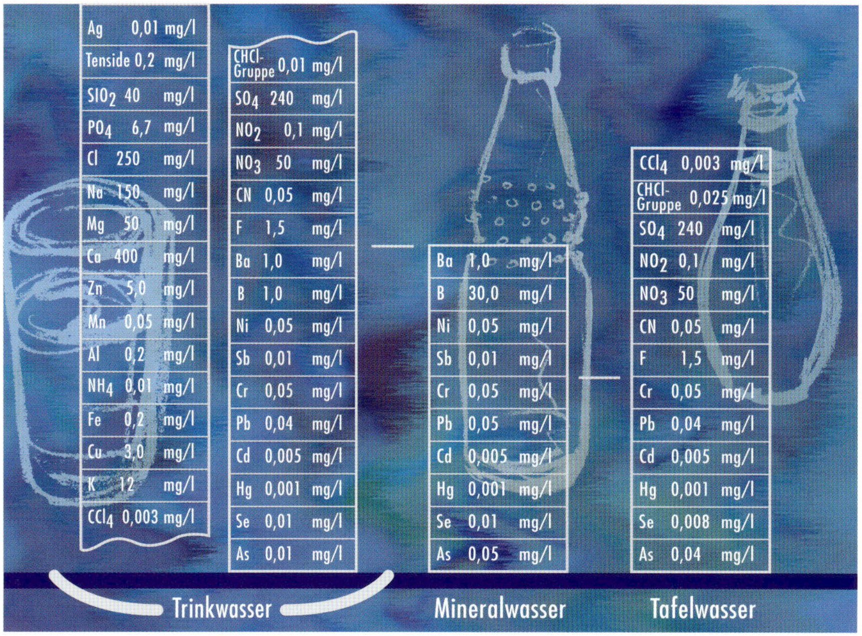

Trinkwasser ist das am strengsten kontrollierte Nahrungsmittel. Seine Grenzwerte für Schadstoffe liegen unterhalb der erlaubten Höchstmengen bei Tafel- und Mineralwasser.

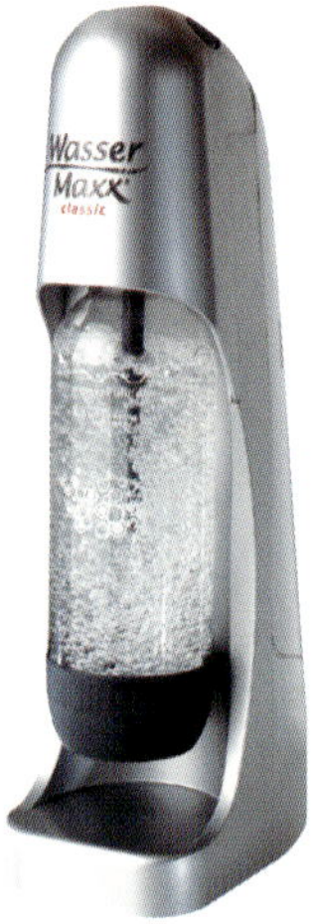

Sprudelautomaten gibt es mittlerweile in vielen unterschiedlichen Designs (Bezugsquellen).

Nie mehr Kisten schleppen! Die Vorteile des Sprudelautomaten

Leitungswasser hat leider immer noch den Ruf, von minderer Qualität zu sein. Doch dem ist absolut nicht so, denn die strenge bundesdeutsche Trinkwasser-Verordnung garantiert eine einwandfreie Beschaffenheit. Bei Ausnahmen ist es gesetzlich vorgeschrieben, dass die Bürger über Trinkwasser-Verunreinigung, z.B. über zu hohe Nitratgehalte, in ihrem Wohngebiet unterrichtet werden. Vorsicht ist lediglich bei alten Wohnhäusern mit Bleirohren geboten.

Nicht jeder mag es ohne das „perlende Etwas". Um auf den sprudelnden Geschmack zu kommen, haben Anfang der 90er Jahre die **Sprudelautomaten** ihren Siegeszug angetreten und sind inzwischen in fast jedem bundesdeutschen Haushalt vorhanden. Dazu hat die hobbythek wesentlich beigetragen.

Das Prinzip ist bei allen Geräten gleich: Aus einem austauschbaren Druckzylinder wird verflüssigtes Kohlendioxid mit einem Druck von maximal acht bar in eine mit Leitungswasser gefüllte Flasche gedrückt. Natürlich muss das Kohlendioxid (CO_2) Lebensmittelqualität haben, was heute beim Austausch der Patronen in Fachgeschäften garantiert ist.

Qualitativ braucht sich das aufgesprudelte Leitungswasser nicht hinter dem Mineralwasser zu verstecken. Und wesentlich billiger ist es außerdem. Am stärksten schlägt der Transport des abgefüllten Wassers ins Gewicht: Bei zwei Glasflaschen Mineralwasser täglich addiert sich das bewegte Gewicht im Jahr auf über eine Tonne pro Person.
Wer möchte, kann sein Sprudelwasser zusätzlich mit Mineralstoffen und Vitaminen anreichern. Wir empfehlen unser Calciumcitrat ht, Magnesiumpulver ht und Multimineralpulver ht Super sowie Multivitaminpulver ht.

Der goldene hobby-Tipp

Wenn Ihr Wasser besonders stark sprudeln soll, stellen Sie es vor dem Besprudeln in den Kühlschrank. In kaltem Wasser löst sich wesentlich mehr Kohlensäure als in warmem, da sich Gase *exotherm*, d.h. unter Wärmeabgabe, auflösen. Und Wärme kann besser von einer kälteren Umgebung abgeführt werden. Diesen Trick kann man insbesondere auch bei älteren Geräten mit geringerem Druck anwenden.

Getränke für jeden Geschmack

Durstlöscher mit Frusip's

Frusip's-Fruchtgetränke – Grundrezept

1 Glas	Wasser (mit oder ohne Kohlensäure)
1-1½ TL	Frusip's 1:40 oder
2-3 TL	Frusip's 1:20
1-2 Tabl.	Lightsüß ht oder
1-2 TL	Apfelsüße ht

Alles kurz verrühren – fertig.

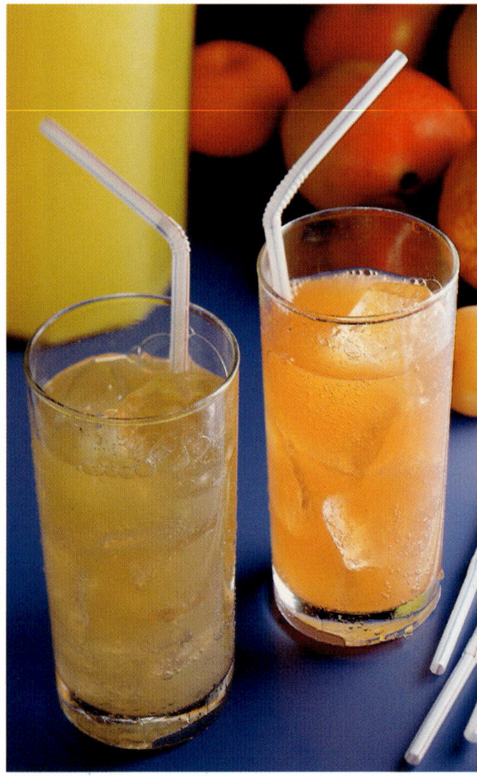

Cocktail Vita Flash	
100 g	Eiswürfel
70 ml	Kiwisaft
30 ml	Orangensaft
½ TL	Frusip's Zitrone-Limette
1 TL	Frusip's Multivitamin
1 Tabl.	Lightsüß ht

Alle Zutaten in den Shaker geben und kräftig schütteln. Frusip's Zitrone/Limette gibt dem Vita Flash eine erfrischend säuerliche Note.

Fruchtmilch - Grundrezept	
1 Glas	Milch o. Buttermilch
1-1½ TL	Frusip's 1:40 oder
2-3 TL	Frusip's 1:20
1-2 Tabl.	Lightsüß ht oder
1-2 TL	Apfelsüße ht

Wenn Sie alles mit dem Pürierstab verquirlen, erhalten Sie einen schaumigen Milchshake. Gekühlte Milch schäumt übrigens besonders gut.

Erfrischender Joghurtshake – Grundrezept	
100 ml	Wasser mit Kohlensäure
100 g	Joghurt
1 EL	Frusip's 1:40 oder
2 EL	Frusip's 1:20
3 Tabl.	Lightsüß ht oder
1 EL	Apfelsüße ht
1 Msp.	Multimineralpulver ht Super

Alle Zutaten mit dem Mixer aufschlagen und sofort genießen.

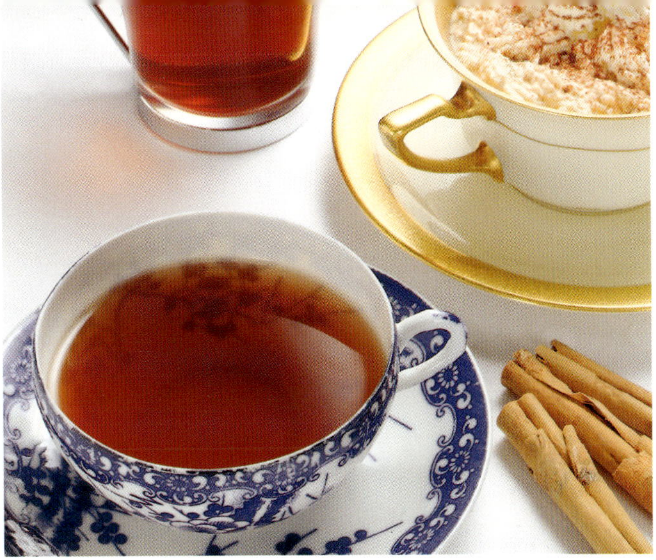

Auch Heißgetränken wie Kaffee oder Tee geben Frusip's den besonderen Pepp.

Ballastbrause à la hobbythek	
1 TL	Natron
2 TL	Äpfelsäure
5 EL	Apfelpekt Plus

Sprudelwasser kann auch auf chemischem Wege erzeugt werden. Bei der *Trinkbrause* wird in einer so genannten Säure-Base-Reaktion sprudelnde Kohlensäure freigesetzt. Unsere erfrischende Ballastbrause ist schnell zubereitet und sehr gut verdaulich. Sämtliche Zutaten in ein Marmeladenglas geben, verschließen und kurz schütteln. Pro Glas Wasser einen gehäuften Teelöffel Brause einrühren. Mit Frusip's geschmacklich abrunden.

Manche mögen's heiß

Vanilla Tea	
1 Tasse	heißer schwarzer oder grüner Tee
½ TL	Frusip's Vanille
½ TL	Frusip's Orange
1 Tabl.	Lightsüß ht

Kaffee mit geschäumter Frusip's Milch – Grundrezept	
100 ml	Milch
100 ml	heißer Kaffee
½ TL	Frusip's 1:40 oder
½ TL	Frusip's 1:20
1 Tabl.	Lightsüß ht
	Kakaopulver

Lightsüß in der Milch auflösen, Frusip's einrühren und aufschäumen. Auf den Kaffee gießen, mit Kakaopulver bestreuen und genießen.

Der goldene hobby-Tipp

Tees, also die getrockneten Blätter, Blüten, Früchte, etc., lassen sich ganz einfach aromatisieren. Dazu werden 20 Tropfen eines ätherischen Öls auf den Boden eines Marmeladenglases geträufelt und mit einem Stück Papier bedeckt. Glas mit 30 Gramm Tee befüllen und mit Deckel luftdicht verschließen. Nach 48 Stunden ist das Öl verdampft und in die Pflanzenbestandteile gezogen. Der Tee kann wie gewohnt aufgebrüht werden. Wir empfehlen:

- Zimtrinde, Zitrone für Grünen Tee
- Bergamotte, Vanille für schwarzen Tee
- Orange, Lemongras für Rotbuschtee

Kräutertees lassen sich auf diese Weise wieder beleben, z. B. Pfefferminztee mit Pfefferminzöl usw.

Fast alle ätherischen Öle sind mittlerweile mit dem Andreaskreuz „Gesundheitsschädlich bei Verschlucken" deklariert. Ein Risiko ist bei den geringen Mengen aber völlig ausgeschlossen. Öle sollten in jedem Fall 100% naturreine Qualität besitzen und aus kontrolliert biologischem Anbau (kbA) stammen.

Flüssiges Brot – Gesundheitstrunk selbst gemacht

Dem *Brotgetränk* werden heilende Eigenschaften, beispielsweise bei Verstopfung, Darmbeschwerden und Erkältung, bescheinigt. Immer mehr Neurodermitiker schwören neben der darmsanierenden Wirkung auf äußerliche Anwendungen: Sowohl als Abreibung als auch als Badezusatz (700 Milliliter pro Vollbad).
Das nachstehende Brot sollte aus hygienischen Gründen nicht aufgeschnitten sein.

Brotgetränk à la hobbythek

1	Sauerteig-Vollkornbrot ohne Hefe (Roggenanteil 70 %)
1 l	Mineralwasser ohne Kohlensäure
3	Rosinen (ungeschwefelt)
1 g	Honig

2-l-Einmachglas mit Deckel

Das Brot wird, der Hygiene wegen, von der Rinde befreit und in haselnussgroße Stücke zerkleinert. 170 Gramm davon werden mit Rosinen, Honig und dem zimmertemperierten Wasser ins Einmachglas gefüllt. Gefäß mittels Dichtung luftdicht verschließen, kurz schwenken und in einem dunklen Raum lagern. Einmal wöchentlich Glas schwenken und Deckel kurz öffnen, damit Kohlensäure entweichen kann. Sollte sich an der Oberfläche eine weiße Schicht (Kahmhefe) bilden, kann diese bedenkenlos abgenommen werden. Erst bei einer grün-bläulichen Färbung handelt es sich um Schimmel. Der Ansatz muss dann weggeschüttet werden.
Nach acht Wochen ist die Gärzeit beendet. Getränk abfiltern und in eine Flasche mit luftdichtem Bügelverschluss abfüllen. Im Kühlschrank hält sich das Getränk drei bis vier Tage.
Wem das Brotgetränk zu säuerlich ist, kann mit Wasser und Frusip's mischen.

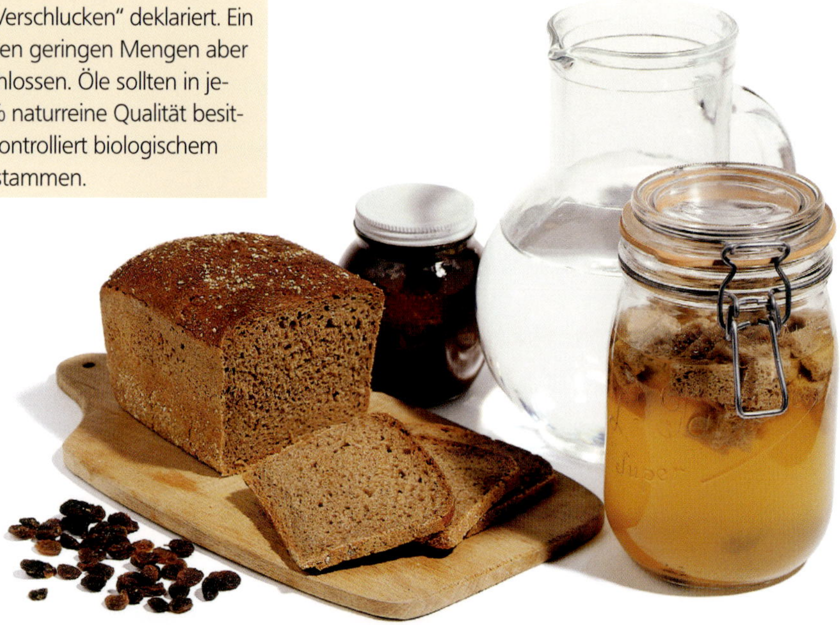

Acht Wochen dauert es, bis aus diesen Zutaten ein ungewöhnliches Gesundheitsgetränk gebraut ist.

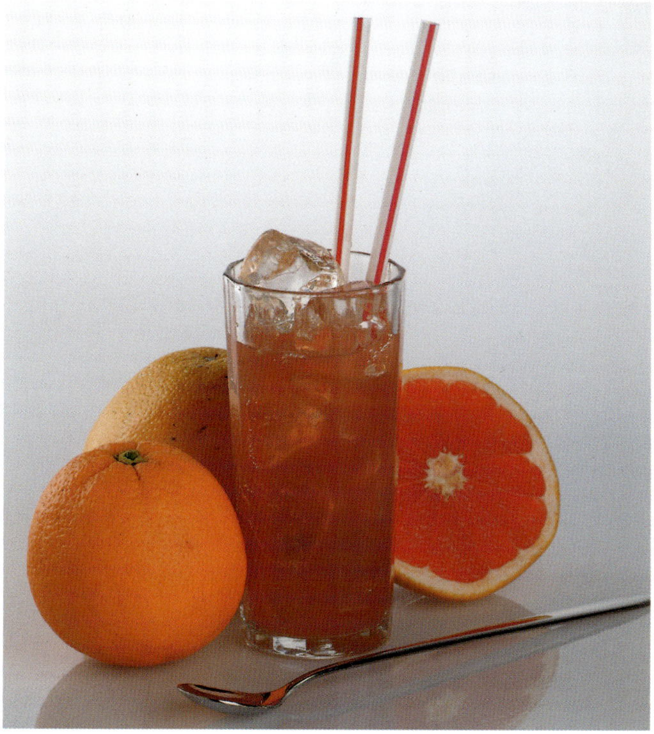

Bei unserem Campari-Longdrink können Sie zwischen Frusip's Orange oder Pink Grapefruit wählen.

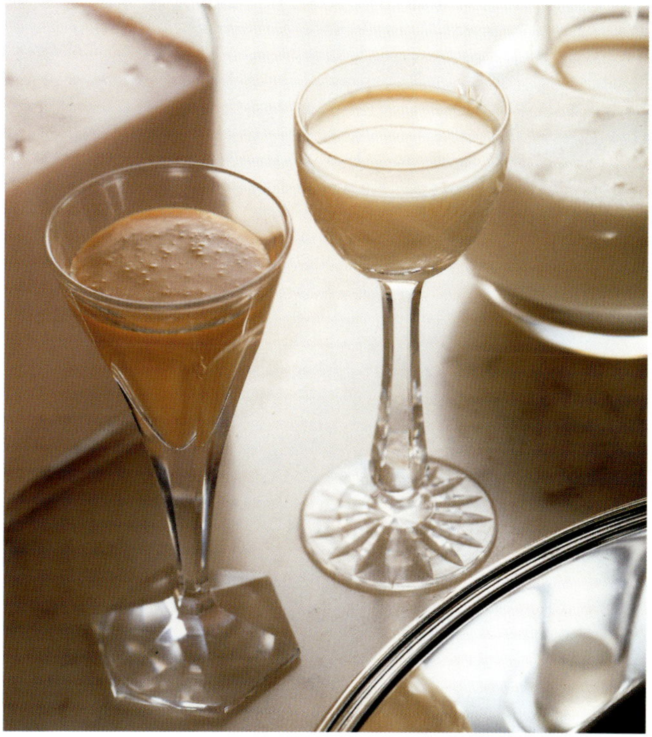

Unsere Joghurt-Cremeliköre sind besonders köstlich.

Genuss in Maßen: Raffinierte Drinks mit Alkohol

Mehr als 25 Jahre ist es her, dass die hobbythek ein damals revolutionäres Thema im Fernsehen aufgriff: „Weine zum Selbermachen". Kurz danach folgte das Thema „Bier selbst gebraut", und auch den Schnäpsen und Likören haben wir ganze Sendungen gewidmet. Es war aber nicht der Lustfaktor Alkohol, der uns seinerzeit dazu trieb, sondern der wissenschaftliche und gesundheitsrelevante Background: In Maßen genossen wirken alkoholische Getränke appetitanregend, verdauungsfördend und ganz allgemein gesundheitsunterstützend.

Joghurt-Cremelikör – Grundrezept

250 ml	Weinbrand
100 ml	Schmand
100 ml	Joghurt
2 EL	Frusip's 1:40 oder
4 EL	Frusip's 1:20
100 ml	Apfelsüße ht
1 EL	Inulin ht

Alle Zutaten in einer Schüssel mit dem Mixer gut durchmischen. Die Cremeliköre müssen im Kühlschrank aufbewahrt werden und sind nur kurze Zeit haltbar. Vor dem Genuss kurz schütteln.

Campari-Longdrink

200 ml	Wasser (mit oder ohne Kohlensäure)
2-4 TL	Campari
1 TL	Frusip's Orange oder
1 TL	Frusip's Pink Grapefruit
2 Tabl.	Lightsüß ht

Alle Zutaten gut vermischen.

Orangenlikör vom Typ „Cointreau"

1	unbehandelte Orange
350 ml	90%iger unvergällter Alkohol (Apotheke)
330 ml	Wasser
260 ml	Apfelsüße ht
1,5-l-Einmachglas mit Deckel	

Diesen Fruchtaromalikör haben wir 1984 vorgestellt. Seine Herstellung ist ungewöhnlich, sein Geschmack unvergleichlich. Verwendet wird eine unbehandelte Orange. Wir empfehlen, sie mit **GeO-Wash ht** – unserem speziellen Obst- und Gemüsewaschmittel – gründlich zu reinigen.

Das Einmachglas wird mit dem Alkohol gefüllt. Die Orange wird im Glas so auf ein Likörgläschen gestellt, dass kein Alkoholkontakt besteht. Mit Deckel und Dichtung verschließen. Nach zwei Wochen haben die Alkoholdämpfe die ätherischen Öle aus der Schale herausgelöst. Mit Wasser verdünnen und süßen.

Cocktail Margarita

100 g	Eiswürfel
10 ml	Zitronensaft
30 ml	Tequila
25 ml	Cointreau
½ TL	Frusip's Zitrone-Limette
1 Tab.	Lightsüß ht

Alle Zutaten in den Shaker geben und kräftig schütteln. Den Cointreau können Sie auch leicht selbst herstellen.

Der goldene hobby-Tipp

Die Orange kann auch mit einer effektiveren Vorrichtung über dem Alkohol gehalten werden. Dazu wird ein Faden mit Hilfe einer langen Stopfnadel durch die Frucht gezogen, wobei kein Saft austreten sollte. Die Orange wird in das Einmachglas gehängt, indem die beiden Fadenenden mit dem aufgesetzten Deckel fixiert und eventuell verknotet werden.

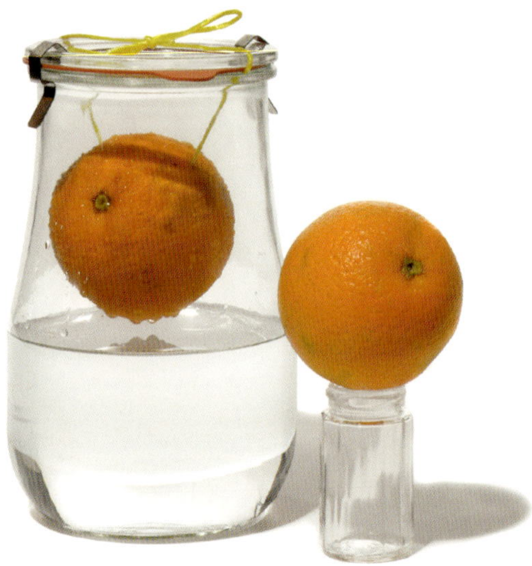

Die ausgeschwitzten ätherischen Öle und Aromastoffe tropfen nach unten in den Alkohol.

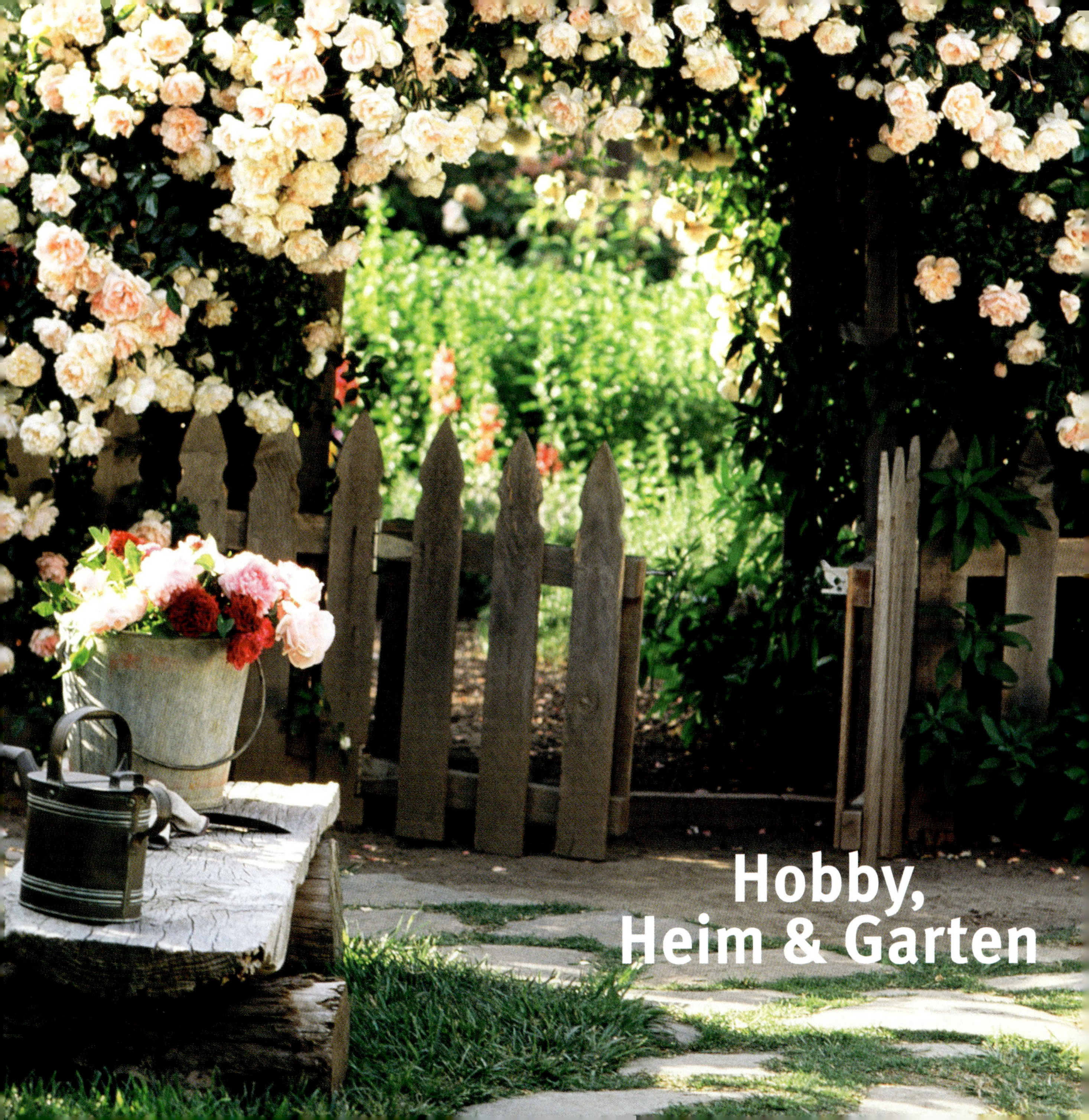

Hobby, Heim & Garten

NATÜRLICHE LEBENSQUALITÄT IN DEN EIGENEN VIER WÄNDEN

Selbst ist der Mann bzw. die Frau! Das gilt natürlich besonders für unsere direkte Umgebung – unser zu Hause. Wir von der hobbythek haben uns daher regelmäßig mit natürlichem und gesundem Wohnen beschäftigt. Hier können wir frei nach unseren eigenen Vorlieben gestalten. Dabei lässt sich wunderbar der Stress des Alltags vergessen. Ungebetene Gäste haben wir dabei am liebsten draußen.

Das Ergebnis einer Studie zeigt deutlich: Kinder, die schon im ersten Lebensjahr bei Tieren im Stall spielen durften und damit vielen Erregern ausgesetzt waren, erkranken wesentlich seltener an Asthma oder Heuschnupfen.

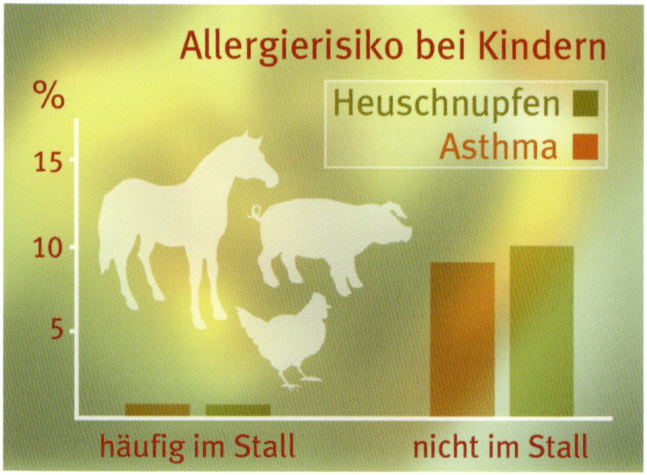

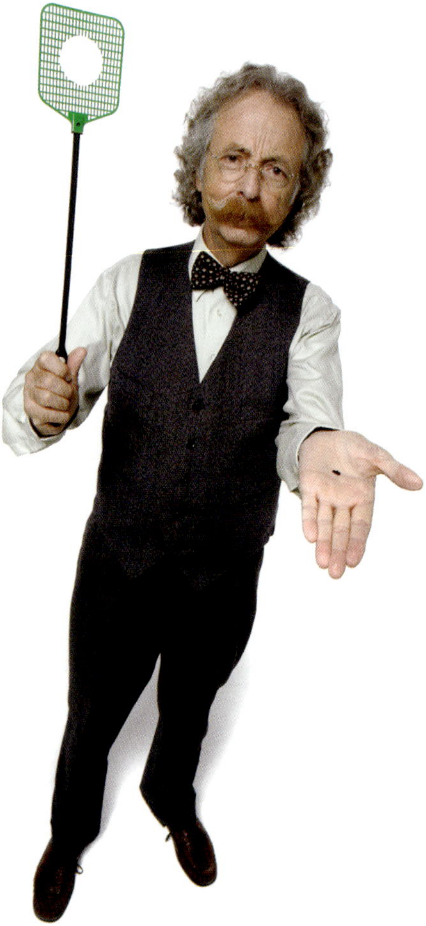

Aber eine spezielle unliebsame Art von Besuchern schleicht sich gar nicht so selten in unsere Wohnungen ein. Sie sind meist unsichtbar und weder für unsere Nasen noch Ohren wahrzunehmen. Die Rede ist von Schadstoffen, die beispielsweise durch Farben, Holzpflegemittel, Insektizide und Reinigungsmittel in unsere vier Wände gelangen können.
Solche Stoffe sind in vielen freiverkäuflichen Produkten enthalten – bedenkliche Substanzen, über die der Hersteller oder Verkäufer häufig keine Rechenschaft abgibt. Nicht selten hat es aber auch der Gesetzgeber versäumt, entsprechende Vorschriften zu erlassen. Eine konsequente Kennzeichnungspflicht der Inhaltsstoffe wäre dringend notwendig.
„Hilfe zur Selbsthilfe" kann hier mal wieder Abhilfe schaffen. Die hobbythek hat daher vielfältige Rezepte kreiert, deren Substanzen garantiert gesundheitlich unbedenklich und zudem umweltfreundlich sind.

Das bisschen Haushalt … Sanfter Hausputz à la hobbythek

Die moderne Hygiene hat dazu beigetragen, dass Infektionskrankheiten oder die früher verbreiteten Lebensmittelvergiftungen extrem zurückgegangen sind. Doch ein übertriebener Putzfimmel schadet. Wer heute die Werbung verfolgt, gewinnt den Eindruck, Bad und Küche müssten nahezu steril sein.
Sauberkeit macht sicher Sinn, aber zu viel des Guten schadet mehr, als dass es nutzt. So wird die Zunahme der Allergien in der westlichen Welt u.a. dieser übertriebenen Hygiene zugeschrieben.
Dreck, in Maßen „genossen", stimuliert unser Immunsystem, weil es gefordert wird und sich nicht mit unwichtigen Stoffen wie Pollen beschäftigen kann.

Schnelle Reinigungsmittel mit Zitruskraft

Toilettenreiniger à la hobbythek	
500 ml	Kalweg ht
25 ml	Betain ht
2,5 ml	Citronellaöl

Kalweg ht mit Betain mischen und Citronellaöl zusetzen. Den Reiniger in eine Spritzflasche füllen und unverdünnt anwenden. Der Toilettenreiniger sollte ca. zehn Minuten einwirken, bevor die Ablagerungen mit der Bürste beseitigt werden.

hobbythek-Wischwasser	
(für 10 l Wasser)	
10 ml	Facetensid ht
5 ml	Oranex ht

Einfach beide Komponenten ins Wischwasser geben. Fertig.

Handgeschirrspülmittel der hobbythek	
100 ml	Facetensid ht
5 ml	Fluidlecithin CM
2 ml	Zitronenöl

Ein bis zwei Spritzer reichen völlig aus.

Der goldene hobby-Tipp

Wer glaubt, Schneidbrettchen aus Kunststoff seien hygienischer als solche aus Holz, der irrt. Das haben Forscher an der ETH in Zürich in einer Studie belegt. Die raue Holzoberfläche hat eine größere Oberfläche und deshalb trocknet sie schneller als der glatte Kunststoff. Außerdem zieht Holz die Feuchtigkeit nach innen. Die Keime sitzen also auf dem Trocknen und haben keinen Nährboden mehr. Die natürlichen Gerbstoffe von Holz verstärken diesen Effekt und können Bakterien abtöten.
Achten Sie beim Kauf auf Schneidbrettchen aus *Weiß-* bzw. *Hainbuche*. Diese haben bei den Tests am besten abgeschnitten.

Der Geschirrspülmittel-Baukasten der hobbythek

Beim Reinigen von Geschirr müssen Speisereste, also Fett, Stärke, Eiweißreste sowie farbige Gerbstoffe, aber auch künstliche und natürliche Farben vom Geschirr entfernt werden. In größeren Haushalten bringen Geschirrspülmaschinen eine ziemliche Arbeitserleichterung.
Die hobbythek hat sich im Jahre 1995 für die Entwicklung eines umweltfreundlichen Spülmittels für die Geschirrspülmaschine eingesetzt. Herausgekommen ist ein Spülmittel-Baukasten aus drei Komponenten:

Prorein ht

Prorein ht ist unser Geschirrspülmittel in Pulverform und enthält ein schaumarmes Tensid aus nachwachsenden Rohstoffen.

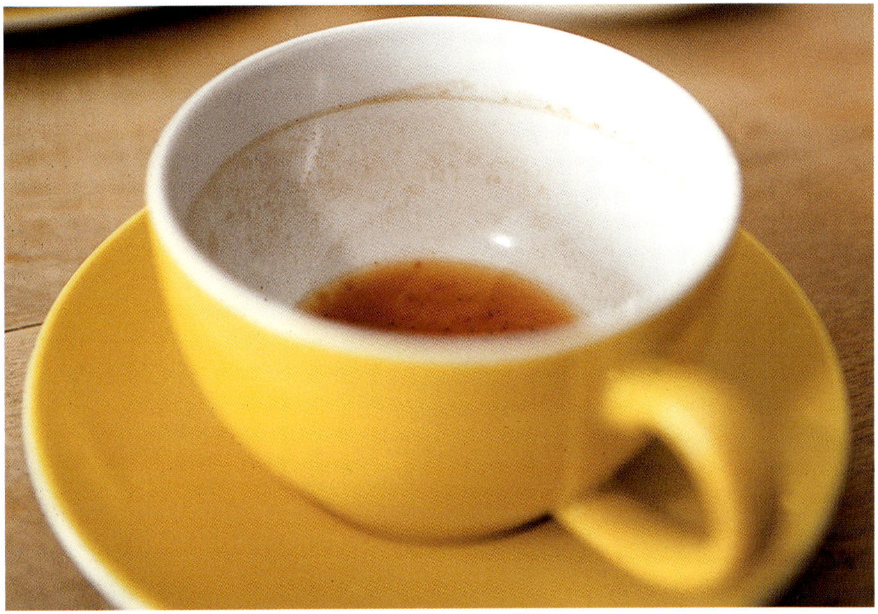

Auch solche hartnäckigen Kaffeeränder schafft unser Geschirrspülmittelbaukasten mühelos.

Außerdem das Bleichmittel Percarbonat und den Bleichaktivator TAED, ein Schichtsilikat, das zusammen mit Natriumcitrat die Reinigungswirkung erhöht, und Polyasparaginsäure, die Kalkablagerungen auf dem Geschirr verhindert. Sie sorgt außerdem dafür, dass der Schmutz vom Geschirr abgewiesen wird. Ein Korrosionsschutz verhindert Anlaufen von Edelstahl und Silber. **Dosierung:** Je nach Verschmutzung 20 bis 30 ml in die Spülkammer geben.

Proklar ht

Unser Flüssig-Klarspüler enthält ein gut abbaubares Fettalkoholtensid für den Glanz, Isopropylalkohol, damit das Wasser streifen- und fleckenfrei wegtrocknet, sowie unseren Entkalker **Kalweg ht** (siehe Seite 113). **Dosierung:** Wird automatisch aus dem Vorratsbehälter dosiert.

Proreg ht

Unser Proreg ht ergänzt unseren Spülmittel-Baukasten. Es ist ein spezielles Salz, das den Ionentauscher regeneriert und somit dafür sorgt, dass die Wasserenthärtung funktioniert. So können die Calciumionen im Wasser durch Natriumionen ersetzt werden. Der Ionenaustauscher besteht aus einem Behälter mit Kunststoffperlen und befindet sich am Spülmaschinenboden, unterhalb der Spülkammer. **Dosierung:** Gemäß Bedienungsanleitung Salzbehälter am Ionentauscher regelmäßig kontrollieren und auffüllen.

Der goldene hobby-Tipp

Das Rezept unseres „legendären" *Silberputzmittels* löst bei mir eine gewisse Sentimentalität aus, denn ich kenne es seit meiner Studentenzeit. Es steht im allerersten hobbythek-Buch, das im Jahre 1977 erschienen ist.

1 TL Kochsalz (NaCl)
1 TL Soda (Na_2Co_3)
2 l Wasser
Alufolie

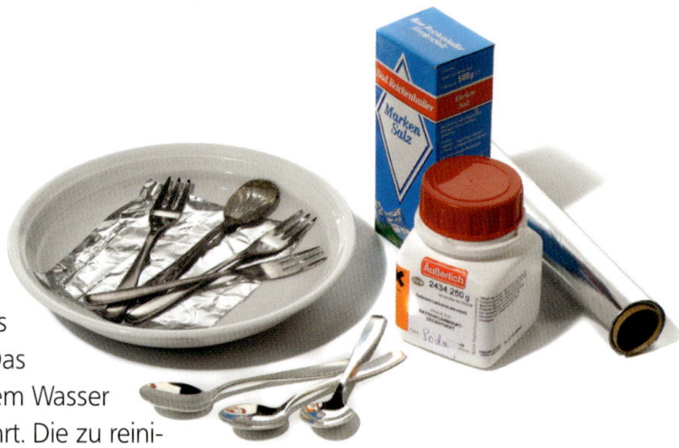

Kleiden Sie eine Kunststoffschüssel oder einen tiefen Teller mit Alufolie aus und geben darauf das Kochsalz und das Soda. Das Ganze wird mit kochendem Wasser übergossen und umgerührt. Die zu reinigenden Silbersachen werden nun einfach auf die Folie, in die Lösung, gelegt. Aufgrund elektrolytischer Vorgänge verschwindet der schwarze Belag schon nach wenigen Minuten.

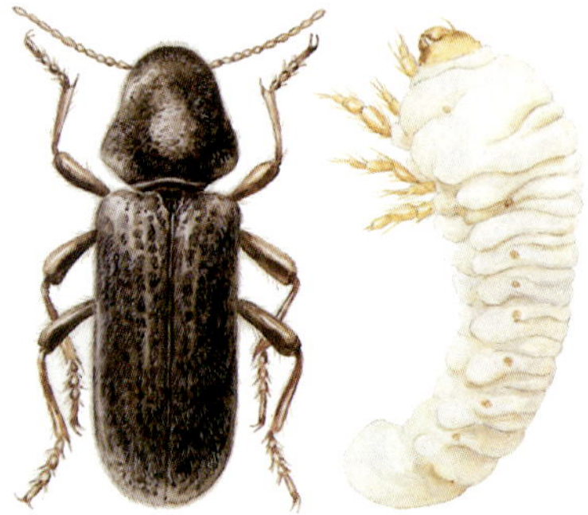

Der Gemeine Nagekäfer (Anobium punctatum) mit Larve.

Garantiert kein Holzweg – Holzschutz und -pflege ohne Gift

So angenehm sich eine unbehandelte, gehobelte und polierte Holzoberfläche auch anfühlen mag, ohne eine schützende Oberflächenbehandlung wird sie sehr schnell unansehnlich. Die Poren der Holzoberfläche sind ein Magnet für Staub und Schmutz und ziehen Feuchtigkeit geradezu an. Holz hat aber in Wohnung, Terrasse und Garten vor allem zwei Feinde: Pilze und Insekten.

Pilzschäden lassen sich bei Holz leicht vermeiden, denn Pilze richten nur dort Schaden an, wo Feuchtigkeit über längere Zeit auf das Holz einwirken kann. Am schädlichsten für Holz ist direkter Erdkontakt, denn gegen die im Boden lebenden Pilze und Mikroorganismen ist auf Dauer kein Kraut gewachsen.

Vielen Insekten dient Holz als Nahrung. Am verbreitetsten sind wohl der Hausbock (Hylotrupes bajulus), der Braune Splintholzkäfer (Lyctus brunneus) und der Gemeine Nagekäfer – auch als Holzwurm bekannt.

Die gefräßigen Larven gedeihen am besten in etwas feuchterem Holz, wie es unter dem Dachstuhl oder im Keller zu finden ist. Oft holt man sich die „Mitbewohner" auch mit einem bereits bewohnten Möbelstück ins Haus.

Ohne Moos nix los – Lebermoosextrakt ht

In der Volksmedizin werden Moose schon seit vielen Jahrhunderten verwendet. Die Indianer Nordamerikas nutzten die Moose zur Wundversorgung, insbesondere bei Brandwunden. Eskimos benutzten getrocknete Moose als Windeln. Sie polsterten damit kleine Fellsäckchen aus, in denen sie ihre Kleinkinder auf dem Rücken trugen. Das Moos saugte nicht nur die Flüssigkeit auf, sondern verhinderte auch eine Entzündung von empfindlicher Babyhaut.
Moose sind niedere Pflanzen, die vor allem feuchte und schattige Orte wie Höhlen oder Waldböden besiedeln. Durch ihre Lebensweise am Boden oder auf absterbenden Pflanzen, wie umgefallenen Bäumen, müssen Moose sich ständig gegen Bakterien, Pilze und andere Mikroorganismen zur Wehr setzen.

Im Spätsommer 1999 entdeckten Wissenschaftler um Professor Jan-Peter Frahm vom Botanischen Institut in Bonn, dass sich mit einem Extrakt aus Lebermoos die Vermehrung von diversen Bakterien und Pilzen hemmen lässt. Das liegt vermutlich an aktiven sekundären Pflanzenstoffen, die zu den Mono-, Di- und Sequiterpenoiden zählen.
Was lag also näher, als die Wirkstoffe der Moose für die Schimmelpilzbekämpfung einzusetzen? In Zusammenarbeit mit den

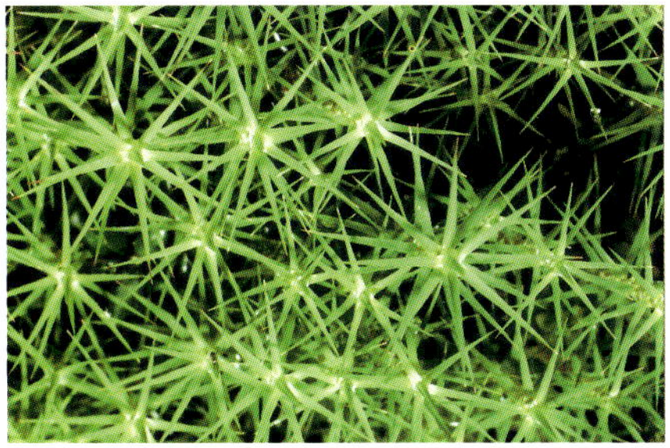
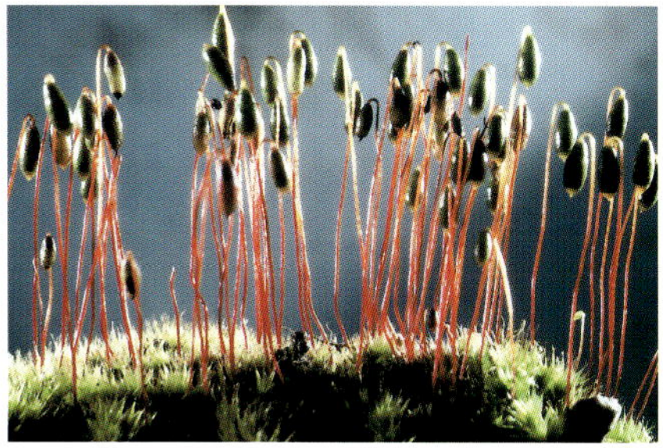

Moose sind nicht nur schön – sie trotzen auch vielen Mikroorganismen.

Bonner Forschern hat ein Freiburger Unternehmen ein Lebermoos kultiviert, aus dem das **Lebermoosextrakt ht** hergestellt wird. Es basiert auf dem Lebermoos Bazzania trilobata, das in seiner Wirkung besonders gute Ergebnisse zeigte.

Der goldene hobby-Tipp

Ein alkoholisches *Moosextrakt* kann man sich auch ganz leicht selbst herstellen, denn prinzipiell lassen sich alle Moosarten verwenden. Man benötigt dazu:

4 g gepflückte Moosblättchen
70 ml kosmetisches Basiswasser
25 ml Wasser

Einfach die Moosblättchen trocknen und in einem Mörser pulverisieren. Dann Moospulver mit dem Alkohol und Wasser übergießen und umrühren. Nach drei Tagen wird der Ansatz durch einen Kaffeefilter gegossen.

Natürliche Pflege und Schutz für Holz

Es ist noch gar nicht so lange her, als Holzschutz nicht ohne Chemiekeulen auskam. Glücklicherweise hat nach dem Holzschutzskandal der 80er und 90er Jahre ein Umdenken eingesetzt. Inzwischen werden Häuser, Konstruktionen, aber auch Möbel aus Holz mit viel weniger Chemie gefertigt. Die hobbythek setzt wie immer auf eine Reihe von natürlichen Rezepturen, zum Schutz und zur Pflege des Holzes:

Möbelpolitur

10 g	Carnaubawachs
25 g	Kokosöl
8 g	Niemöl
1 ml	Lebermoos-Extrakt ht
7 g	Confonder
1 ml	Lavendelöl
1 ml	Citronellaöl
1 ml	Zedernholzöl
2,5 ml	LV 41
55 ml	heißes Wasser

Unsere Möbelpolitur pflegt das Holz, wirkt abschreckend auf Ungeziefer und vorbeugend gegen Schimmelpilze. Insbesondere bei Küchen- und Kleiderschränken macht sich die mottenvertreibende Wirkung bemerkbar.
Carnaubawachs, Kokosöl, Niemöl und Confonder bei 80 °C in einem feuerfesten

Der goldene hobby-Tipp

Unsere Holzschutz- und Holzpflegemittel sind sparsam im Verbrauch und nur ganz selten notwendig.

- Die tägliche Reinigung von Holzmöbeln sollte trocken erfolgen. Staub lässt sich am besten mit speziellen Flortüchern aus Polyester wischen, denn die Polyesterfasern laden sich statisch auf und ziehen den Staub magnetisch an.
- Bei etwas stärkerer Verschmutzung können Sie das Tuch bei Bedarf auch feucht verwenden. Allerdings dürfen empfindliche Möbel niemals nass gereinigt werden, also das Tuch gut auswringen.
- Bei unempfindlichen Oberflächen mit stärkerer Verschmutzung können Sie auch einen Tropfen Spülmittel ins Wasser geben. In jedem Fall trocken nachwischen, damit durch Haarrisse kein Wasser ins Holz dringen kann und dieses quillt.

Hölzer, die mit unseren Pflegemitteln behandelt wurden, glänzen seidig und sind vor Insekten- und Pilzbefall weit gehend gefeit.

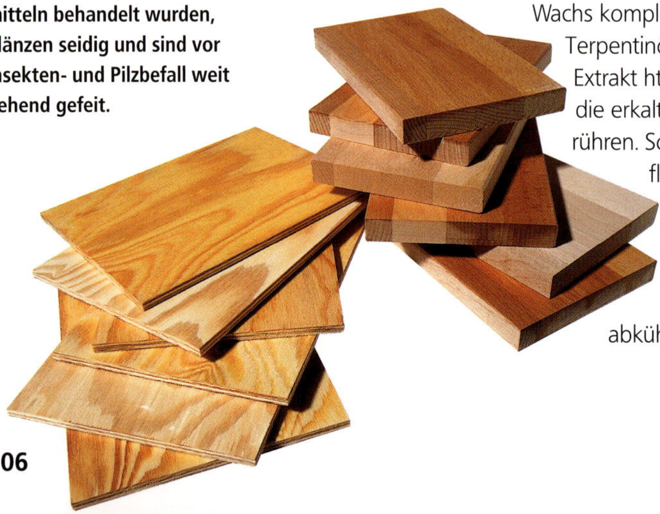

Gefäß auf der Herdplatte schmelzen und das heiße Wasser einrühren. Nach dem Abkühlen die ätherischen Öle, die zuvor mit dem Lösungsvermittler LV 41 gemischt wurden, sowie das Lebermoos-Extrakt ht zusetzen.
Die erkaltete Politur eignet sich für alle Hölzer und Möbelstücke. Sie reinigt und verleiht dem Holz einen schönen Glanz, besonders wenn nachpoliert wird.

Holzimprägnierung

5 g	Bienenwachs
37 g	Leinöl
15 g	Niemöl
40 g	echtes Terpentinöl
5 ml	Lebermoos-Extrakt ht
3 ml	Teebaumöl

Unsere Ölmischung ist gut geeignet, Hölzer im Innen- und Außenbereich zu imprägnieren. Sie ist auch eine ungiftige Konservierung für Vogelhäuschen.
Wachs in einem feuerfesten Gefäß, z. B. Becherglas, auf dem Herd oder im Wasserbad schmelzen und Lein- sowie Niemöl hinzufügen. Mischung gut umrühren, bis das Wachs komplett gelöst ist. Dann Terpentinöl, Lebermoos-Extrakt ht und Teebaumöl in die erkaltete Mischung rühren. Sollte das Wachs ausflocken, das Ganze noch einmal kurz erwärmen. Alles zügig durchrühren und die Mischung abkühlen lassen.
Diese – eventuell nach einem vorherigen Holzschliff – mit einem Pinsel auf das Holz auftragen und gut einziehen lassen. Bei Innenanwendung gut lüften.

Ungebetene Gäste – Kampf den Schädlingen

Schädlinge sind ein naturgegebener Teil der belebten Umwelt. So lange sich deren Vorkommen auf den natürlichen Lebensraum beschränkt, bilden sie einen erheblichen Teil des Ökosystems „Erde“. Der Mensch schafft durch seine Lebensweise in vielen Fällen erst die Bedingungen für eine ungehinderte Vermehrung. Gründe sind z. B. beheizte und feuchte Räume, helles Licht und das Anlegen von Vorräten aller Art. Seit Menschengedenken ist man bemüht, Schädlinge aus der häuslichen Umgebung zu verbannen. Dabei geht es nicht nur um den eigenen Schutz, sondern auch um den unserer Haustiere und wertvoller Nahrungsvorräte.

Es grünt so grün – Schimmel im Haus

Schimmel im Haus ist nicht nur für die Gesundheit schädlich; er kann auch die Bausubstanz angreifen. Schimmelpilze können tief ins Mauerwerk hineinwachsen und dieses regelrecht zerfressen.
Schimmelflecken an Tapete, Wandfarbe und in Kachelfugen sehen nicht nur hässlich aus, sondern sie können Anlass zur Qual für Allergiker werden. Es sind nicht unbedingt die Schimmelpilze selbst, die diese Probleme hervorrufen, sondern die Sporen und Stoffwechselprodukte der Pflanzen und Bakterien, die sich auf dem Schimmelteppich ansiedeln.

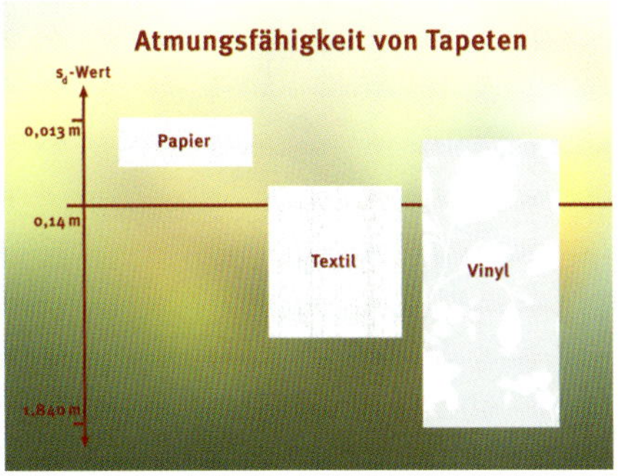

Die Dampfdurchlässigkeit von Wandbelägen wird im sd-Wert gemessen. Papiertapeten sind die Spitzenreiter.

Lebermoosspray

5 ml	Lebermoos-Extrakt ht
10 ml	Wasser
10 ml	Kosmetisches Basiswasser

Lebermoos-Extrakt ht, Wasser und Alkohol miteinander vermischen und in eine kleine Pump-Spraydose füllen. Dieses Spray eignet sich zur Vorbeugung und nachhaltigen Bekämpfung von Schimmelverunreinigungen. Obst- und Brotkörbe können damit behandelt werden. Es eignet sich aber auch zur Behandlung von feuchten Ecken, insbesondere solchen mit Teppichbelag und anderen schimmelanfälligen Orten.

hobbythek-Wischwasser gegen Schimmel

(für 10 l Wasser)

5 ml	Lebermoos-Extrakt ht
10 ml	Facetensid ht
5 ml	Oranex ht

Lebermoosextrakt zu Facetensid und Oranex geben. Dieser Reiniger ist besonders zu empfehlen, wenn Kinder auf dem Boden spielen.

Damit es gar nicht erst zur Schimmelbildung kommt, lässt sich vorbeugen:

- Wohnung richtig lüften. Es ist keine Energieverschwendung, wenn regelmäßig für einen nachhaltigen Luftaustausch gesorgt wird (siehe Grafik).
- Kältebrücken vermeiden durch eine gute Außenisolierung. An kalten Wandflächen kann sich schnell Kondenswasser bilden, das sich hinter der Fußbodenleiste sammelt.
- Für atmungsaktive Wandbeläge sorgen. Dadurch kann überschüssige Luftfeuchtigkeit vom Mauerwerk aufgenommen und später wieder abgegeben werden. Vermeiden Sie Latexfarben und Vinyltapeten.
  Zur exakten Mengenermittlung von Farbe und Tapete entsprechend der Raumgröße hilft unser **interaktiver Bedarfsrechner** unter **www.hobbythek.de/dyn/13879.phtml**

So lüften Sie richtig.

Wirkung der natürlichen Lüftung	Lüftungsart Fensterstellung	Ungefähre Dauer der Lüftung, um einen Luftwechsel zu erzielen
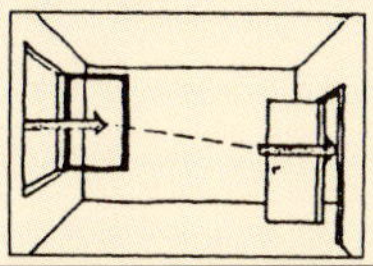	Fenster und gegenüberliegende Tür/Fenster ganz offen **– Querlüftung –**	1 bis 5 Minuten
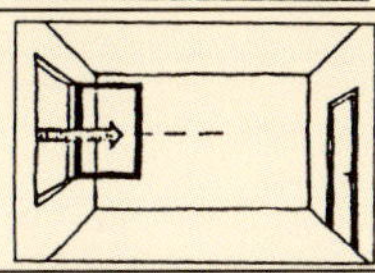	Fenster ganz offen **– Stoßlüftung –**	5 bis 10 Minuten
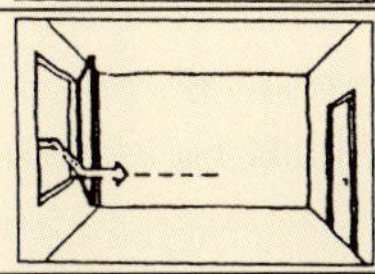	Fenster halb offen	10 bis 15 Minuten
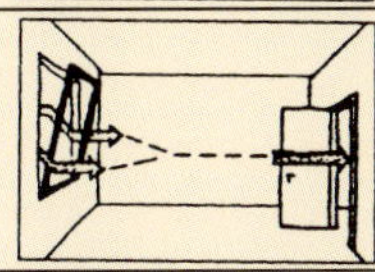	Fenster gekippt und gegenüberliegende Tür ganz offen **– Querlüftung –**	15 bis 30 Minuten
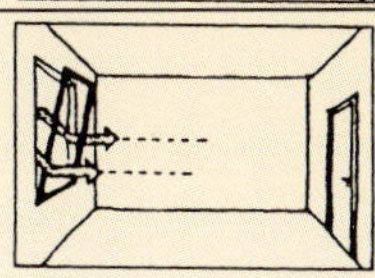	Fenster gekippt	30 bis 60 Minuten

Anti-Schimmelpaste ht

2 EL	Gruwash ht
2 EL	Eureco liquid ht
4 EL	warmes Wasser

Verrühren Sie Gruwash und Eureco liquid gründlich (ca. eine Minute lang) mit dem zugegebenen Wasser. Es entsteht eine Paste, die Sie z. B. mit einem Küchenpinsel auf die befallenen Stellen auftragen können. Lassen Sie sie ca. eine halbe Stunde einwirken. Danach gründlich mit klarem Wasser abwaschen. Die Paste setzt desinfizierenden Sauerstoff frei und rückt damit Pilzen und Bakterien zu Leibe. Sie eignet sich ausschließlich für kleine und frische Schimmelstellen. Andernfalls muss gründlich saniert werden.

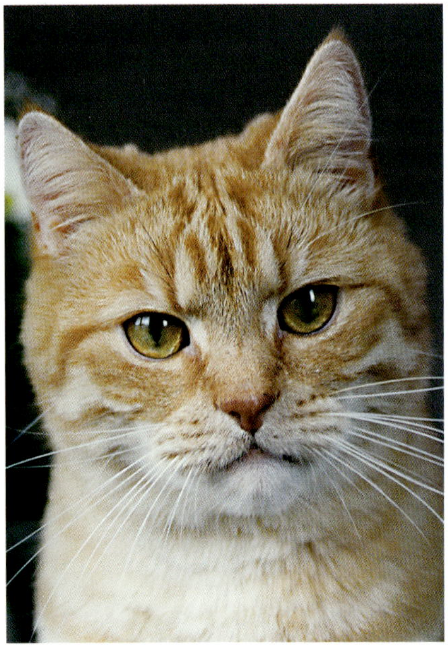

Mit Niem lässt sich „flohfrei" mit Katzen leben.

Floh & Co.

Der Menschenfloh soll mittlerweile auf der Liste der bedrohten Tierarten stehen. In Mitteleuropa gilt er bereits als ausgestorben. Katzen- und Hundeflöhe gibt es hingegen en masse. Diese ernähren sich aber keineswegs nur von Tierblut, sondern zapfen auch sehr gerne den Menschen an. Die Flohbekämpfung hilft also nicht nur unserem Haustier, sondern auch uns.

hobbythek-Wischwasser gegen Flöhe und andere Ungeziefer

(für 5 l Wasser)

5 ml	Facetensid ht
2,5 ml	Niemöl
2,5 ml	Oranex ht
12 g	gemahlene Niemsamen
250 ml	lauwarmes Wasser

Zur Bekämpfung der Flohlarven, die gern in Fußbodenritzen leben, empfiehlt sich unser Wischwasser, das auch gegen andere Ungeziefer hilft. Die gemahlenen Niemsamen in einem einfachen Küchengefäß mit dem Wasser übergießen, gut rühren und unter weiterem häufigen Rühren mindestens drei Stunden stehen lassen. Dann die Brühe durch einen Damenfeinstrumpf gießen. Facetensid, Niemöl und Oranex in einem separaten Gefäß verrühren und zum wässrigen Niemextrakt hinzugeben.

Ungeziefersäckchen „Floh"

25 g	gemahlene Niemsamen
25 g	getrocknete Lavendelblüten
20 Tr.	Lavendelöl
	Baumwolltaschentuch

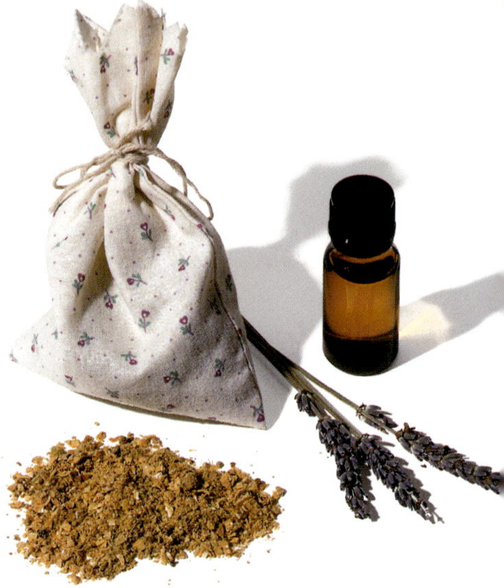

Der Geruch von Lavendel und Niem wird in der Regel von Haustieren akzeptiert.

Der Schlafplatz Ihres Haustieres kann mit diesem Ungeziefersäckchen vorbeugend gegen Flöhe behandelt werden. Niemsamen und Lavendelblüten mischen, Lavendelöl darauf tropfen, auf ein großes Baumwolltaschentuch geben und zubinden. Auch ein genähtes Baumwollbeutelchen ist geeignet.

Mücken – Blut saugende Minimonster

Bei den Mücken sind es ausschließlich die Weibchen, die uns stechen, Mückenmännchen sind dazu nicht in der Lage. Die Weibchen benötigen das Blut für ihre Eiablage, denn über diesen Weg verschaffen sie sich die nötigen Eiweiße für die Eiproduktion. Auch Mücken reagieren empfindlich auf Düfte. Während sie Schweiß und Körpergeruch äußerst anziehend finden, fliehen sie geradezu vor bestimmten ätherischen Ölen.

Mückenmilch ht

5 ml	Tomatengrün
5 ml	Palmarosaöl
5 ml	Eukalyptus-citriodora-Öl
5 ml	Lavendelöl
5 ml	LV 41
30 ml	kosmetisches Basiswasser
100 ml	Wasser

Öle, Lösungsvermittler und Alkohol vermischen und mit dem Wasser verdünnen, so dass eine Milch entsteht. Diese Milch tragen Sie auf die Haut auf und erhalten so einen wirksamen Schutz.

Mückengel gegen Juckreiz

30 ml	Wasser
1 Messl.	Xanthan
10 Tr.	Teebaumöl
1 Tr.	Strohblumenöl
10 ml	Hamameliswasser
18 Tr.	Meristemextrakt
1 Messl.	LV 41

Nicht immer ist ein Mückenmittel zur Hand, nicht immer lässt sich ein Mückenstich verhindern. Wenn so ein kleines Biest zugestochen hat, hilft es, das Gel möglichst rasch auf die Einstichstelle zu geben. Wasser in ein Becherglas füllen, Xanthan einstreuen und sorgfältig verrühren, bis es aufgequollen ist. Hamameliswasser und Meristemextrakt separat vermischen und mitsamt den Ölen in das Gel gießen. Lösungsvermittler hinzugeben und alles gut verrühren.

Der goldene hobby-Tipp

Fliegen mögen sehr gerne Süßes und lassen sich aufgrund dieser Vorliebe leicht in eine Falle locken:

10 g Zucker
1 TL Frusip's Kirsche
0,5-Liter-Kunststoffflasche

Von der Flasche werden das obere und untere Drittel abgetrennt und zusammengesteckt. Da hinein kommt die gut vermischte Zucker-Frusip's-Lösung. Die Fliegen kommen, angelockt durch den süßen Duft, durch die enge Öffnung und finden danach nicht mehr heraus.

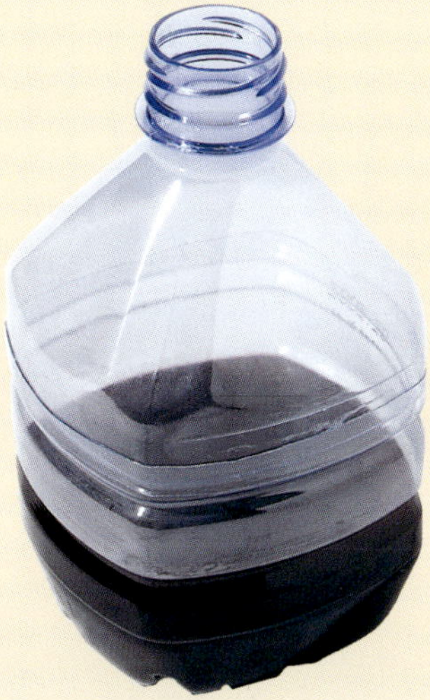

Hausstaubmilben – riskante Mitbewohner

Milben gehören zu den Spinnentieren und können wahre Quälgeister sein. Da sie weniger als einen Millimeter messen, sind sie kaum sichtbar. Milben gibt es im Hausstaub, aber auch an Pflanzen und in der Natur. Hausstaubmilben lieben es warm und feucht. Deshalb findet man sie oft in Matratzen und textilen Polstermöbeln, wo sie sich von Hautschuppen ernähren, von denen ein Mensch pro Tag etwa eineinhalb Gramm absondert. Die Ausscheidungen der Milben machen Allergikern oft zu schaffen. Ein paar Tipps zur Vorbeugung:

- Bettzeug und Matratzen regelmäßig lüften und in die Sonne legen, denn die UV-Strahlung des Sonnenlichts tötet Milben in einem gewissen Rahmen ab.
- Matratzen von Zeit zu Zeit absaugen, um Staub aus Steppnähten zu entfernen.
- Matratzen mit einem milbendichten Überzug (Bezugsquellen) beziehen.
- Polstermöbel durch Ledergarnituren oder Holzmöbel ersetzen.
- Zusätzliche Hilfe gegen die ungebetenen Gäste und weitere Allergie auslösende Stoffe bietet unser Anti-Allergiespray.

Anti-Allergiespray

10 ml	Niemöl-Fluid ht
1 ml	Lebermoos-Extrakt ht
70 ml	kosmetisches Basiswasser

Alle Zutaten miteinander vermischen und in eine Pumpspraydose füllen. Bettwäsche, Kopfkissen, Federbetten und Matratzen können damit gründlich eingesprüht werden. Es hinterlässt weder Geruch noch Flecken.

Der goldene hobby-Tipp

Die Empfehlung für Hausstaub-Allergiker, die eigenen vier Wände mit glatten und wischbaren Böden auszustatten, konnten aktuelle Untersuchungen nicht bestätigen. Werden Parkett-, Laminat- oder Korkböden nicht täglich feucht gewischt, werden beim Gehen sehr schnell Staubflocken aufgewirbelt. Die Gesellschaft für Umwelt- und Innenraumanalytik in Mönchengladbach hat die Raumluft in Abhängigkeit von diversen Bodenbelägen analysiert. Danach können textile Bodenbeläge im Vergleich zu glatten Böden weitaus mehr Staub festhalten. Beim Kauf ist auf kurzflorige und dichte Ware zu achten. Zweimal wöchentlich sollte ein Staubsauger mit hohem Staubrückhaltevermögen (HEPA) zum Einsatz kommen. Achten Sie auf das TÜV-Siegel „Für Allergiker geeignet" (Bezugsquellen).

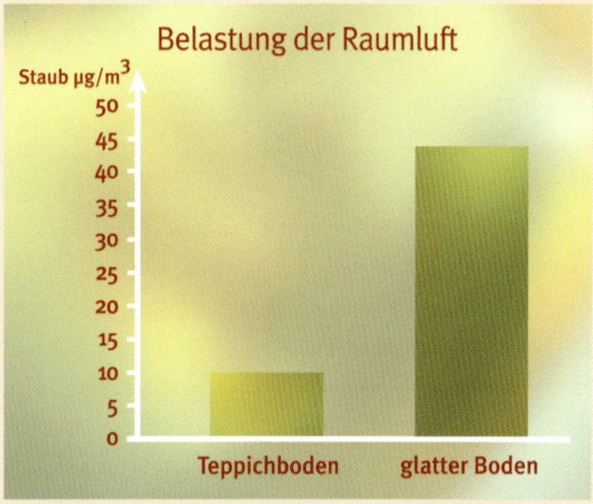

WÄSCHE WASCHEN MIT WEISSER WESTE

„Schmutzige Wäsche waschen" gehört zum Alltag – ein Thema, das mir seit der Kindheit besonders vertraut ist. Es ist, wenn Sie so wollen, eine Reise zurück zu meinen Wurzeln, denn meine Großmutter und später meine Mutter hatten im luxemburgischen Remich einen kleinen Laden, in dem vieles von dem angeboten wurde, was dem Entfernen oder Verhindern von Schmutz aller Art diente – am ehesten mit einem Drugstore zu vergleichen.
Am Waschtag, der früher bestenfalls einmal monatlich stattfand, wurde die Wäsche zunächst eine Nacht in Sodalauge eingeweicht. Zusätzlich kam noch ein Bleichwasser auf Chlorwasserbasis hinein, dessen penetranter Geruch mir heute noch in der Nase steckt. In einem großen, mit Holz und Briketts geheizten Wasserkessel wurde sie dann aufgekocht und im noch heißen Zustand auf einem Leiterkarren an die Mosel kutschiert und dort im Flusswasser weiterbearbeitet. Die Wäsche wurde von Hausfrauen kräftig geschrubbt oder mit dem Waschflegel geschlagen. Schließlich wurde sie im Flusswasser gespült und vor dem Trocknen kräftig ausgewrungen.

Mit der Natur wurde zur damaligen Zeit nicht besonders freundlich umgegangen. Härteste Chemie gab es damals schon, aber kein Umweltbewusstsein und auch das Waschpulver, das in den 50er Jahren aus Amerika oder England importiert wurde, war nach heutigen ökologischen Gesichtspunkten katastrophal.
Vielleicht ist das einer der Gründe, dass ich mich schon sehr früh mit Themen aus dem Schmutz-, Flecken- und Wäschebereich beschäftigt habe. Dank eines überaus praktischen und umweltfreundlichen Waschkonzepts à la hobbythek ist es heute möglich geworden, von ökologisch nach wie vor bedenklichen Universalwaschmitteln Abstand zu nehmen.

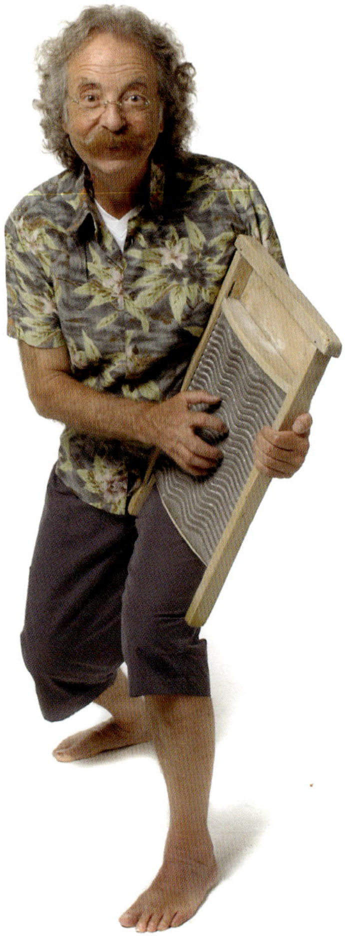

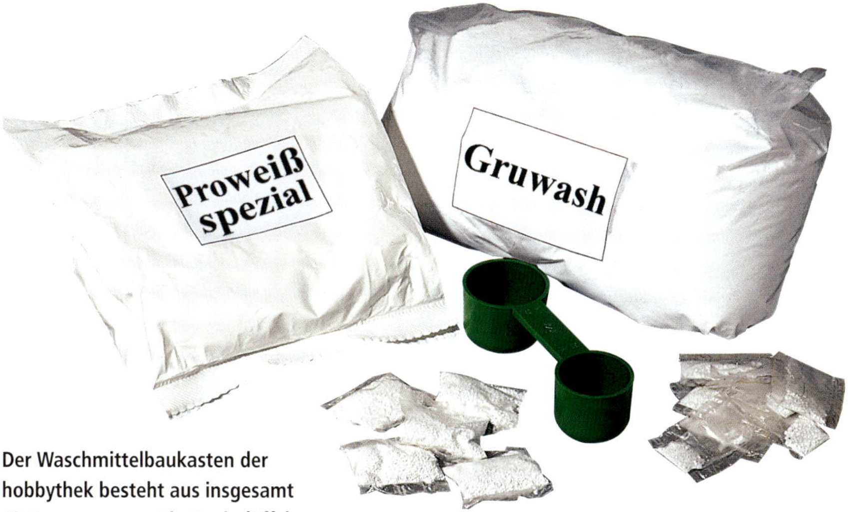

Der Waschmittelbaukasten der hobbythek besteht aus insgesamt 13 Komponenten. Ein Dosierlöffel hilft beim Abmessen der Mengen.

Der hobbythek-Waschmittel-baukasten

Als wir im Jahre 1989 unseren ersten Waschmittelbaukasten vorstellten, wurden wir von der Waschmittelindustrie belächelt. Niemand konnte sich vorstellen, dass die Verbraucher sich die Mühe machen würden, die Substanzen für jeden Waschgang extra zusammenzustellen. Heute sieht das etwas anders aus. Baukasten-Systeme sind längst keine Exoten mehr, die es nur im Bio-Laden zu kaufen gibt.
Sämtliche Bestandteile unseres Baukasten-Systems sind biologisch abbaubar und werden bereits ab 20 bis 40 °C aktiv. Es lässt sich also eine Menge Strom sparen.

Die aktualisierte Dosierungs-Tabelle für den „hobbythek-Waschmittel-Baukasten-2004" finden Sie im Anhang.

Die Tenside des hobbythek-Waschmittelbaukastens

Gruwash ht

Unser neues Grundwaschmittel Gruwash ht steht als Granulat oder flüssiges Konzentrat zur Verfügung. Es enthält im Wesentlichen drei Tenside, die aus nachwachsenden Rohstoffen gewonnen werden und in kurzer Zeit restlos abbaubar sind. Diese drei Tenside sind:

- ein Fettalkoholsulfat (FAS)
- ein Alkylpolyglucosid (APG), das aus Zucker bzw. Stärke synthetisiert ist
- eine Mischung aus Fettalkoholethoxylat (FAEO) und Fettsäuren auf der Basis von Kokosöl und Palmkernöl

Außerdem enthält Gruwash ht ein Schichtsilikat, das Wasser enthärtet und den Farbschutz **Probunt ht**

Bawos ht

Bawos ht (Abkürzung für **Ba**siswaschmittel für **Wo**lle und **S**eide) ist unser besonders schonendes Waschmittel. Es ist aber auch für Leder- und Vlies und für Sportbekleidung aus Mikrofaser geeignet. Mit Bawos ht kann man sogar waschbare Jacken mit Daunen- oder Vliesfüllungen sowie waschbare Pelze und Felle waschen. Es ist im Gegensatz zum alkalischen Gruwash ht chemisch schwach sauer, weil Wolle und Seide sonst leiden würden. Bawos ht enthält ein Tensid auf der Basis von Kokosöl und außerdem das kationische Tensid Esterquat. Dieses Esterquat wirkt wie ein Weichspüler, so dass bei Bawos ht kein zusätzlicher Weichspüler verwendet werden darf (siehe Seite 113).

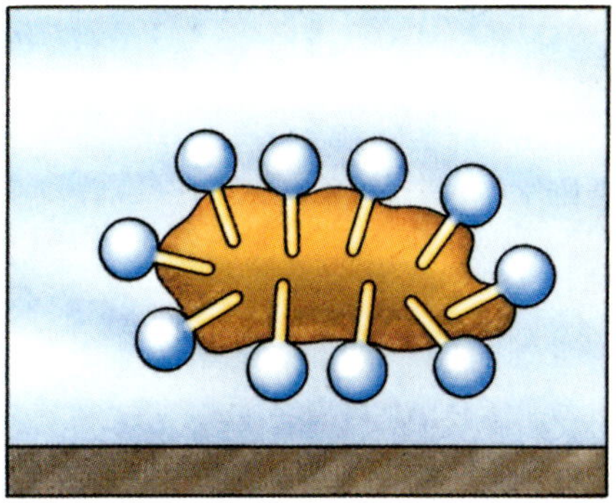

Ein Tensidmolekül hat einen wasserliebenden (hydrophilen) Kopf und einen fettliebenden (lipophilen) Schwanz. Die Tenside des Waschmittels dringen in den fettigen Schmutz ein und transportieren ihn im Wasser fort.

Die Enzyme des hobbythek-Waschmittelbaukastens

Biozym SE ht

Biozym SE ht enthält Amylase und Protease. Die Amylase baut die **S**tärke im Schmutz der Wäsche ab – also z.B. Kakaoflecken – die Protease entfernt **e**iweißhaltige Flecken wie Blut oder Ei. Normalerweise erreichen diese Enzyme ihre größte Wirksamkeit erst bei 40 bis 50 °C. Unsere Enzyme entfalten jedoch bereits bei 30 °C ihre volle Wirksamkeit.

Biozym F ht

Dieses Biozym enthält so genannte Lipase, die **F**ette abbauen. Bei normaler Verschmutzung braucht es gar nicht in die Waschmaschine mit hineingegeben zu werden.

Biozym P ht

Biozym P ht enthält das so genannte Enzym ***P***ankreatin aus den Bauchspeicheldrüsen von Schweinen. Verschmutzungen durch Bratfette und Öle, fetthaltige Kosmetika, Hautfett sowie Kakao, Soßen und Babykost, Ei, Blut und Milch sind damit problemlos zu entfernen.

Die Bleichmittel des hobbythek-Waschmittelbaukastens

Proweiß Spezial ht

Bei den herkömmlichen Waschmitteln benutzt man Bleichmittel, wie Perborat oder Percarbonat, die erst bei 50 bis 60 °C wirken. Unser Pulver-Bleichmittel Proweiß Spezial ht wird hingegen schon bei 20 °C wirksam und entfaltet seine volle Leistung bei 30 bis 40 °C. Dafür ist eine spezielle Säure verantwortlich, die im Proweiß Spezial ht enthalten ist: die Phthalimidoperoxohexansäure (PAP). Sie spaltet schon bei niedrigen Temperaturen Sauerstoff ab, der für die Bleiche und Entkeimung der Wäsche sorgt.

Eureco liquid ht

Eureco liquid ht ist der aktuellste Neuzugang unseres Waschmittel-Baukastens. Der italienischen Herstellerfirma ist es 2002 gelungen, das erfolgreiche Bleichmittel Eureco® auch in flüssiger Form herzustellen. Wegen seiner milden bleichenden und antibakteriellen Wirkung wird der Wirkstoff PAP sogar in geringen Mengen in Zahnpasta eingesetzt.

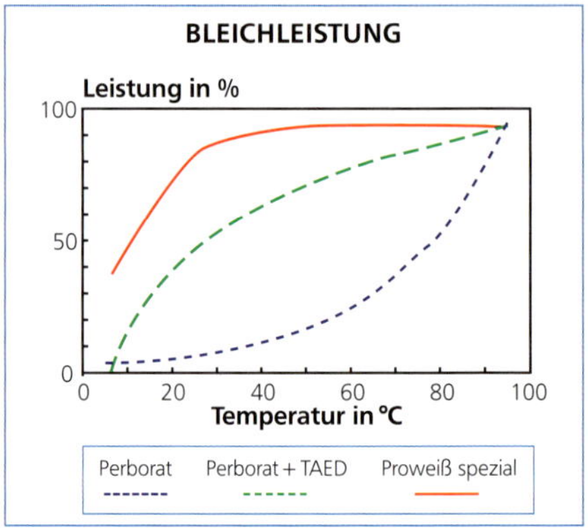

Bereits bei 30 °C entfaltet das Kaltbleichmittel PAP seine volle Wirkung.

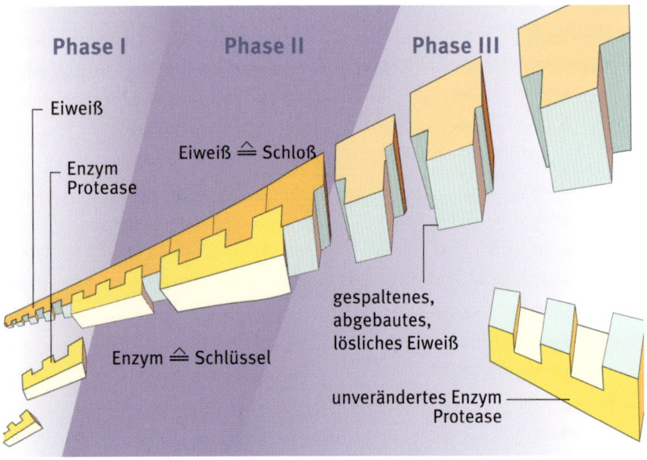

Enzyme arbeiten wie Schlüssel, die das Schloss – hier unlösliches Eiweiß – „öffnen", so dass es löslich wird. Das Enzym geht unverändert aus diesem Vorgang hervor.

Der Farbschutz des hobbythek-Waschmittelbaukastens

Probunt ht

Probunt ht verhindert das Verfärben Ihrer Wäsche und schützt sie zugleich vor der Wirkung optischer Aufheller, die in weißen Textilien oft schon bei der Fabrikation eingearbeitet werden. Probunt ht lagert sich an den Farbmolekülen an, die sich aus dem Textil gelöst haben, hält sie fest und hindert sie so daran, sich an anderen Stellen festzusetzen. Bewirkt wird dieses Kunststück durch ein wasserlösliches Harz, eine Kombination aus Polyvinylpyrrolidon (PVP) und Polyvinylimidazol (PVI). Beide Stoffe sind ökologisch unbedenklich.

Prohell ht

Unser Aufheller ist zwar nicht ganz unproblematisch, aber besser biologisch abbaubar, als die gängigen optischen Aufheller der Industrie. Aufheller lassen weiße Kleidung noch weißer erscheinen, da sie den unsichtbaren UV-Anteil des Sonnenlichts in weißes Licht umwandeln. Sie sollten aber auch Prohell ht nur in besonderen Fällen verwenden, z.B. bei weißen Kitteln.

Die Kalkentferner des hobbythek-Waschmittelbaukastens

Waweich ht

Unser Wasserenthärter Waweich ht macht das Wasser weich, indem es ihm die Calcium- und Magnesiumionen entzieht und gegen Natriumionen austauscht. Es handelt sich dabei um ein ökologisch unbedenkliches Schichtsilikat, das Sie ab Wasserhärte IV gesondert zugeben müssen. Mit einem Teststreifen (Bezugsquellen) können Sie schnell und leicht die Wasserhärte Ihres Waschwassers ermitteln.

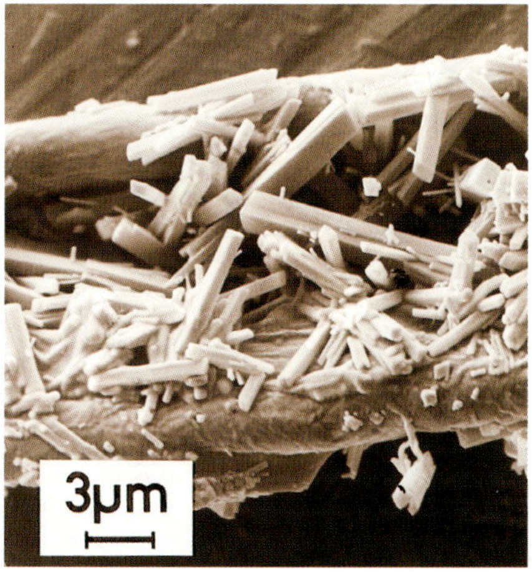

Kalweg ht

Kalweg ht ist ein gesundheitlich völlig unschädliches Entkalkungsmittel, das aus 50%iger Zitronensäure besteht. Es löst nicht nur Kalk aus der Faser, sondern entkalkt außerdem die Waschmaschine, insbesondere die Heizstäbe. Es befindet sich auch in unserem Spülmittelklarspüler **Proklar ht** (siehe Seite 104). Kalweg ht beseitigt auch Kalkflecken von Kacheln und Spiegeln und entkalkt auch Kaffeemaschinen, Wasserkocher, etc.

Die Pflegestoffe des hobbythek-Waschmittelbaukastens

Proweich ht

Proweich ht ist unser Weichspüler, bestehend aus kationischem Esterquat, das auch in unserem Wollwaschmittel Bawos ht enthalten ist. Dieses Tensid hat eine Art Sollbruchstelle und zerfällt daher im Abwasser schnell in kleinere Teile, die dann von den Mikroorganismen in der Kläranlage relativ leicht „geknackt" werden können. Proweich ht macht Baumwollwäsche weich und synthetische Fasern antistatisch.

Waschmittelduft ht

Sämtliche Rohstoffe in unserem Waschmittelbaukasten sind unparfümiert, weil immer mehr Menschen auf die allgegenwärtige Duftluft aus dem Chemielabor

Solche Kalkkristalle, die sich beim Waschen mit hartem Wasser auf der Wäsche ablagern können, schädigen die Fasern und halten Fettflecken im Gewebe fest.

Der goldene hobby-Tipp

Das richtige Know-how beim Wäschewaschen:

- Verschwitzte Sportkleidung möglichst sofort waschen und nicht antrocknen lassen.
- Neue Kleidung, insbesondere Kinder- und Babykleidung, vor dem Tragen auf jeden Fall ein- bis zweimal waschen, um gesundheitsschädliche Rückstände der Produktion zu entfernen.
- Reißverschlüsse schließen, damit andere Wäschestücke nicht beschädigt werden. Gleiches gilt für Klettverschlüsse, auf denen sich sonst Flusen festsetzen.
- Papiertaschentücher aus Hosentaschen entfernen. Ein einziges Taschentuch kann die ganze Wäsche mit winzigen hartnäckigen Flusen überziehen.
- Gewaschene Wäsche möglichst gleich aufhängen. Das erspart überflüssige Knitterfalten und damit Bügeln.
- Ein paar Tropfen Waschmittelduft in den Wassertank des Dampfbügeleisens verbreiten einen angenehm frischen Geruch.

allergisch reagieren. Wer duftende Wäsche mag, kann sich leicht ein Waschmittelparfüm herstellen:

Waschmittelduft ht

10 Teile	ätherisches Öl (z. B. Lavendel Orange, Mandarine)
1 Teil	LV 41

Einfach Öl und Lösungsvermittler gut vermischen.

Fleck weg! Fleckentfernung leicht gemacht

Wer hat sich nicht schon einmal über Flecken auf der Kleidung geärgert. Meist stechen sie gerade dann ins Auge, wenn es einem überhaupt nicht in den Kram passt oder man in Eile ist. Flecken sind ein alltägliches und altbekanntes Ärgernis. Im 18. Jahrhundert entstand aus dieser Not sogar ein neuer Berufsstand, der sich ausschließlich damit befasste, Flecken aus der Kleidung zu entfernen. Man nannte ihn „Détacheur", zu deutsch *Entflecker*.
Wer heute ein Problem mit Flecken hat, gibt sein Kleidungsstück in der Regel in die chemische Reinigung. Aber das ist meist gar nicht nötig, denn auch zu Hause kann man mit ein paar Tipps Flecken erfolgreich entfernen. Dabei gilt grundsätzlich: Je frischer der Fleck, umso besser geht er weg. Manche Flecken, wie Eiweiß- oder Blutflecken, altern nämlich und andere, z. B. Fettflecken, ziehen mit der Zeit immer tiefer ins Gewebe ein.

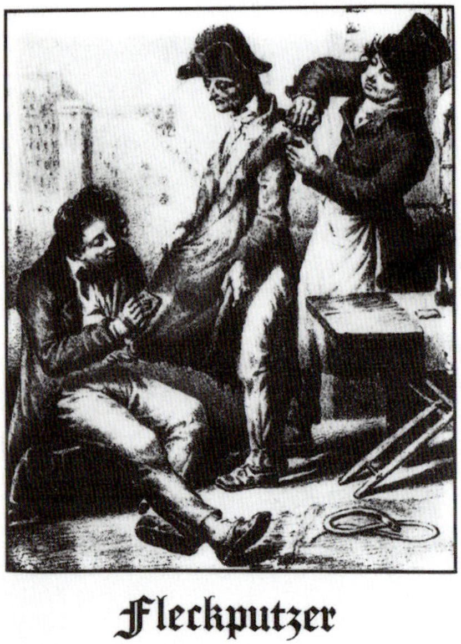

Fleckputzer zogen im 18. und 19. Jahrhundert über Land und übten ihr Handwerk auf Straßen und Plätzen aus.

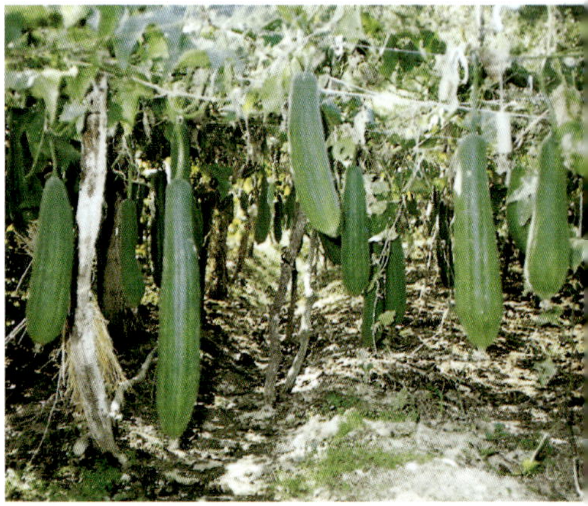

Luffa wird heute weit gehend in Südostasien und Fernost unter horizontalen Holzgerüsten angebaut.

Luffa – das pflanzliche „Putzwunder"

Die Engländer sollen die ersten Europäer gewesen sein, die sich der fantastischen Eigenschaften der Luffa-Pflanze bewusst waren.
Als einer englischen Schriftstellerin im 19. Jahrhundert anlässlich einer Forschungsreise erlaubt wurde, einen Harem zu besuchen, wunderte sie sich – so jedenfalls die Überlieferung – über die Zartheit und Weichheit der Haut der Haremsdamen. Und sie fand die Lösung darin, dass diese Frauen bei der ausgedehnten Morgentoilette ein schwammartiges Gebilde – Luffa – verwendeten; und zwar im trockenen Zustand zur Massage und im nassen als milden Schwamm.
Luffa – wegen seiner Form auch Luffagurke genannt – ist das Zellgerüst einer tropischen Kürbispflanze. In einem Fermentationsprozess werden Fruchtfleisch und Flüssigkeit aus der Frucht entfernt, nach dem Auswaschen bleibt das feste Zellgerüst zurück.
Im trockenen Zustand ist dieses Gewebe fest genug für eine Massage; im nassen, weichen Zustand wirkt es aber immer noch kräftiger, als z. B. ein Waschlappen. Luffa macht sich aber auch bei der Reinigung im Haushalt nützlich. Es kann den synthetischen Hartschwamm oder sogar feinste Stahlwolle ersetzen, als Topf und Pfannenreiniger dienen, zum Säubern von Kacheln, Waschbecken und Badewannen oder um lack- und glasschonend Insekten vom Auto zu entfernen.
In Ländern, die sich in der wirtschaftlichen Entwicklung befinden, wie den Philippinen, Malaysia oder China etc., gibt die genügsame Luffa-Pflanze den Bauern die Möglichkeit, auch ohne allzu extensive Landwirtschaft Erträge zu erwirtschaften, die über das Lebensminimum hinausgehen.

Auf die Unterlage kommt's an

Eine saugfähige Unterlage ist Voraussetzung für eine gute Fleckentfernung. Der gelöste Fleck geht dann aus dem Textil in die Unterlage über. Hierzu eignen sich ältere, saubere, farbechte Frottiertücher sowie ausgediente Bett- oder Tischwäsche. Unter diese Unterlagen wird ein *Luffa*-Schwamm gelegt.

Haben die untergelegten Stoffe die Flecksubstanzen und die Fleckenmittel aufgenommen, so verschieben Sie sie oder wechseln sie aus. Frottiertuch, Luffa usw. können danach natürlich wieder ausgewaschen werden.

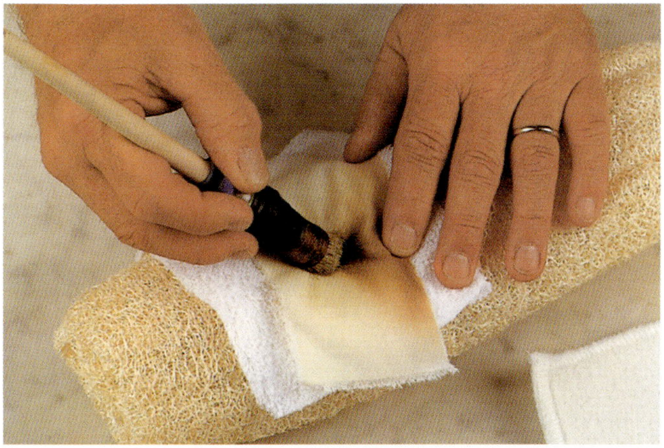

Mit einem kurzborstigen Pinsel werden die Textilfasern gelockert und das Fleckenmittel kann besser in das Gewebe eindringen.

Fleckarten und ihre Entfernung

Das Problem ist, dass Flecken oft nicht nur aus einer einzigen Substanz bestehen. So sind z.B. in Soßenflecken Anteile von Fett, Mehl, Stärke, Eiweiß und Gewürzen enthalten, aber auch Farbstoffe aus Rotwein, der in vielen Soßen nicht fehlen darf.

Auf dieses vielseitige Gemisch müssen Sie sich beim Fleckenputzen einstellen, wobei der am schwierigsten zu entfernende Fleckanteil die Behandlungsmethode bestimmt.

Am inneren Saum lässt sich unauffällig prüfen, ob die Textilien das Fleckenmittel vertragen. Nach der Behandlung sollte das Kleidungsstück gewaschen werden, damit die Fleckmittel nicht auf dem Stoff zurückbleiben.

Fleck ist nicht gleich Fleck. Jeder Fleck stellt eine besondere Herausforderung dar. Es gibt:

Wasserlösliche Flecken

Dazu gehören Schweiß, Zucker, Honig, Staub.

Sie lassen sich ganz einfach mit klarem Wasser entfernen.

Enzymlösliche Flecken

Fett-, Eiweiß- und Stärkeflecken wie Soße, Blut, Eigelb oder Milch lassen sich vor dem Waschen mit den Enzymen der hobbythek entfernen.

Lösen Sie dazu einen Beutel **Biozym ht** in etwa 100 Milliliter lauwarmem Wasser auf und reiben Sie den Fleck mit dieser Lösung gut ein.

Anschließend decken Sie die betroffene Stelle für zwei bis vier Stunden mit einem Stück Plastikfolie ab, damit die Paste nicht austrocknet.

Öl- und Fettflecken

Sie können von pflanzlichen bzw. tierischen Fetten und Ölen stammen oder von Mineralölen bzw. –fetten, die aus Erdöl gewonnen werden. Dazu zählen Butter, Speiseöl, Margarine, Motoröl, Schmiere, Hautcremes, Lippenstifte, etc.

Öl- und Fettflecken lassen sich mit Tensiden emulgieren oder direkt in Lösungsmitteln lösen.

Vermischen Sie dazu einen Teelöffel **Gruwash ht** mit etwas warmem Wasser und tragen die Paste auf den Fleck auf.

Oder betupfen Sie den Fleck vom Rand her mit **Orafleck ht**. Diese Prozedur mehrmals wiederholen, bis sich der Fleck aus dem Gewebe löst.

Bleichbare Flecken

Hierzu gehören Flecken von Obst und Gemüse, Wein, Bier, Rotwein, Cognac, Limonade, Kaffee, Tee, Fruchtsäfte und Tinte. Sie müssen gebleicht werden.

Geben Sie dazu je einen Teelöffel **Eureco liquid ht** und einen Teelöffel **Gruwash ht** auf den Fleck. Auf diese Mischung träufeln Sie nun etwas warmes Wasser und verrühren das Ganze, bis eine cremige

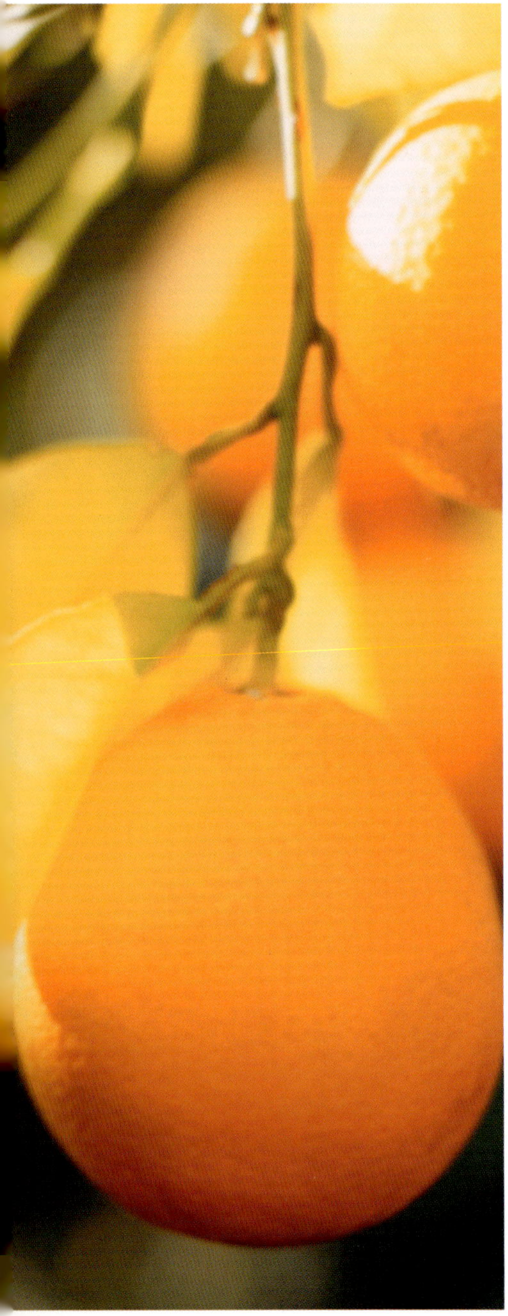

Paste entsteht, die durch den freigesetzten Sauerstoff etwas sprudelt. Anschließend betroffene Stelle für zwei bis vier Stunden mit einem Stück Plastikfolie abdecken.

Nicht auswaschbare Flecken
Zu solchen Flecken zählen z.B. Rost, Zink, Jod, Teer, Lack, etc., die nur schwer zu entfernen sind.
Allerdings lohnt sich immer ein Versuch mit **Orafleck ht** oder ganz besonders unserem Universal-Haushaltsreiniger **Oranex ht.**

Oranex ht und Orafleck ht – Heinzelmännchen aus der Orangenschale
Orangen und andere Zitrusfrüchte haben von der Natur wohl die beste Verpackung mitbekommen, die man sich denken kann. Weder Vögel noch Insekten, Pilze oder Bakterien können der unbeschädigten Fruchtschale etwas anhaben. Die Zitrusgewächse schützen ihre Früchte durch eine in der Schale enthaltene Komposition von ätherischen Ölen, wobei vor allem die so genannten Orangen- bzw. Zitrusterpene eine gute desinfizierende und desodorierende Wirkung haben.
Die hobbythek hat deshalb 1992 zwei Universalreiniger entwickelt, die auf natürlichem ätherischen Orangenöl basieren. Diese Öle werden sowohl durch Destillation, als auch durch Kaltpressung aus Orangenschalen gewonnen, die z.B. bei der Verfütterung in der Tierhaltung abfallen.

Unser **Oranex ht** besteht zu 70 % aus Orangenöl und zu 15 % aus Isopropanol als Lösungsmittel. Außerdem ist ein Tensid als Emulgator zugesetzt, damit sich das Orangenöl gut in Wasser löst. Oranex ht ist für den Menschen zwar nicht genießbar, aber weit gehend ungiftig. Oranex ht ist das ideale Universal-Reinigungsmittel für den gesamten Haushalt und kann auch mit anderen Putzmitteln kombiniert werden. Ganz nebenbei mindert es schlechte Gerüche und verbreitet einen angenehmen Duft. Siemens setzt es inzwischen anstelle von gesundheitsgefährdenden, chlorierten Kohlenwasserstoffen ein, um bei der Chipproduktion die Siliziumscheiben zu reinigen.
Orafleck ht besteht aus ätherischem Orangenöl, dem die Gelbfärbung entzogen wurde. Es ist daher besonders gut zur Fleckentfernung geeignet.

Der goldene hobby-Tipp

Ganz spezielle Fleckarten verlangen ganz spezielle Behandlungen:

- *Blutflecken* mit kaltem Wasser auswaschen. Bei zu heißem Wasser „brennen" sie sich im Gewebe fest.
- „Erste Hilfe" bei *Eigelb-* oder *Stärkeflecken*, z.B. Schokolade, Soße oder Blut, leistet Spucke. Im Speichel sind Enzyme vorhanden, die Eiweiß und Kohlenhydrate abbauen.
- *Kerzenwachs* wird zwischen Filterpapier ausgebügelt.
- *Kaugummiflecken* auf Textilien können Sie nach dem Einfrieren im Tiefkühlfach relativ leicht abkratzen.

GARTEN UND BALKON ALS GRÜNE OASE

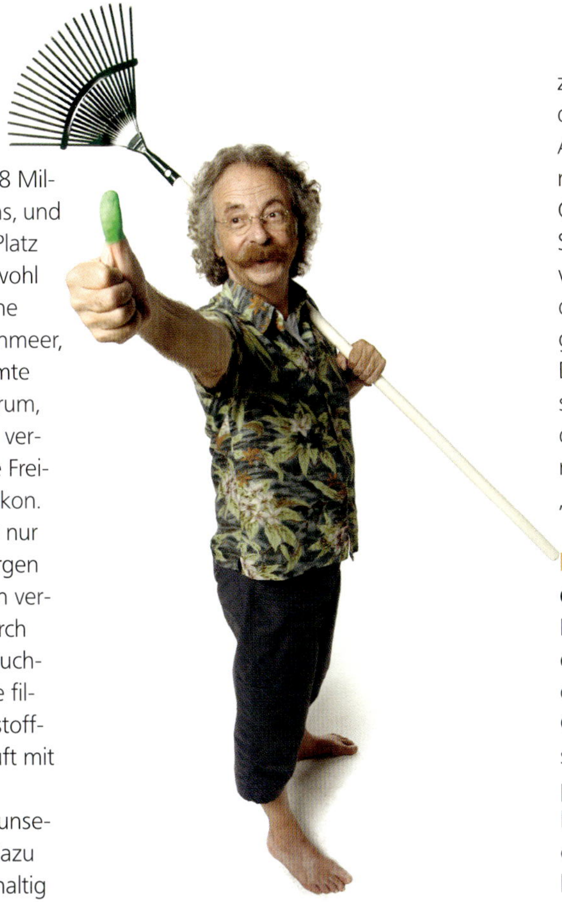

In Deutschland erfreuen sich rund 18 Millionen Bürger eines eigenen Gartens, und Gartenarbeit rangiert als Hobby auf Platz zwei. Dabei sieht der ideale Garten wohl für jeden von uns anders aus. Der eine träumt von einem kultivierten Blumenmeer, den anderen reizt eher die ungezähmte Wildnis. Vielen geht es im Garten darum, eigene Bedürfnisse und Wünsche zu verwirklichen. Gleiches gilt für die kleine Freiluftoase unserer Wohnung – den Balkon. Aber Pflanzen können mehr sein, als nur Augenschmaus. Als grüne Lunge sorgen sie für eine bessere Umwelt. Pflanzen verdunsten Wasser und erzeugen dadurch Kälte. Durch diese Verdunstung befeuchten sie zugleich die trockene Luft. Sie filtern die Luft und senken den Schadstoffgehalt. Außerdem reichern sie die Luft mit Sauerstoff an.

Doch leider tragen wir häufig durch unseren übertriebenen Lebensstandard dazu bei, der Botanik und der Natur nachhaltig zu schaden. Selbst Hobbygärtner können des Guten zu viel tun.

Aus lauter Liebe werden Pflanzen im Übermaß „umsorgt", d.h. gedüngt und mit viel Chemie gepflegt. Radikal wird mit giftigen Substanzen alles, was kreucht und fleucht, vertrieben. Schädliche Nebenwirkungen für die Natur werden dabei manches Mal vergessen.

Das Team der hobbythek hat oft bewiesen: Es geht auch viel sanfter. Wichtig war dabei stets, dass die Vorschläge auch denen gelingen, die nicht den berühmten „grünen Daumen" haben.

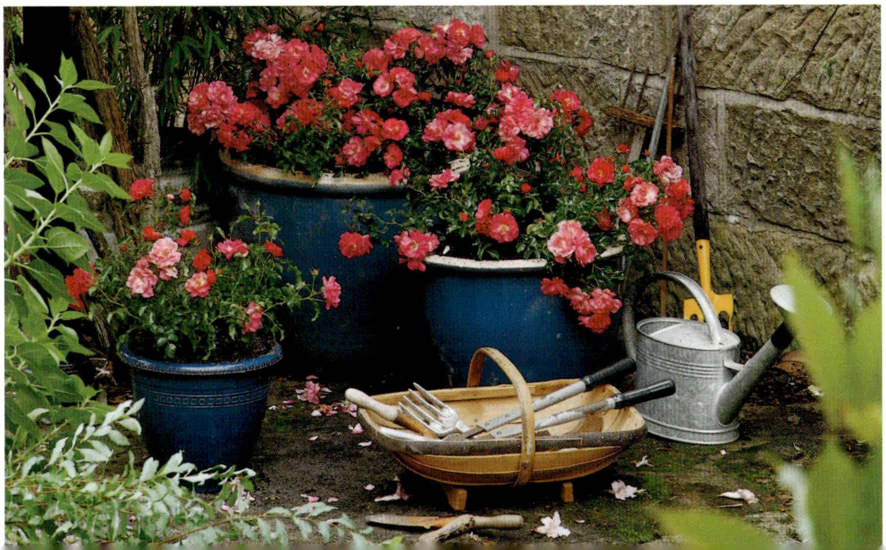

Mühe, die sich lohnt – die eigene Pflanzenzucht

Nicht nur Kräuter, sondern auch verschiedene Blumen und Gemüsepflanzen werden im Frühjahr als kleine Pflänzchen in Gartengeschäften angeboten. Natürlich sparen Sie Arbeit, wenn Sie diese „Fertigprodukte" einpflanzen. Doch oft ist die Freude daran schon nach wenigen Wochen dahin. Die Pflanzen wurden in Treibhäusern als Massenprodukte produziert und sind oft sehr anfällig. Wer seine Pflanzen selber zieht, der hat in der Regel den ganzen Sommer etwas davon. Außerdem sind Samen viel preisgünstiger als bereits angezogene Pflanzen.

Die richtige Aussaat

Frische Sämlinge benötigen keine Nährstoffe von außen. Zu viele Nährstoffe verbrennen die zarte Pflanze. Sand und Torf enthalten kaum Nährstoffe. Als besonders günstig hat sich eine Mischung aus beiden, nämlich die hobbythek-Erde I, erwiesen. Wir haben sie 1981 entwickelt.

hobbythek-Erde I	
1 Teil	Sand
2 Teile	Torf oder Kokossubstrat
	Wasser

Mischen Sie die Erden am besten in einem Haushaltseimer, der an der Innenwand eine Litereinteilung hat. Feuchten Sie den Torf und vor allem den Sand gut an, sonst rieselt der Sand schnell wieder nach unten durch. Die richtige Feuchtigkeit hat das Substrat, wenn daraus, kräftig in der Hand zusammengedrückt, einige Tropfen Wasser quellen. Das Kokosbrikett muss vorher mit der sieben- bis zehnfachen Menge Wasser versetzt werden.
Für die Anzucht der Samen benötigen Sie zunächst Aussaatgefäße, die eine Höhe von drei bis acht Zentimetern haben. Natürlich können Sie auch gut gesäuberte Joghurttöpfe, Margarinebecher oder Quarkschalen verwenden. Um Staunässe zu vermeiden wird der Boden mit einigen Löchern perforiert.
Füllen Sie die Aussaattöpfe zunächst drei Viertel voll und drücken Sie das Substrat fest.

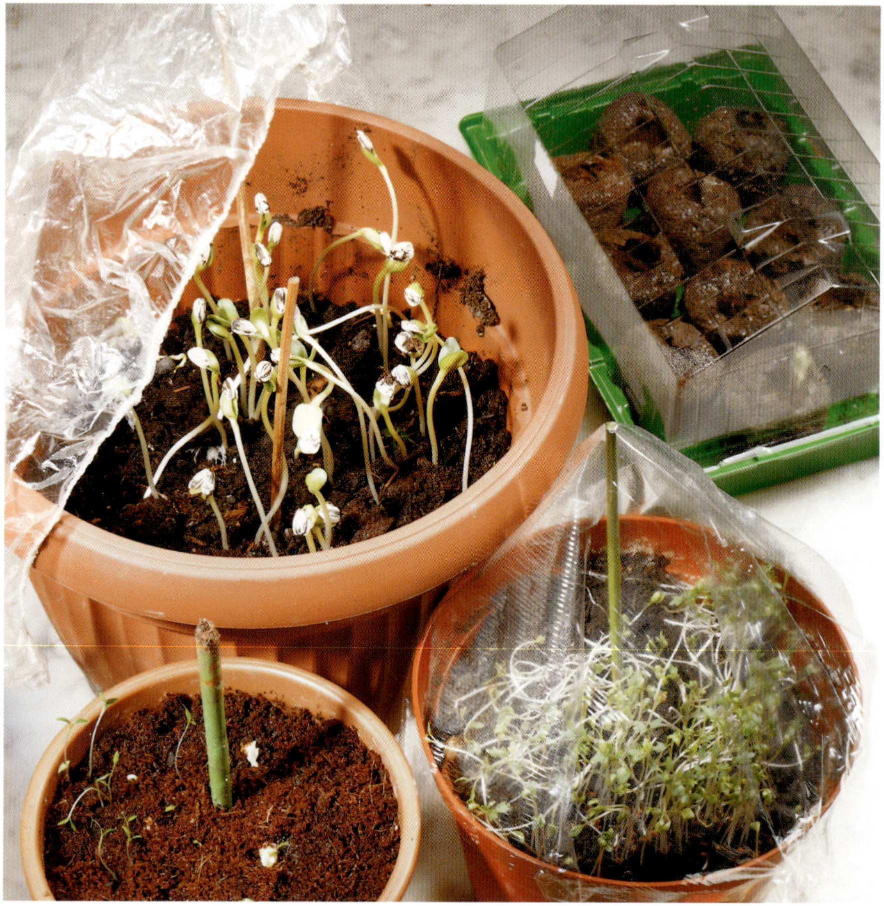

Schützen Sie die empfindlichen Keimlinge mit Plastikfolie vor Zugluft.

Feiner Samen (bis 1 mm) braucht nur aufgestreut zu werden, muss also nicht unter die Erdoberfläche gebracht werden. Achten Sie darauf, dass der Samen gleichmäßig verteilt ist, sonst behindern sich die jungen Pflänzchen gegenseitig im Wachstum.

Mittelgroße Samen (bis 5 mm) keimen am besten, wenn Sie sie leicht in die Oberfläche des Substrats drücken. Überdecken Sie dann das Ganze mit einer dünnen Torf- bzw. Kokosschicht; ein halber Zentimeter ist ausreichend. Die Schicht wird leicht angedrückt und gut befeuchtet.

Große Samenkörner (über 5 mm) sollten drei bis fünf Tage in Wasser vorquellen. Legen Sie die Samen einfach in ein wassergefülltes Gefäß, das nicht abgedeckt wird. Sobald die Samen abgesunken sind, haben sie die richtige „Keimfreudigkeit“. Ausgesät werden die so behandelten Samen wie die mittelgroßen Samen.

Um die zarten Keime vor Zugluft zu schützen, können Sie das Gefäß mit einer Plastikfolie, die durch einen Stab oder zwei

überkreuzte Drahtbögen in die Höhe gehalten wird, abdecken.
Nach fünf bis sechs Tagen können Sie die Aussaat belüften. Sobald sich die ersten Triebe an der Oberfläche zeigen, müssen Sie die Abdeckung entfernen. Sollten Sie in Ihrer Wohnung für die Anzucht nicht genügend Licht haben, hilft schon eine normale Leuchtstoffröhre. Noch mehr Erfolg versprechen Speziallampen, die ein leicht violettes Licht liefern.

Der goldene hobby-Tipp

Große Samenkörner mit harter Samenschale keimen unter Umständen erst nach langer Zeit. Man kann der Natur etwas nachhelfen, indem die Samenkörner mit grobem Schleifpapier angeraut oder sogar mit einem scharfen Messer leicht angeschnitten werden.

Pikieren: Vom Kindergarten in die Schule

Wenn die Keimlinge den zweiten Blattansatz entwickeln, sind sie aus dem „Kindergartenalter" heraus. Sie brauchen mehr Platz, in der Regel einen kleinen Topf für sich alleine. Nehmen Sie die Jungpflanzen vorsichtig aus der Erde, indem Sie mit einem Zahnstocher die Erde auflockern. Knipsen Sie dann das untere Drittel der Wurzeln mit den Fingernägeln ab. Das regt die Pflanze an, neue und kräftigere Seitenwurzeln auszubilden.
Zu diesem Zeitpunkt kann das Pflänzchen bereits einige Nährstoffe vertragen.
Wir empfehlen deshalb unsere hobbythek-Erde II.

hobbythek-Erde II

2 Teile	Blumenerde
1 Teil	Torf oder Kokossubstrat
1 Teil	Sand
	Wasser

Mischen Sie wieder alles sorgfältig in einem Eimer durch und feuchten Sie die Erde gut an. Füllen Sie das neue Pflanzgefäß wieder zu zwei Drittel mit der Erde und drücken Sie diese leicht fest. Entsprechend der Wurzelgröße der Jungpflanze wird mit einem Bleistift ein Loch in die Erdoberfläche gedrückt. Stecken Sie in dieses Loch die Pflanze, bis zum unteren Beginn ihres grünen Teiles senkrecht hinein und drücken die Erde rundherum fest.

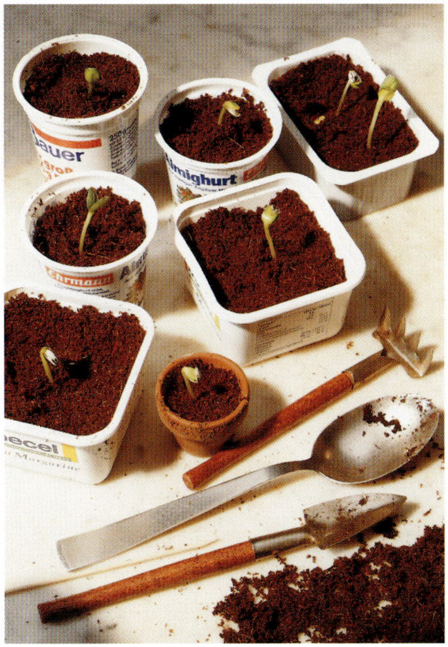

Reif für die frische Luft

Spätestens, wenn sich bei feuchter Erde zwischen Topfwand und Erde ein Spalt bildet, ist die Zeit zum erneuten Umtopfen gekommen. Die Wurzeln drücken zu dieser Zeit bereits den Erdballen hoch. Als Wachstumserde können Sie jetzt normale Gartenerde oder Blumenerde als Pflanzsubstrat verwenden. Als Standort bevorzugen nahezu alle Gewürzpflanzen und Kräuter sonnige, geschützte Plätze. Viele Blütenpflanzen dagegen gedeihen um so prächtiger im Schatten oder Halbschatten Ihres Gartens oder Balkons.

Der goldene hobby-Tipp

Damit Pflanzen gut gedeihen, müssen sie regelmäßig mit wichtigen Nährstoffen versorgt werden – ganz entscheidend ist dabei der Stickstoff. Er ist in allen Düngemitteln enthalten. So auch im so genannten Hornmehldünger, der in der Regel aus Hufen von Schlachttieren gewonnen wird.
Als Pflanzendünger verwende ich seit Jahren meine Rasurreste aus dem elektrischen Rasierer. Meine Zimmerpflanzen gedeihen auf diese Weise prächtig.

Langzeitbewässerung bei Kübeln und Töpfen

Ein häufiges Problem ist die Bewässerung der Pflanzen. Eine kurze Phase der Unachtsamkeit genügt und der Wurzelballen trocknet aus, was die Pflanze nachhaltig in ihrer Lebenskraft beeinträchtigt.

Die jungen Triebe brauchen nach dem Pikieren Licht und Luft, aber sie sind noch sehr empfindlich.

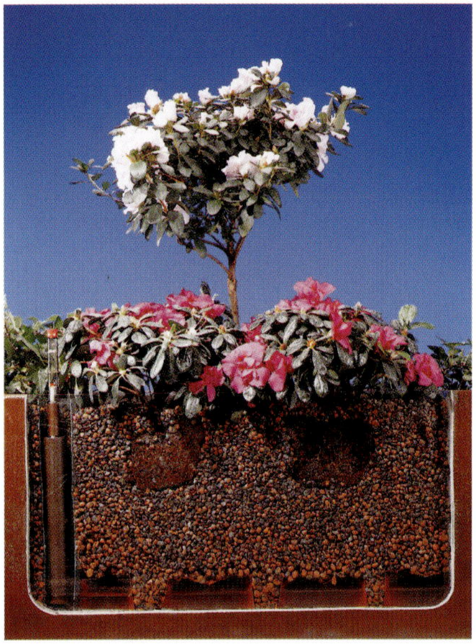

Die Pflanzen stecken samt ihrer Erdballen im Tonsubstrat. Das unten stehende Wasser darf die Ballen nicht berühren.

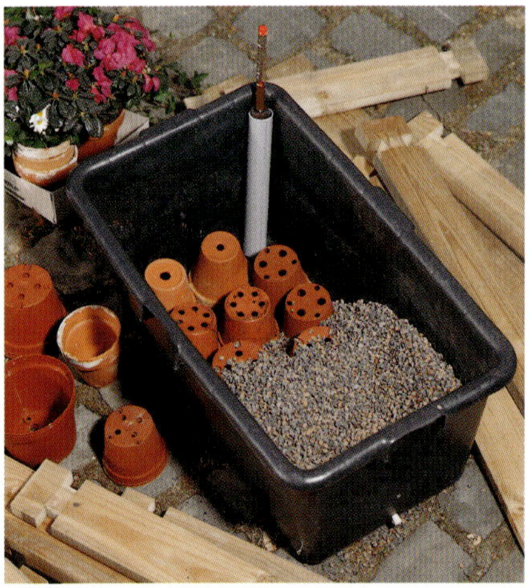

Durch umgekehrt stehende Plastik-Blumentöpfe wird der Wasservorrat stark vergrößert. Hinten ist der Wasserstandsanzeiger erkennbar.

Wir empfehlen ein leicht zu handhabendes Dauerbewässerungssystem, das wir bereits im Jahre 1987 entwickelt haben, auf das wir immer noch etwas stolz sind. Es handelt sich dabei nicht um eine erdfreie Hydrokultur, sondern um eine Mischform: Der Erdballen der Pflanze bleibt erhalten und ein spezielles Tonsubstrat sorgt für die langzeitige Bewässerung. Mit Hilfe dieser Methode können Sie alle Pflanzen auf Langzeitbewässerung umstellen.

Wie die Abbildung zeigt, stehen die Pflanzen mit dem Tonsubstrat in einem wasserdichten Gefäß. Ganz unten in diesem Gefäß befindet sich ein Wasservorrat. Der lässt sich z. B. sehr einfach erzeugen, indem umgedrehte Plastikblumentöpfe auf den Boden des Gefäßes gestellt werden, das man mit Tonsubstrat (Seramis®, Lecaden®) befüllt. In dieses Substrat werden dann die von ihren Töpfen befreiten Pflanzen mit Erdballen eingesetzt.
Das Wasser im Behälter darf nicht zu hoch steigen. Ein Wasserstandsanzeiger, wie er bei der Hydrokultur üblich ist, dient der Kontrolle. Der Wasserspiegel im Gefäß darf die Pflanzenballen nicht berühren.

Flaschengarten – Pflanzenwelt en miniature

Einen Flaschengarten haben wir 1977 vorgestellt. Eine hübsche Idee, die aber leider in Vergessenheit geraten ist. Dabei werden die Flaschen mit den Pflanzen zugekorkt, so dass ein geschlossenes Ökosystem entsteht. Das Wasser, das die Pflanzen verdunsten schlägt sich an der Flaschenwand nieder und rinnt in die Erde zurück. Dank Photosynthese funktioniert der Wasser- und Gaskreislauf sowohl bei Tag als auch bei Nacht.
Für einen Flaschengarten benötigt man eine möglichst bauchige Flasche, mit einem nicht zu engen Hals. Auf den Boden kommt zunächst grobkörniger Kies als Drainage und darauf steriles Erdsubstrat aus dem Gartenfachgeschäft. Am besten füllen Sie dies durch ein Papprohr ein, damit die Wände der Flasche nicht beschmutzt werden.
Die Pflanzen setzen Sie mit einer Gurkenzange oder mit verlängerten Löffeln und Gabeln ein.
Geeignet sind natürlich nur kleinwüchsige Pflanzen, wie verschiedene Farnarten, aber auch Orchideen, Moose, Bodendecker, etc. Der kritische Teil ist das Angießen. Zu viel haben Sie gegossen, wenn die Flasche immer beschlagen bleibt – zu wenig, wenn

Der goldene hobby-Tipp

Wenn Sie länger als zwei Wochen verreisen wollen, können Sie unser Dauerbewässerungssystem mit einem zusätzlichen „Hydrotank" nachrüsten. Füllen Sie dazu eine gut ausgespülte Weinflasche (entweder fünf-, ein- oder 0,7-Liter) mit Wasser, verschließen diese mit dem Finger und stecken sie kopfüber in das Tonsubstrat. Die Flaschenöffnung muss dabei bis in Bodennähe reichen. Vorher wird natürlich entsprechend Substrat ausgegraben.
Der Luftdruck sorgt dafür, dass erst Wasser aus der Flasche nachfließt, wenn der Wasserspiegel unter die Flaschenöffnung absinkt.

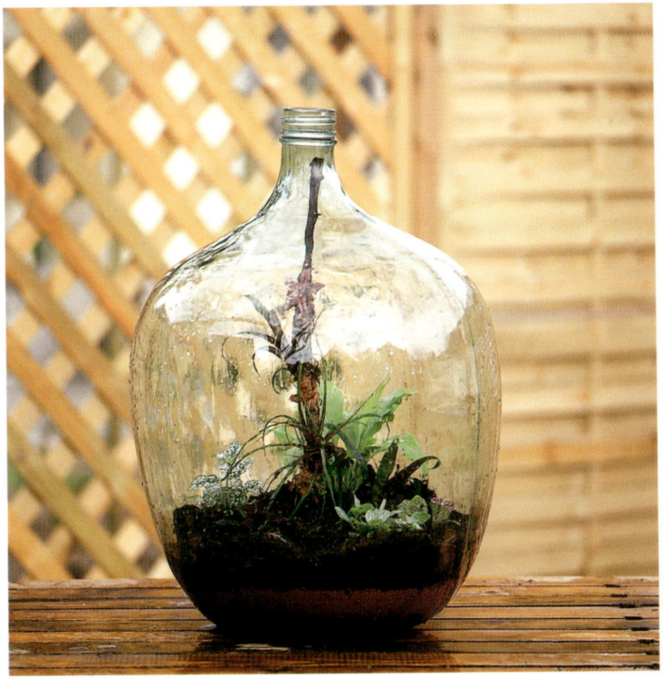

Stellen Sie den Flaschengarten nicht in die Sonne, weil die Flasche wie ein Brennglas wirken kann. Auch die unmittelbare Nähe der Heizung ist ein ungeeigneter Platz; dort wird es den Pflanzen einfach zu warm.

die Wand immer trocken ist. Vielleicht fangen Sie besser etwas zu trocken an und steigern allmählich. Zum Schluss wird die Flasche verkorkt und kann nun auch bei einem langen Urlaub sich selbst überlassen bleiben.

Vorbeugen ist besser als Heilen: biologische Schädlingsbekämpfung

Die größte Menge an Herbiziden und Insektiziden wird nicht in der Landwirtschaft verwendet, sondern in Hausgärten und auf Balkonen. Nicht nur die Natur wird dabei geschädigt, sondern auch der Mensch und vor allem Kinder, mit ihrem viel empfindlicherem Organismus.

Die Natur wäre längst völlig aus dem Gleichgewicht geraten, wenn sie nicht die Fähigkeit hätte, schlechte Einflüsse in gewissem Umfang auszugleichen. So hält sie ihre eigenen Pflanzenschutzmittel bereit, die sich auch der Mensch zunutze machen kann.

Die hobbythek hat sich von Anfang an für einen biologischen und trotzdem wirkungsvollen Umgang mit der Pflanzenwelt eingesetzt. **Niem** etwa ist ein hervorragendes Naturprodukt der hobbythek, mit dem wir seit vielen Jahren erfolgreich Schädlinge bekämpfen.

Wunderbaum Niem

Niem ist ein Mittel zur natürlichen Schädlingsbekämpfung und stammt aus den Früchten des Niembaumes, der vor allem in Indien verbreitet ist. Dort gilt er auch als Gesundheitsspender für Pflanzen, Tiere und Menschen. Die Wirkungen des Niembaumes Azadirachta indica wurden schon vor 3500 Jahren in religiösen Aufzeichnungen erwähnt. Übersetzt bedeutet das Wort „Niem“, das aus dem Sanskrit stammt: „Heilspender und Krankheitserleichterer“.

Niem enthält eine ganze Reihe von Wirkstoffen, die unter anderem auf das Hormonsystem von Ungeziefer einwirken. Dadurch werden bereits die Larven an der Häutung gehindert und können sich daher nicht weiterentwickeln.

Niem ist für den Menschen völlig unschädlich, da sich das Hormonsystem des Menschen von dem der Insekten gänzlich unterscheidet. Auch wirkt es nicht wie eine „chemische Keule“, mit der sowohl Nützlinge wie auch Schädlinge ausgerottet würden.

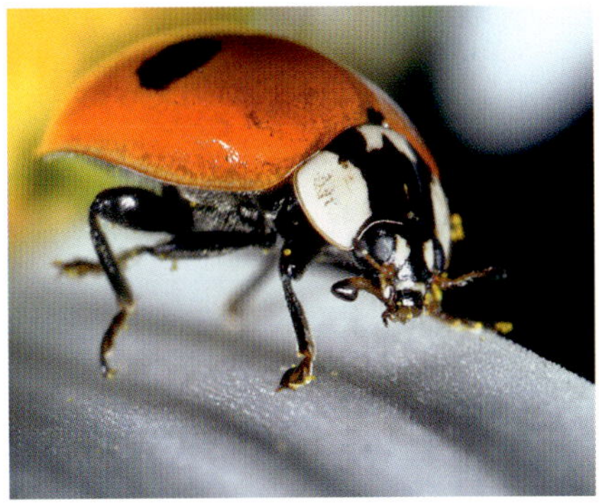

Wer im Garten und auf dem Balkon mit der chemischen Keule arbeitet, bringt auch viele nützliche „Tierchen“ um. Der Marienkäfer z. B. ist ein natürlicher Feind der Blattlaus.

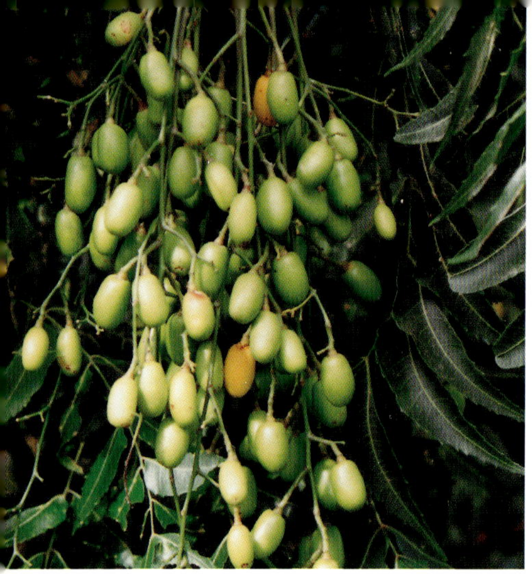

Die Niembaumfrüchte sind etwa so groß wie wilde Kirschen.

Man kann sowohl den wässrigen **Niemextrakt**, aus frisch gemahlenen **Niemsamen**, die alkoholische **Niemblättertinktur** oder das im Kaltpressverfahren gewonnene **Niemöl** verwenden.
Unser **Niemölfluid ht** ist allerdings am besten geeignet, da es die Blätter und damit auch das Ungeziefer besonders gut benetzt. Es ist, im Gegensatz zum Niemöl, bereits bei Zimmertemperatur flüssig und damit besser zu verarbeiten.

Pflanzenschutz à la hobbythek

Natürliches Pflanzenschutzmittel

12 g	gemahlene Niemsamen
5 g	Fluidlecithin CM
5 Tr.	Teebaumöl
5 Tr.	Lavendelöl o. Geraniumöl
1 Msp.	Vitamin-E-Acetat
250 ml	lauwarmes Leitungswasser

Die Niemsamen in einem Becherglas sorgfältig mit einem Glasstab mit Fluidlecithin CM, Teebaumöl und Lavendel- bzw. Geraniumöl verrühren. Dann das Vitamin-E-Acetat einarbeiten. Wenn die Masse gleichmäßig durchdrungen ist, wird in kleinen Teilen das Wasser untergerührt.
Diese Mischung unter häufigem Rühren drei Stunden stehen lassen, dann durch ein Sieb und danach durch einen feinen Damenstrumpf gießen. Nach dem Abfiltern des Niemsamensuds bleibt eine leicht milchige Spritzbrühe zurück.
Das fertige Pflanzenschutzmittel wird mit einer Sprühflasche, einer Pumpspraydose oder mit einem Pinsel auf die befallenen Pflanzen von oben und unten aufgebracht. Die Behandlung sollte in der ersten Zeit alle sieben bis zehn Tage wiederholt werden.

Schneller Pflanzenschutz

5 ml	Niemöl-Fluid ht
1 l	lauwarmes Leitungswasser

Einfach das Niemöl-Fluid ht mit dem Wasser in eine Sprühflasche füllen, gut schütteln und die Pflanzen einsprühen. Die Mischung kann vorbeugend, aber auch zur Bekämpfung von Blattläusen und anderen Pflanzenparasiten eingesetzt werden.

Niemöllösung gegen Mehltau

5 g	handwarmes Niemöl
3-5 g	Rimulgan
2,5 g	Natron ($NaHCO_3$)
1 l	Wasser

Vermengen Sie Niemöl und den Emulgator Rimulgan gut miteinander. Sie können das Öl im Wasserbad leicht erwärmen. So lässt es sich einfacher verarbeiten. Lösen Sie das Natron im Wasser und geben Sie die Salzlösung unter intensivem Rühren in kleinen Portionen zur Öl-Emulgator-Mischung. Verwenden Sie dieses Mehltaumittel sofort und sprühen Sie die befallenen Pflanzen damit gleichmäßig ein. Wiederholen Sie die Prozedur alle zehn Tage.

Der goldene hobby-Tipp

Für Hobbygärtner lohnt sich die Anschaffung eines praktischen Drucksprühgerätes (Bezugsquellen). Sie können damit Schädlingen in großem Maßstab „auf den Pelz" rücken.
Benetzen Sie Pflanzen im Freien erst gegen Abend, weil sonst die Sonne das Mittel zu schnell verdunsten lässt.

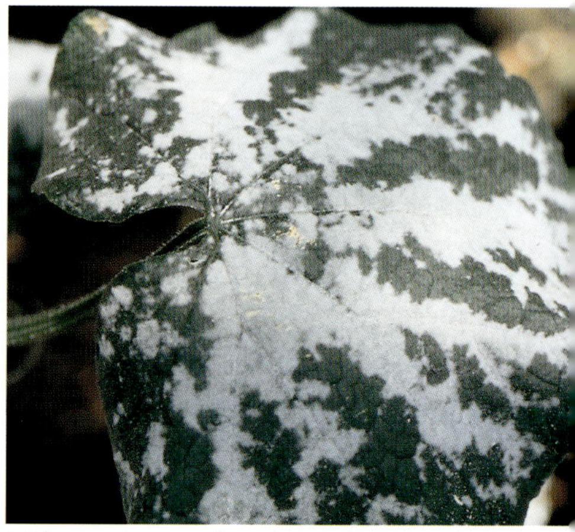

Leicht zu erkennen: der echte Mehltau an einer Gurke.

Zum Heilen und Genießen: Pilze selbst gezüchtet

Pilze faszinieren mich seit jeher. Bei meinen jugendlichen Streifzügen durch die wunderschönen Luxemburger Wälder waren sie mein liebstes Beobachtungsobjekt. Erst später erfuhr ich, dass das, was wir sehen können, nur die halbe Wahrheit ist. Denn Pilze sind Wesen im Untergrund. Die sichtbaren Fruchtkörper entsprechen nicht dem eigentlichen Pilz. Das ist das Myzel, das geheimnisvolle Geflecht, das den Boden oder das Holz durchzieht. Es speichert die Nährstoffe, die die Pilzfäden, die so genannten Hyphen, aus dem Boden aufnehmen.
Im allerersten hobbythek-Buch, vor fast 30 Jahren, widmete ich den Pilzen bereits ein eigenes Kapitel.
In der modernen Ernährung fristen Pilze ein eher stiefmütterliches Dasein. Dabei sind sie hochwertige Lieferanten für eine Anzahl lebenswichtiger Nährstoffe und steigern darüber hinaus den Genusswert der Speisen erheblich. Doch Pilze sind nicht nur gesund, sondern haben auch einen für viele willkommenen Nebeneffekt: Sie machen schlank. Denn sie sind kalorienarm und liefern gleichzeitig eine Menge Ballaststoffe.

Die eigene Pilzkultur auf Holz

Die meisten der bekannten und besonders wertvollen Heilpilze sind Holzbewohner. Sämtliche hier vorgestellten Pilzarten lassen sich nach demselben Schema anbauen. Pilzkulturen auf Naturholz sollen von Frühling bis Frühsommer angelegt werden, am besten von April bis Ende Juni. Als Untergrund dienen zehn bis 30 cm dicke und 30 bis 40 cm lange Holzstümpfe. Buchenholz ist dabei für sämtliche Pilze geeignet und problemlos und preiswert erhältlich. Entscheidend ist, dass der für den Pilzanbau vorgesehene Holzstamm wenigstens sechs Wochen und höchstens fünf Monate alt sein sollte. So ist gewährleistet, dass die natürlichen Abwehrstoffe des Holzes nicht mehr aktiv sind und sich außerdem noch keine konkurrierenden Schimmelpilze eingenistet haben. Zur Sicherheit sollte zum Zuchtbeginn an beiden Seiten des Stammes eine ca. drei Zentimeter dicke Scheibe abgesägt werden. Das verwendete Holz

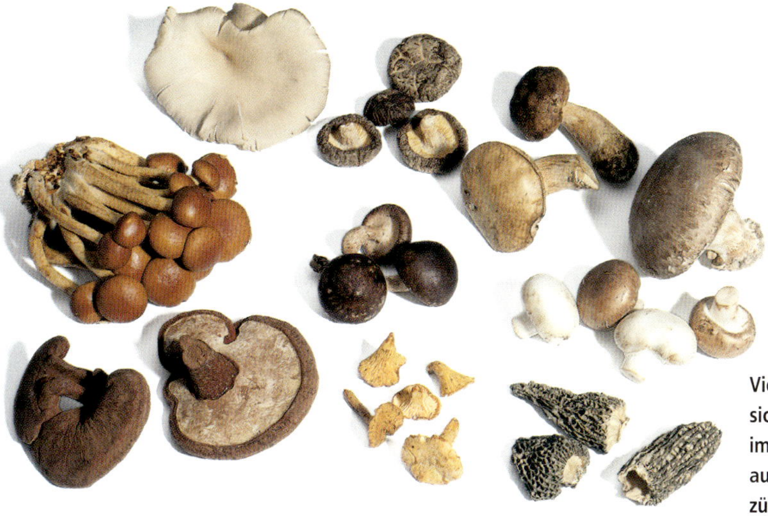

Viele Pilze lassen sich problemlos im Garten und auf dem Balkon züchten.

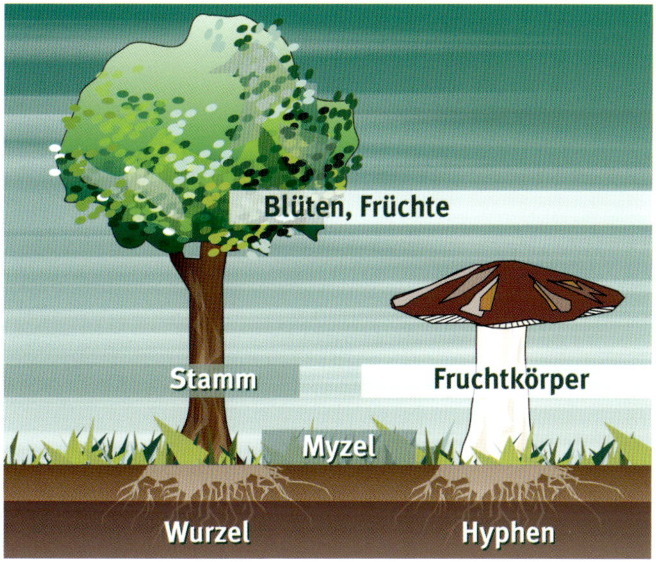

Pilze sind mit Bäumen vergleichbar. Der Fruchtkörper entspricht den Blüten und Früchten, das Myzel dem Stamm und die Hyphen den Wurzeln der Bäume.

Pilzart	Holzart
Austernpilz	Buche, Erle, Pappel, Rosskastanie, Weide
Chinesische Morchel	Buche, Holunder, Robinie, Weide
Eichhase	Buche, Eiche
Glänzender Lackporling	Buche, Birke, Eiche, Erle
Klapperschwamm	Buche, Edelkastanie, Eiche
Samtfußrübling	Buche, Rosskastanie, Weide
Shii-take	Buche, Eiche, Kastanie
Silberohr	Buche, Mango
Stockschwämmchen	Buche, Erle, Birke, Pappel, Weide
Südlicher Schüppling	Buche, Pappel, Weide

Außer Buche sind je nach individueller Vorliebe der Pilzsorten auch andere Hölzer geeignet.

muss genügend Feuchtigkeit enthalten. Der Feuchtigkeitsgehalt wird am einfachsten mit der so genannten Handprobe geprüft. Dazu sägen Sie einige dünne Scheiben vom Holz ab und drücken das Sägemehl in der Hand mit mäßigem Druck zusammen. Klebt der Klumpen nach dem Öffnen der Hand zusammen, ist der Feuchtigkeitsgrad ausreichend.
Zu trockene Holzstämme werden befeuchtet, indem sie drei Tage in einer Wanne gewässert werden. Dabei muss das Holz mittels Gewichten unter Wasser gedrückt werden.

Beimpfung mit Stäbchenbrut

Das Vermehrungsmaterial für Pilze wird *Pilzbrut* genannt. Am einfachsten zu handhaben ist die so genannte **Stäbchenbrut** (www.gamu.de, Bezugsquellen). Dabei handelt es sich um ca. 40 Millimeter lange Buchenholzdübel, die bei der Herstellung zunächst gewässert und vier Stunden bei 100 °C gekocht werden. Unter sterilen Bedingungen werden den Dübeln die Reinkulturen der Pilze zugesetzt. Nach einer dreiwöchigen Erwärmung bei 25 °C (Inkubation) sind die Dübel vollständig vom *Myzel* besiedelt. Stäbchenbrut ist für die unterschiedlichsten Pilzarten erhältlich. Um eine Pilzkultur mit Stäbchenbrut anzulegen, werden die Holzabschnitte mit Bohrungen im Durchmesser von zehn Millimetern versehen. Bringen Sie die Bohrungen am besten in der Mitte, kranzförmig und mindestens 50 Millimeter tief ein. Hölzer mit einem Durchmesser *bis* 20 cm erhalten acht Löcher, für dickere Hölzer sollten Sie 16 Bohrungen einbringen. Zur Impfung werden die Impfstäbchen einfach in die Bohrlöcher geschoben und fertig ist die Pilzkultur.

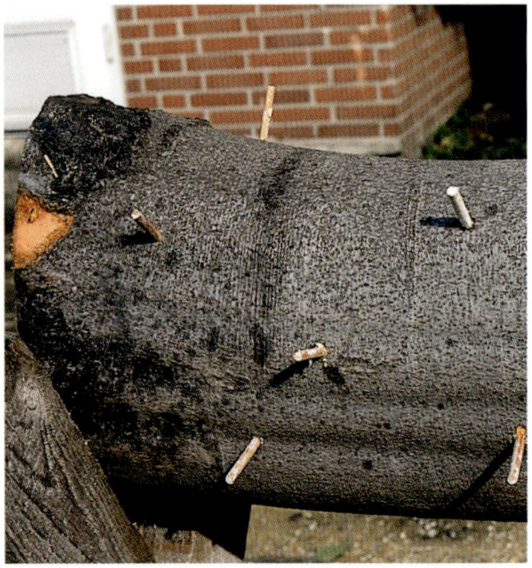

Dieses Holz wurde mit Stäbchenbrut beimpft.

Die Durchwachsphase

Die Zeitspanne, die das Pilzmyzel benötigt, um die Holzunterlage vollständig zu durchdringen, wird als Besiedlungsphase bezeichnet. Sie dauert etwa drei bis fünf Monate. Dazu werden die beimpften Hölzer jeweils in einen entsprechend großen Plastiksack gegeben, der vorher mit ca.

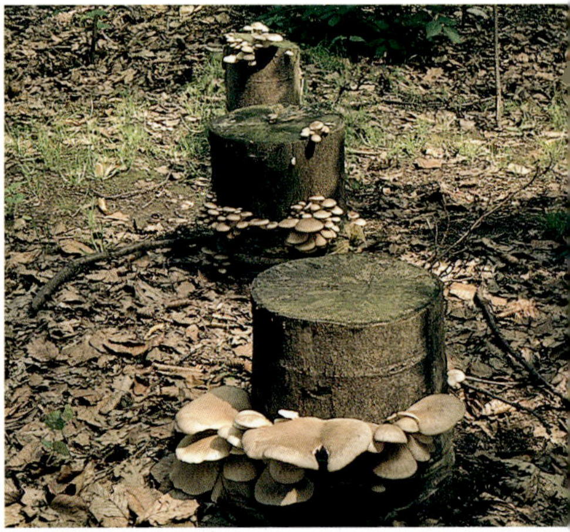

Hier steht eine reichhaltige Pilzernte bevor.

acht Löchern perforiert wurde. Das Ganze wird nun in einem schattigen Raum gelagert, in dem eine durchgehende Temperatur von 18 bis 22 °C herrscht. Der Keller oder die Garage sind ideal.
Die Besiedlungsphase ist beendet, wenn das Myzel auf der Stirnseite sichtbar wird. Dann werden die Plastiksäcke entfernt und die Hölzer auf möglichen Schimmelbefall kontrolliert. Hat sich grünes, rotes oder graues Myzel gebildet, muss das Holz aussortiert werden.
Als endgültiger Standort für die Pilzkulturen muss ein schattiger oder zumindest halbschattiger Platz im Garten gewählt werden. Der Boden sollte nährstoffreich und frei von Staunässe sein.
Deshalb sollten für die Hölzer im Abstand von 40 Zentimetern Löcher ausgehoben werden, die etwa 25 Zentimeter tief sind. Der Durchmesser der Löcher entspricht denen der Hölzer. Danach wird ca. drei Zentimeter dick Mutterboden auf den Grund der Löcher gestreut und darauf die Hölzer mit ihren Stirnseiten gesetzt. Die Hölzer sollten einen guten Erdkontakt haben. Dazu wird die ausgehobene Erde um die Hölzer gut festgestampft.
Wer lieber auf dem Balkon arbeiten möchte, setzt die Hölzer entweder in einen großen Blumentopf oder in eine Holzkiste. Beide werden vorher etwa zehn Zentimeter hoch mit Muttererde gefüllt.
Um einer Austrocknung entgegenzuwirken, werden die Hölzer im Frühling, Sommer und Herbst wöchentlich einmal für ca. 15 Minuten beregnet. Auf dem Balkon alle zwei Tage kurz gießen.
Wenn die Fruchtkörper gebildet werden, täglich kurz gießen. Im Winter entfällt das Beregnen vollständig.

Es kann geerntet werden

Die erste Pflückreife setzt, je nach Art, bereits wenige Monate oder erst nach einem Jahr ein. Junge Pilze haben in der Regel einen nach unten geneigten Hutrand. Wächst dieser in eine mehr oder weniger horizontale Stellung, sind die Fruchtkörper voll ausgereift. Geerntet wird durch Abbrechen oder Abschneiden unmittelbar an der Holzoberfläche.
Alle Hölzer verbleiben bis zu fünf Jahren auf ihrem Platz im Garten und bringen immer wieder Fruchtkörper hervor.

Der goldene hobby-Tipp

Die Fruchtkörper der Pilze sind besonders reichhaltig an aktiven Substanzen. Für die Selbstmedikation empfiehlt es sich, getrocknete und anschließend pulverisierte Pilze zu verwenden. Dazu werden gesunde und saubere Pilze zunächst in Drei-Millimeter dicke Scheiben geschnitten. Die Pilzscheiben werden auf einen Bindfaden aufgezogen und an einem schattigen, luftigen Platz mehrere Tage aufgehängt. Mit einer Gewürzmühle werden die vollständig getrockneten Pilze pulverisiert. Luftdicht aufbewahren. Der Gehalt an Vitaminen und Mineralstoffen entspricht der zehn- bis zwölffachen Menge von Frischpilzen. Als übliche tägliche Dosis wird ein gehäufter Teelöffel in eine Tasse Tee oder Suppe eingerührt.

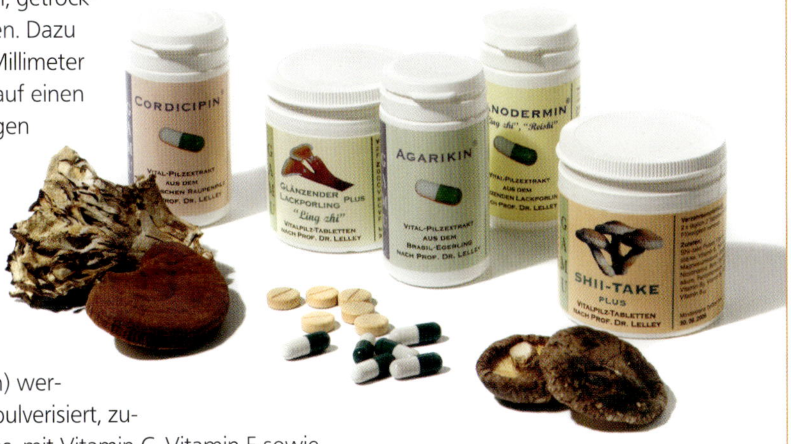

Bei der Herstellung von **Pilztabletten** (Bezugsquellen) werden die Pilze unter sterilen Bedingungen getrocknet, pulverisiert, zusätzlich mit verschiedenen Vitaminen des B-Komplexes, mit Vitamin C, Vitamin E sowie dem Spurenelement Selen vermischt. Das Pulver wird in Kapseln gefüllt oder in Tabletten gepresst. Bei einer Verzehrmenge von täglich zweimal zwei Tabletten ist auch der Bedarf an diesen Vitaminen abgedeckt.

JEDEM SEIN „TROJANISCHES" STECKENPFERD

Jeder Mensch hat das Bedürfnis, seine Persönlichkeit zu entfalten. Das kann sich vor allem im künstlerischen Ausdruck zeigen oder im Beruf. Doch in der Arbeitswelt sind Ideenreichtum und Fantasie oftmals nicht gefragt, sie können sogar störend wirken. Selbst bei Tätigkeiten, die man mit „weißem Kragen" verrichten kann, also z. B. im Umgang mit dem Computer, wird den meisten nicht Kreativität, sondern Akkord abverlangt.
Bleibt also die Freizeit! Hier kann jeder seine ganz persönlichen Wünsche und Fähigkeiten verwirklichen.
Praktische Talente, die bislang schlummerten, zu wecken, war von Anfang an ein Ziel der „*hobby*"thek. Seit 30 Jahren stellen wir unter Beweis: Selbst der ungeübte Bastler kann mit Hilfe seiner Hände und weniger Materialien etwas Verblüffendes, Nützliches oder einfach nur Dekoratives schaffen. Der Reiz lag sicher auch in der Einfachheit und den weniger marktgängigen Hobbythemen.
Vor allem aber wollte ich nie dem Ruf des sprichwörtlichen „Bastelonkels" gerecht werden. Stets haben wir unsere Bastelvorschläge auch genutzt, um wissenschaftliche Themen und Verbraucherinformationen zu transportieren. Es ging nicht nur darum, wie man ein Papierflugzeug faltet, sondern warum es fliegt. Wir sind gewissermaßen ein „trojanisches Steckenpferd", das Lesern und Zuschauern Hintergründe über Wissenschaft, Umwelt und Technik vermittelt.

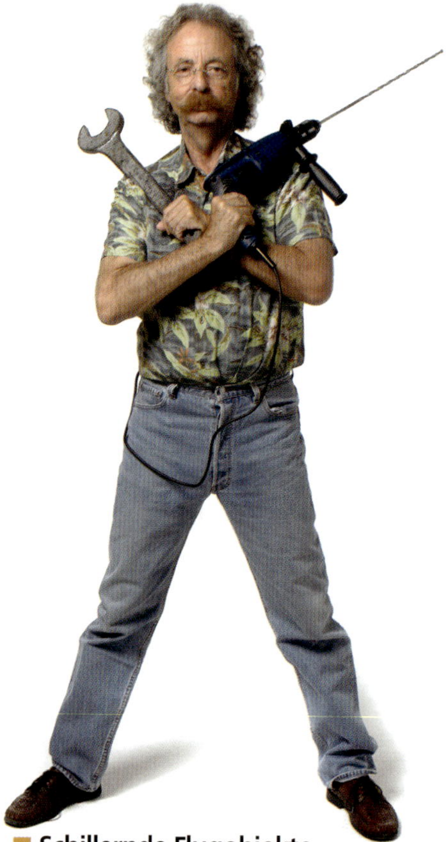

Schillernde Flugobjekte – Riesenseifenblasen der hobbythek

Seifenblasen bleiben ein Dauerbrenner. Ihre schillernde Farbenpracht, ihre schwebende Zartheit, die zu guter letzt in einem Sprühregen von Tropfen zerplatzt, gefällt den Menschen vielleicht ja schon ebenso lange, wie es Seife gibt. Und das sind immerhin rund 5000 Jahre.
Die hauchdünne Seifenschicht dieser Blase wiegt etwa nur ein Zehntel der Luft, die von ihr umschlossen wird. Diese Haut ist nur etwa ein Molekül, bzw. ein Tausendstel Millimeter dick bzw. dünn.
Ebenso wie die handelsüblichen Seifenblasen sind die Inhaltsstoffe unserer Rezeptur Wasser, Seife und Stabilisatoren.

Seifenblasenlauge der hobbythek

1 l	warmes dest. Wasser
70 ml	Neutralseife (z.B. HAKA®)
40 g	Puderzucker
8 ml	Glycerin

Seife, Zucker und Glycerin im Wasser auflösen und schließlich mit einem Rührbesen gut verquirlen. Dann die Lösung einen Tag offen ruhen lassen. Dabei kann sie abkühlen und der Schaum bildet sich zurück. Riesenseifenblasen herzustellen ist gar nicht so schwer. Nehmen Sie Häkelgarn oder einen anderen Baumwollfaden von etwa vier Meter Länge, dessen Oberfläche möglichst glatt sein sollte. Verknoten Sie die beiden Enden und bringen Sie zusätzlich vier kleine Halteschlaufen in den Faden ein. Tauchen Sie nun die Schnur komplett in eine Schale mit selbst gemachter Seifenlauge. Dann können Sie, wenn Sie zu zweit

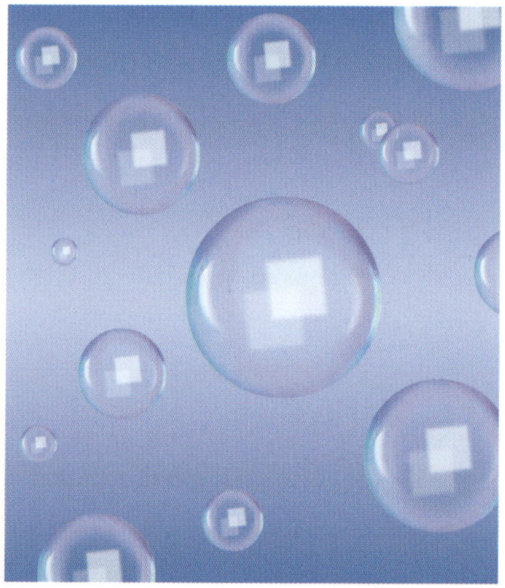

Mit unserer Seifenblasenlauge lassen sich prächtige Seifenblasen erzeugen.

den Faden an den Schlaufen herausziehen und aufspannen, durch gemeinsames Auf- und Abbewegen und Zusammenführen der Fäden phantastische Seifenblasen abschnüren.

Der goldene hobby-Tipp

Anstatt der Seife können Sie auch die gleiche Menge des US-amerikanischen Geschirrspülmittels „Joy" verwenden (Bezugsquellen). Dieses schäumt aufgrund des höheren Tensidgehalts wesentlich mehr als die europäischen. Dabei belasten die amerikanischen Spülmittel die Gewässer nicht mehr als unsere, denn sie sind ebenfalls relativ schnell abbaubar.

Nur nicht nervös werden! „Der heiße Draht"

„Spielereien mit Elektronik" war ein Dauerbrenner in den 70ern und sollte ursprünglich sogar der Titel der hobbythek werden. Die Beschränkung auf das Gebiet der Elektronik hätte aber unser Spektrum zu sehr reduziert. Uns lag Wissenschaft und Praxis für alle am Herzen. So weiteten wir den Themenkreis auf möglichst viele Lebens- und Wissensbereiche aus. „Hobbythek" war geboren.
Mit dem Bau eines „Kurzwellen-Vorsatzgerätes", einem Beitrag der hobbythek des Bayerischen Rundfunks, haben wir uns 1986 aus der Welt der Elektronik zurückgezogen. Das Angebot an originellen Fertigbausätzen und Do-it-Yourself-Literatur lässt heutzutage kaum Wünsche offen.

Das Geschicklichkeitsspiel „Der heiße Draht" braucht kaum elektronische Bauteile. Aufgabe ist es, eine Öse durch einen kurvigen Draht zu führen, ohne dass eine Berührung zustande kommt. Ein „Mogeln" wird verhindert, weil beim leichtesten Kontakt ein Lämpchen angeht und auch anbleibt. Durch Betätigung des Tasters kann die Lampe wieder gelöscht werden.
Ganz ähnliche Apparaturen kommen übrigens in den Pharmaunternehmen zum Einsatz und zwar um die Wirkung von Beruhigungsmitteln zu testen.

heißer Draht
Sperrholzbrettchen etwa DIN A4 groß
Rundholz, Durchmesser 2 cm, Länge 20 cm
Holzschraube 30 mm
starker Kupfer- o. Messingdraht, Längen: 30 cm und 100 cm
Thyristor Typ BRX 49
Widerstand 1 Kilo-Ohm
Glühlampe 3,8 Volt 0,07 Ampère
Glühlampenfassung
Taster
Flachbatterie 4,5 Volt
dünnes Kabel
5 Reißzwecken mit Messingkopf

Das Rundholz wird gemäß Abbildung auf das Sperrholzbrettchen gesetzt und von unten mit der Schraube befestigt. Ein Tropfen Klebstoff kann den Halt noch optimieren.
Der 100-Zentimeter-Führungsdraht wird nach Belieben wellenförmig gebogen und durch eine Bohrung am oberen Ende des Rundholzes gesteckt und verklebt. Wer will, kann den Draht an drei Stellen mit Isolierband – als Ruhezonen – umwickeln.
Das eine Ende des 30-Zentimeter-Drahtes wird mit einer Kombizange zu einer Öse gebogen. Je nach Schwierigkeitsgrad sollte ein Durchmesser zwischen ein und drei Zentimetern gewählt werden.
Übertragen Sie nun mit Bleistift auf eine 10 x 10 Zentimeter große Fläche des Sperrholzbrettes die Wege, die gemäß Schaltplan die Leitungen in etwa gehen werden. Lampenfassung, Taster und Batterie werden auf die entsprechenden Plätze geklebt bzw. geschraubt. Dabei ist zu beachten, dass die kürzere Blechfahne der Batterie den Pluspol darstellt.
Widerstand und Thyristor lassen sich bequem und berührungsfrei auf Reißzwecken löten, die vorher etwa halbtief ins Holz gedrückt wurden.

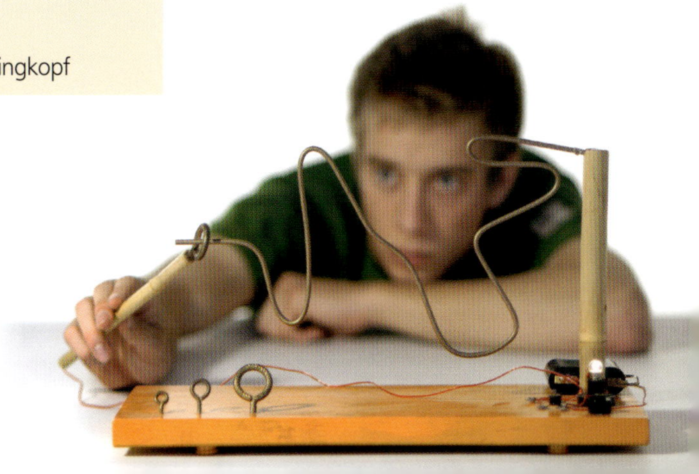

Für den „heißen Draht" braucht man eine ruhige Hand.

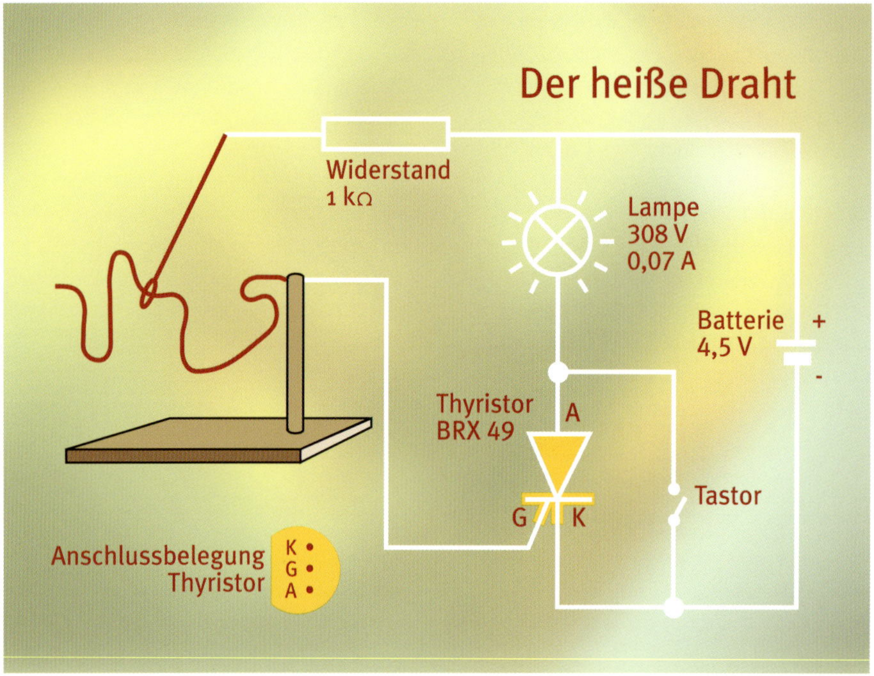

Der elektronische Schaltplan für den „heißen Draht".

Achten Sie dabei unbedingt auf die unterschiedliche Belegung der drei Thyristor-Anschlüsse. Wird der Thyristor so gehalten, dass die flache Seite nach links zeigt und man dabei auf die Anschlussdrähte blickt, so stellt der obere die **K**athode, der untere die **A**node und der mittlere das **G**ate dar (s. Anschlussbelegung). Zum Schluss verbinden Sie – mittels Verschraubung bzw. Verlötung – alle Bauteile entlang den Bleistiftlinien mit kurzen Kabeln, deren Enden vorab mit einem Messer abisoliert wurden. Damit ausreichend Bewegungsspielraum gewährleistet ist, sollte an den Ösendraht eine Zuleitung von mindestens 50 Zentimetern gelötet werden.

Der goldene hobby-Tipp

Mit dem „heißen Draht" lässt sich spielerisch die Auge-Hand-Koordination, gerade bei Kindern, trainieren. Dabei werden die feinmotorischen Bewegungen der Hand mit den optischen, dreidimensionalen Informationen der Augen ideal verknüpft. Es sollte allerdings darauf geachtet werden, dass die Kinder die „Übung" mit wechselnder Hand und nicht im ermüdeten Zustand durchführen.

Es werde Licht – Kerzen selbst gemacht

Kerzenlicht oder das Licht von Petroleumlampen wird heutzutage hauptsächlich zur Erzeugung einer ganz bestimmten Stimmung oder für religiöse Zwecke, etwa in der Kirche, verwendet. Licht aus der Steckdose konnte den Schein der Kerzen nicht verdrängen, denn er schafft einfach eine gemütliche Atmosphäre. Selbst gemachte und kunstvoll verzierte Kerzen bzw. kerzenähnliche „Beleuchtungskörper" haben wir bereits Weihnachten 1979 unseren Zuschauern vorgestellt.

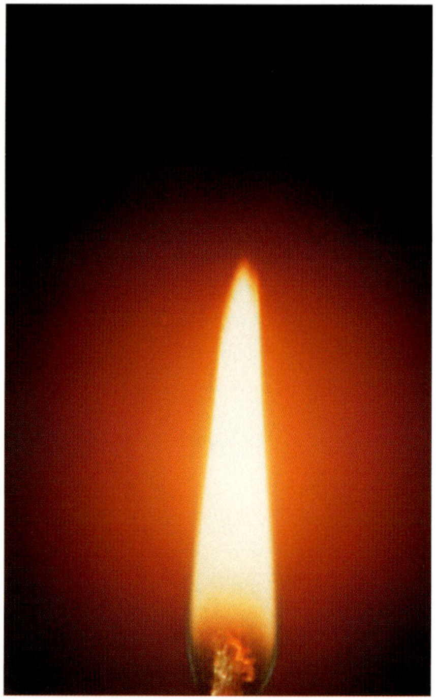

Aufbau der Kerzenflamme: Im dunklen Bereich um den Docht herrschen Temperaturen von 600 bis 800 °C, am Rand des gelben Teils werden bis 1400 °C erreicht.

Kerzenziehen nach der hobbythek-Sparmethode

Qualitativ gute Kerzen sind in der Regel „gezogen". So können wir es auf der Packung lesen, als Gütebeweis. Aber was heißt das? Der Docht wird bei der Fertigung aus dem flüssigen Wachs herausgezogen und wieder hineingetaucht. Auf diese Weise bilden sich allmählich immer dickere Schichten um ihn herum. Diese Methode stammt bereits aus dem Altertum.

Kerzen à la hobbythek

80 %	Hartparaffin
10 %	Stearin
10 %	Bienenwachs
	Docht (Fadenzahl 25 - 50)
	Würstchenkonservendose
	Holzleiste ca. 25 cm lang

Das wichtigste Arbeitsmittel ist das Gefäß, in dem das Wachs erhitzt wird. Je länger die Kerzen werden sollen, umso höher muss es sein. Sehr geeignet sind die langen und schmalen Würstchendosen. Als Übergefäß für das Wasserbad eignet sich jeder Kochtopf.
In die Dose passt rund ein Kilogramm Wachs und sogar noch mehr. Wir haben aber ein Verfahren ausgetüftelt, mit dem Sie dieselben Ergebnisse erzielen können und mit der Hälfte des Wachses auskommen: Wasser zum Kochen bringen und das Ziehgefäß bis zur Hälfte damit füllen. Stellen Sie es dann mitsamt dem kochenden Wasser in ein kochendes Wasserbad. Die andere Hälfte des Ziehgefäßes wird nun mit der Wachsmischung gefüllt, das auf dem heißen Wasser schwimmt! Zuvor müssen Sie allerdings das Hartparaffin, Stearin und Bienenwachs in einem anderen Wasserbad geschmolzen und auf etwa 80 °C erhitzt haben.
Nehmen Sie nun einen Docht, der in der Stärke zum angestrebten Kerzendurchmesser passt. Tauchen Sie dann den Docht zunächst mehrmals in reines Wachs, also z. B. in dem Gefäß, in dem Sie das Wachs vorwärmen, und strecken Sie den Docht anschließend wieder. Diese Vorbehandlung imprägniert den Docht. Er nimmt so kein Wasser auf.
Versehen Sie die Holzleiste an einem Ende mit einer Kerbe und klemmen Sie daran den gestreckten Docht. Nun wird der Docht immer wieder in das Wachs getaucht, damit sich eine neue Schicht bilden kann. Ein Tauchvorgang dauert etwa zwei, die Abkühlung ca. zehn Sekunden. Weil dadurch Wachs verbraucht wird, muss gelegentlich Wachs nachgefüllt werden.
Um Kerzen am laufenden Band zu ziehen, können Sie aus zwei Holzleisten ein „Marionettenkreuz" mit insgesamt vier Kerben für vier Dochte fertigen.

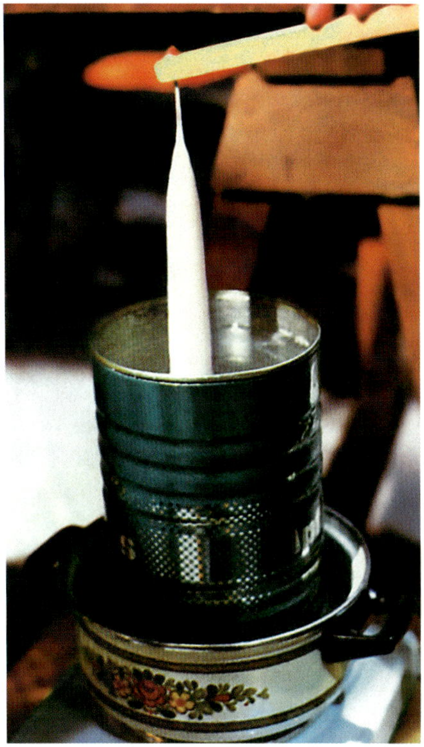

Die untere Hälfte der Konservendose ist mit heißem Wasser befüllt. Oben schwimmt das flüssige Wachs.

Das Veredeln von Kerzen

Die simpelste „Haushaltskerze" lässt sich in eine edle Kerze verwandeln. Farbiges Wachs wird einfach mit unserer Wasser-Wachs-Sparmethode übergezogen. Auf das heiße Wasser eine nur ca. drei Zentimeter dicke, heiße und farbige Wachsschicht schütten. Als Färbemittel eignen sich Färbestifte für Kerzenwachs, Fettfarben oder Perlglanzpigmente. Wenn Sie Kerzen mehrere Farbschichten geben wollen, benötigen Sie mehrere Ziehgefäße. Die Kerzen werden dann, je nach Farbe, unterschiedlich tief eingetaucht. Grundsätzlich gilt, dass die erste (oberste) Farbe die hellste und die letzte die dunkelste sein muss.
Verlaufende Farben ergeben sich, wenn auf das Wasser eines Ziehgefäßes drei unterschiedliche Farbwachse nebeneinander, d.h. unvermischt, aufgebracht werden.

Tropffreie Kerzen dank Hartwachs

Ein Überzug aus Hartwachs hilft gegen tropfende Kerzen, denn Hartwachs besitzt einen höheren Schmelzpunkt. Diese äußere Schicht schmilzt also später, wodurch der Rand eine höhere Wanne bildet, die das Abtropfen verhindert. Eine Zugabe von fünf Prozent Carnaubawachs (Apotheke) erhöht den Schmelzpunkt unserer Wachsmischung um siebeneinhalb Prozent. Der Überzug steigert außerdem den Glanz der Oberfläche und erschwert ein Verkratzen der Kerze.

Der goldene hobby-Tipp

Pusten Sie Kerzenflammen möglichst nicht aus, sondern ersticken sie. Dazu die Flamme nur kurz in das flüssige Wachs eintauchen oder durch Abdecken die Sauerstoffzufuhr unterbrechen. Das lästige Nachglimmen wird so vermieden: Es entstehen keine schlechten Gerüche und der Docht brennt nicht weiter ab, als notwendig. Um ihn nicht zu beschädigen: Nicht gegen die Krümmungsrichtung biegen.

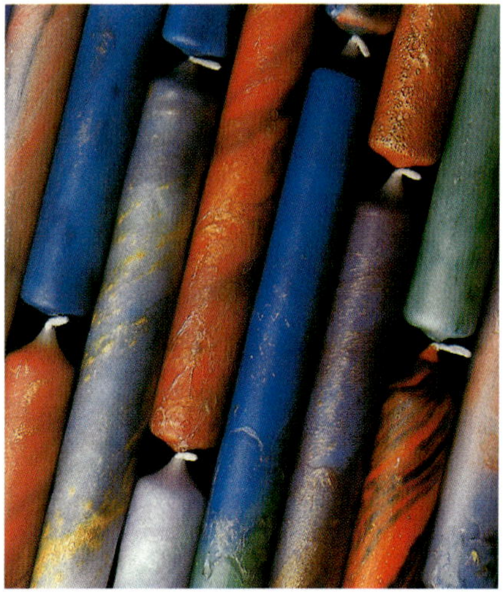

Originelle Kerzen mit Querbändern oder Verlauffarben lassen sich leicht herstellen.

Der Universal-Gesundheits-Grill der hobbythek

Was wäre eine Gartenparty ohne Grill? Die gängigen Grillöfen haben allerdings den Nachteil, dass die glühende Kohle unter dem Fleisch liegt. Als unliebsame Folgen entwickeln sich nicht nur lästige Gerüche. Zudem bilden sich Benzpyrene, die eindeutig unserer Gesundheit schaden und sogar Krebs auslösen können.
Die hobbythek entwickelte daher bereits 1980 einen Grill, bei dem die glühenden Kohlen seitlich angeordnet sind und Fleisch und Würstchen zwischen der Glut hängen. Es kann also nichts in die Glut tropfen.

Der Gesundheitsgrill ist schnell gebaut

Wer sich einen solchen Grill im Garten bauen möchte, braucht aus dem Baumarkt folgende Materialien:

Gesundheitsgrill der hobbythek

9 Gartenwegplatten aus Beton, 30 x 30 cm

32 Normalziegel, 24 x 11,5 x 7,1 cm (es eignen sich Voll- oder Lochziegel; Vollziegel sind haltbarer)

2 Stück Welldraht-Gitter, 30 x 40 cm, verzinkt, mit 2 mm Drahtstärke und einer Maschenweite von 1 x 1 cm

5 kg Fertigmörtel

Diesen Grill können Sie mit Hilfe der Abbildungen leicht nachbauen. Wollen Sie ihn dauerhaft im Garten stehen lassen, können Sie die Ziegelsteine mit Mörtel festmauern. Er hält aber auch so.

Eine praktische Grilltasche

Grilltasche

2 unbeschichtete Drahtgeflechte, 25 x 20 cm (geeignet ist Heizkörperverkleidung aus Aluminium, so genanntes Streckmetall oder auch Welldraht aus nicht rostendem Stahl mit einer Maschenweite von 1-2 cm)

1 m Eisenstab, Durchmesser 3 mm (kann einfacher Baudraht sein)

2 Eisenhaken (3 mm)
Blumendraht

Das Anzünden der Kohle in den beiden Glutkästen ist ganz einfach: Legen Sie zwei brennende Grillanzünder auf den Boden und schichten Sie Holzkohle bis fast an den oberen Rand, auf. Nach etwa 15 Minuten ist die Grillkohle durchgebrannt und hat ihre volle Heizleistung entwickelt. Da von beiden Seiten gleichzeitig gegrillt wird, geht es recht schnell. Eine ausgebreitete Alufolie fängt unterhalb der Grilltasche das tropfende Fett auf.
Bei unserer Konstruktion können Sie in die Vertiefung unter dem eigentlichen Grillraum auch eine Schale stellen, in die Fett und Saft hineintropfen. Daraus lässt sich später eine leckere Grillsauce bereiten. Als Auffangschale eignet sich eine möglichst große Aluschale, wie man sie z. B. zum Einfrieren von Fertiggerichten verwendet.

Auf einer Basis aus Gartenwegplatten wird der Grill aus Ziegelsteinen errichtet.

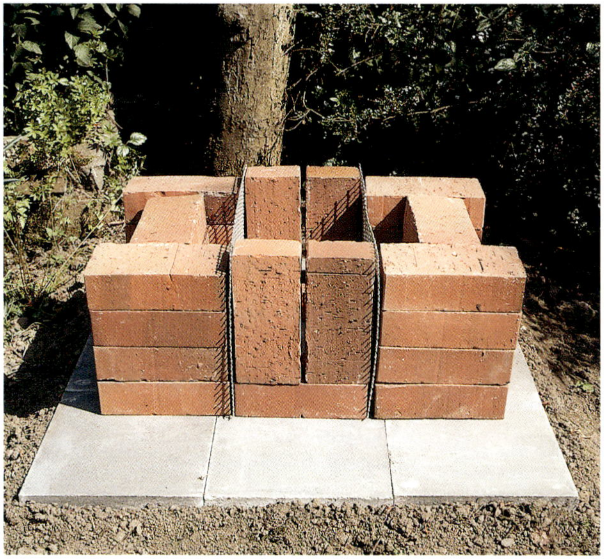

Bauen Sie zuerst zwei „Türme" aus Ziegelsteinen.

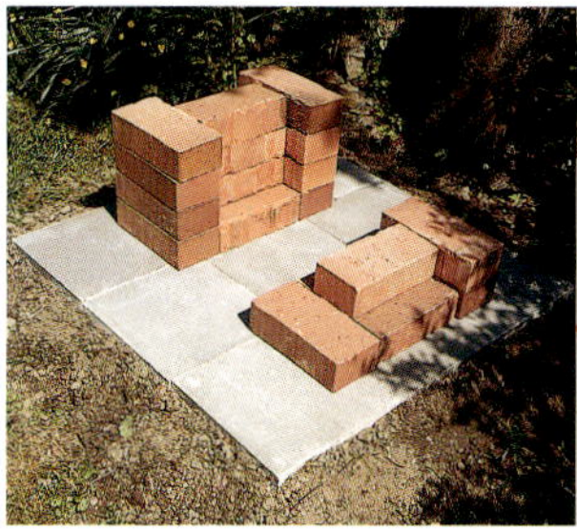

Der Wellgittereinsatz für den Glutkasten wird so eingesetzt (rechts).

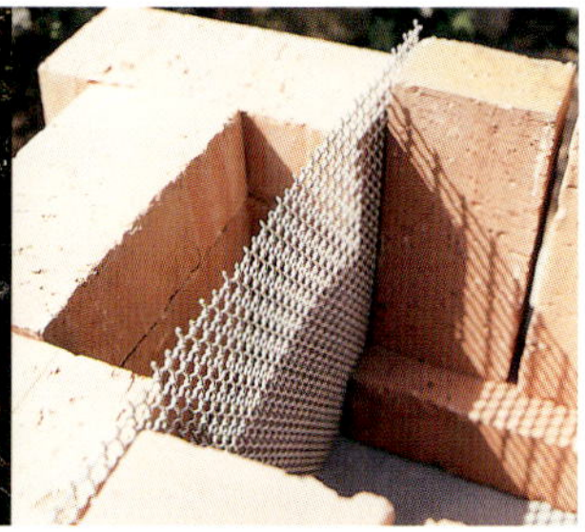

Die Grilltasche aus unbeschichtetem Metallgitter wird mit Haken an einem Eisenstab befestigt. Blumendraht dient an der Unterseite als gelenkige Verbindung.

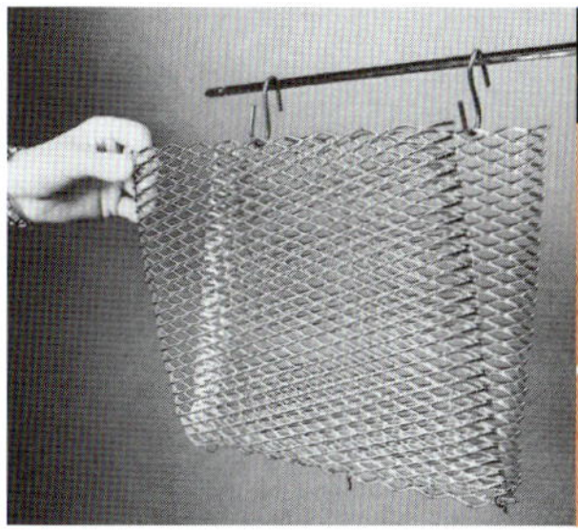

Die Einhängevorrichtung für die Grilltasche (rechts).

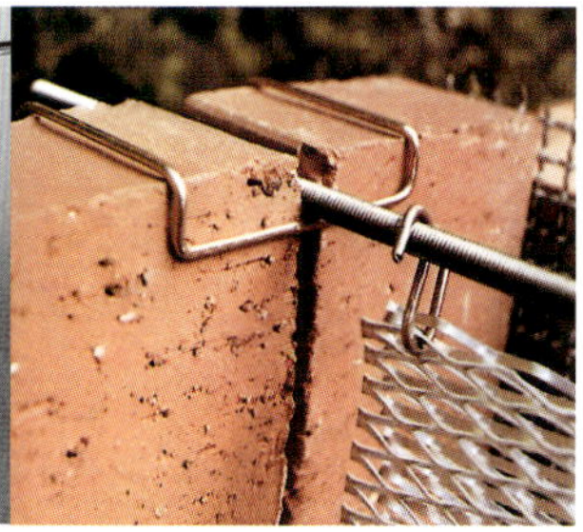

Es begann mit einem Loch: die Camera obscura

Die Fotografie war ein weiterer Schwerpunkt der hobbythek in den 70ern. So widmeten wir uns z.B. der Herstellung von dreidimensionalen Bildern – einer Technik, die mittlerweile in vielen digitalen Kameras integriert ist.

Zum 30-jährigen Jubiläum der hobbythek präsentieren wir noch einmal die Bauanleitung einer Lochkamera (Camera obscura) von 1975. Wir finden diese simple, aber verblüffende Technik auch heutzutage noch äußerst reizvoll. Dabei lässt ein winzig kleines Loch nur wenige Lichtstrahlen eines leuchtenden oder beleuchteten Objekts passieren – ein scharfes Abbild entsteht.

Bau der Lochkamera ht

Lochkamera ht
Hartschaumplatte (Depafit®, Kappaline®, Dekobedarf), 5 mm stark
Holzleiste Querschnitt 15 mm x 5 mm
Holzleiste Querschnitt 10 mm x 5 mm
Alufolie
Geräteschraube, ¼ Zoll (Bezugsquellen)
mattschwarzer Lack

Die sieben Hartschaumteile werden mit Hilfe eines Teppichmessers gemäß Schnittvorlage ausgeschnitten. Die sechs Holzleisten werden in die richtige Länge gesägt. Unterteil, Oberteil, Vorderwand und die beiden Seitenteile werden, wie im Bild gezeigt, zusammengeklebt.

Auf die Rückwand werden die beiden Schieberführungen und die Begrenzungs-

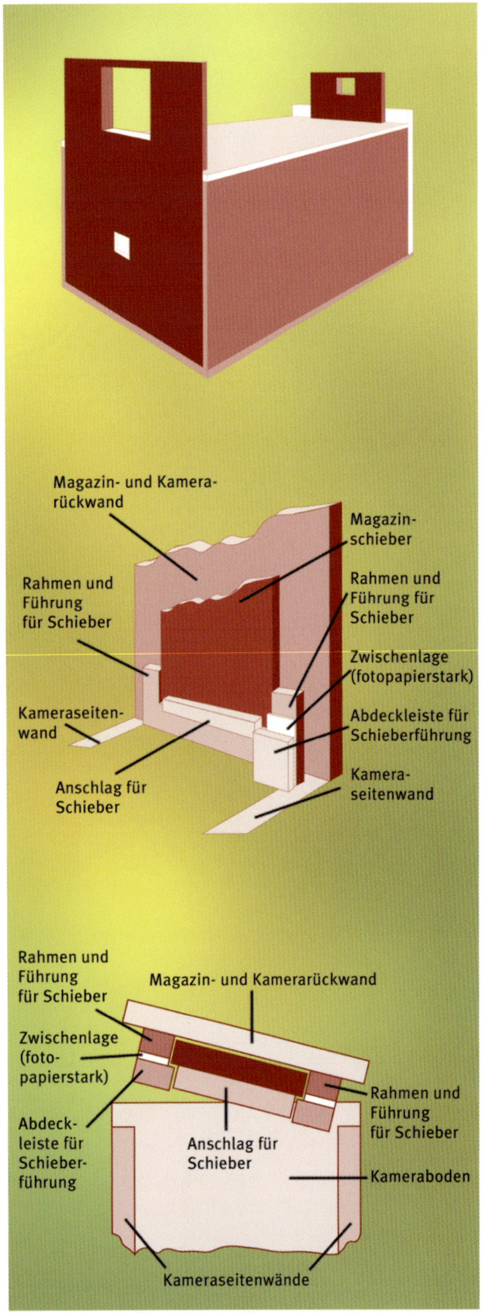

Konstruktionsplan Lochkamera (links).

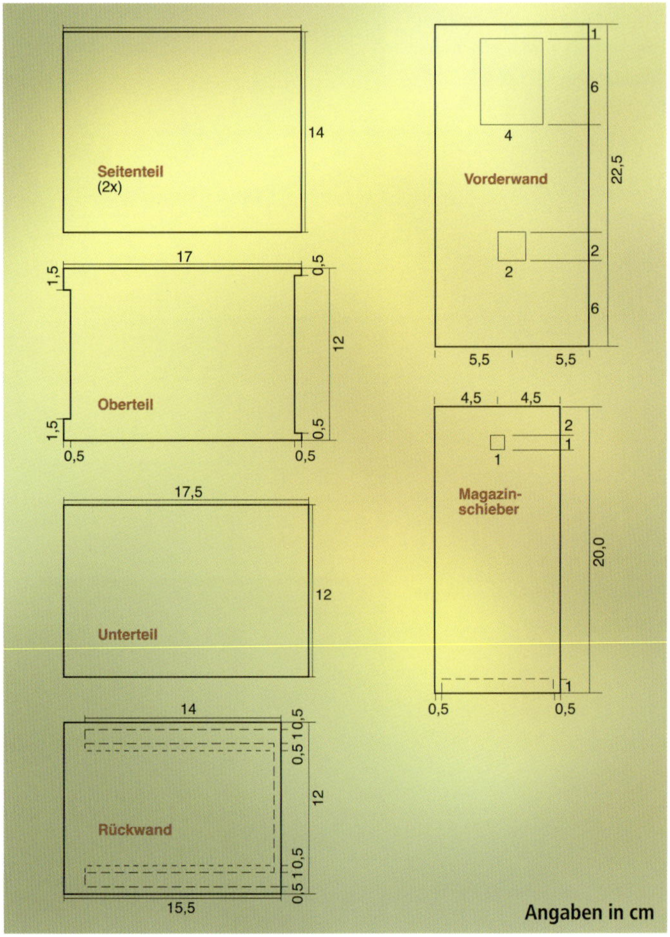

Schnittvorlage Lochkamera (rechts).

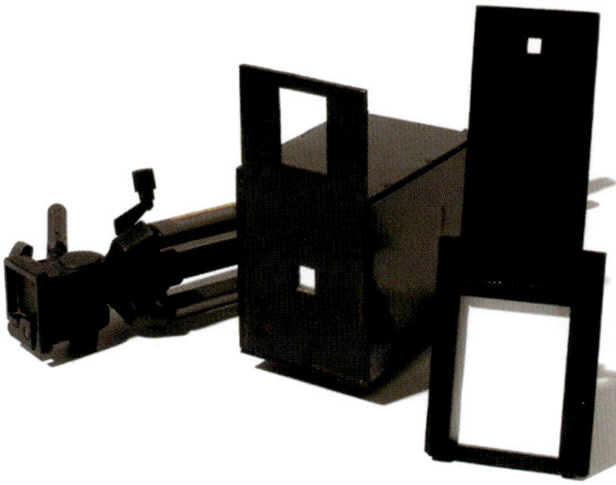

Im „geladenen" Magazin weist die lichtempfindliche Schicht des Fotopapiers nach oben.

leiste geklebt. Der Magazinschieber erhält unten einen Anschlag. Der Schieber muss sich leichtgängig in der Führung verschieben lassen.
Damit es innerhalb der Kamera nicht zu Lichtreflexen kommt, müssen die Innenseiten mattschwarz lackiert werden.
Hinter das quadratische Fenster der Vorderwand wird ein Stück Alufolie geklebt. In die Mitte dieser Folie wird mit einer Stecknadel ein feines Loch gestochen. Dabei soll die Folie nur „angepiekt", also keinesfalls ganz durchstochen werden.
In die Kameraunterseite wird mittig eine Geräteschraube gedreht und verklebt. Daran wird später das Fotostativ befestigt.

Das eigene Fotolabor

Zur Herstellung und Entwicklung der Fotos benötigt man:

Fotoentwicklung
Fotopapier s/w-normal, Format 9 x 13
Entwickler s/w
Fixier-Lösung
3 Plastikschalen o. tiefe Suppenteller
kleine Glasplatte
rote Dunkelkammerbirne (Fotobedarf)

Als Dunkelkammer eignet sich am besten das abgedunkelte Badezimmer. Auf die Kamerarückwand wird bei herausgezogenem Schieber ein Stück Fotopapier geklemmt. Schieber zuschieben und schon ist das Magazin geladen. Es kann nun auf die Kamera gesteckt werden. Es empfiehlt sich übrigens mehrere Magazine anzufertigen und geladen mitzunehmen.

Ist das Motiv gefunden und die Kamera wackelsicher aufgestellt, wird der Schieber bis zum Anschlag nach oben gezogen. Der „Verschluss" ist geöffnet. Die Belichtungszeit hängt von den Lichtverhältnissen, vom Fotopapier und natürlich vom Durchmesser des Lochs ab. Sie kann durchaus mehrere Minuten betragen. Hier muss experimentiert werden. Die Belichtungszeit wird durch Schließen des Schiebers beendet. Und ab geht's in die Dunkelkammer.

In der Dunkelkammer durchläuft das Fotopapier nacheinander vier Bäder: Entwicklerbad – Wasserbad (Stoppbad) – Fixierbad – Wasserbad (Schlusswässerung). Die Schlusswässerung sollte in einem gefüllten Waschbecken, bei laufendem Wasserhahn, erfolgen. Die entsprechenden „Badezeiten" richten sich nach den verwendeten Chemikalien. Hier ist die Gebrauchsanweisung zu beachten.

Nach dem Trocknen ist das Foto fertig. Allerdings handelt es sich um ein Negativ. Um das entsprechende Positiv zu bekommen, wird bei Dunkelkammerbeleuchtung ein unbelichtetes Fotopapier mit der Schicht nach oben auf den Tisch gelegt. Darauf wird das Negativfoto mit der Bildseite nach unten gelegt und mit einer kleinen Glasplatte abgedeckt. Dann wird für ca. drei Sekunden die Zimmerbeleuchtung eingeschaltet. Fertig. Das belichtete Papier wird nun wie üblich entwickelt.
Für besondere Effekte können Schwarzweiß-Fotos nachträglich mit speziellen Farbtonern (sepia-braun, blau, gold) eingefärbt werden.

Der goldene hobby-Tipp

Dass eine Stradivari-Geige noch lange keinen Menuhin macht, weiß jeder. Aber auch die beste Kamera ist keine Garantie für ein gutes Foto. Gute Fotografen wissen, wie ein Bild gut aufgeteilt wird:

- Formatfüllend fotografieren. So nah wie möglich an das Motiv herangehen. Eine lange Brennweite kann dabei helfen.
- Teilen Sie das Bild in Vorder-, Mittel- und Hintergrund ein. Ein Ast der vorne ins Bild gehalten wird, wirkt optisch oft Wunder.
- Hauptmotive gehören nicht zwangsläufig in die Mitte. Platzieren Sie einen Menschen oder einen Baum in die linke oder rechte Bildhälfte.
- Fotografieren Sie Architektur nicht frontal, sondern schräg von der Seite. Diagonalen schaffen räumliche Tiefe.
- Stets aus Augenhöhe zu fotografieren ist eine Unsitte. Gehen Sie hingegen in die Kniebeuge wird der Vorder- und Hintergrund betont.

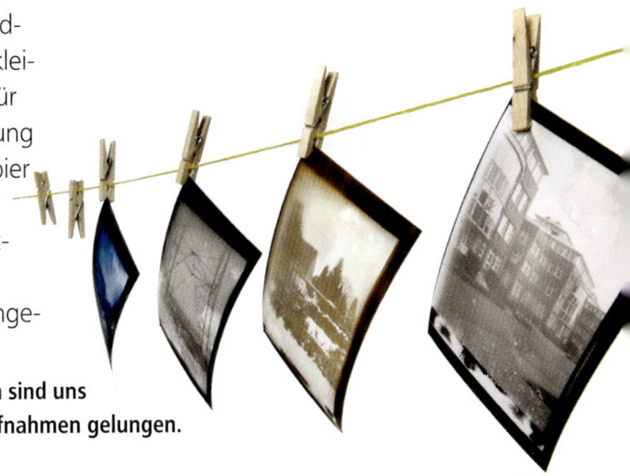

Mit der Lochkamera sind uns beeindruckende Aufnahmen gelungen.

Eine Kamera geht in die Lüfte: Luftaufnahmen selbst gemacht

Die Fliegerei hat das Team der hobbythek stets fasziniert. Mitte der 70er fertigten wir z. B. erstaunliche Styroporsegler und übermannshohe Heißluftballons aus Seidenpapier. Anfang der 80er ließen wir originelle Bumerangs und riesige Drachen in die Lüfte schweben. Zugegeben: Solche Bastelvorschläge locken heutzutage wohl kaum jemanden mehr „hinter dem Ofen" hervor. Zu groß und preiswert ist mittlerweile das Angebot im Modellbausektor. Aufsehen erregten wir dennoch im Frühling 2004, als wir mit Hilfe von ganz gewöhnlichen Drachen faszinierende Luftaufnahmen möglich machten.

Ein Gehäuse für die fliegende Kamera

Unsere Bauanleitung bezieht sich auf eine preiswerte Einwegkamera (Bezugsquellen). Ein erfahrener Bastler kann sie jedoch auf einen anderen Kameratyp übertragen. Ein spezieller mechanischer Zeitschalter löst entsprechend der eingestellten Zeit einen vorgespannten Schwenkarm aus, der wiederum auf den Auslöseknopf der Kamera schlägt. Damit Verwackelungsunschärfen aufgrund der turbulenten Drachenbewegungen vermieden werden, bedienen wir uns der so genannten Seilpendelaufhängung.

Die sieben Balsaholzteile werden mit Hilfe eines Teppichmessers, gemäß der Grafik, ausgeschnitten. Ein Handbohrer drillt die Bohrungen. Boden, Deckel und die beiden Seitenteile werden, wie im Bild gezeigt, zusammengeklebt. Am besten klappt das mit einem Modellbaukleber (z. B. Uhu hart). Damit die Kamera nicht herauspurzelt, erhält der Boden eine zusätzliche Umrandung aus zwei Leisten. Dazu wird die Kamera provisorisch gerade und mittig auf den Boden gesetzt.

Der Auslöseknopf der Kamera wird vom Kopf der Gewindeschraube (M3 x 25 mm) betätigt. Dazu wird auf die Schraube eine Mutter M3 gedreht und von unten durch den Schwenkarm geführt. Eine weitere Mutter kontert die Schraube von oben. Die Büroklammer wird entsprechend der Grafik gebogen und unten in den Schwenkarm gesteckt. Dieser wird mit dem anderen Ende innerhalb der Lücke der rechten Seitenwand befestigt. Als Drehzapfen dient dabei der Nagel, der zusätzlich mit einem Tropfen Klebstoff fixiert wird.

Der Zeitschalter wird gemäß der Abbildung in die Aussparung des linken Seitenteils geklebt und geschraubt. Dabei nicht die Mechanik verkleben!

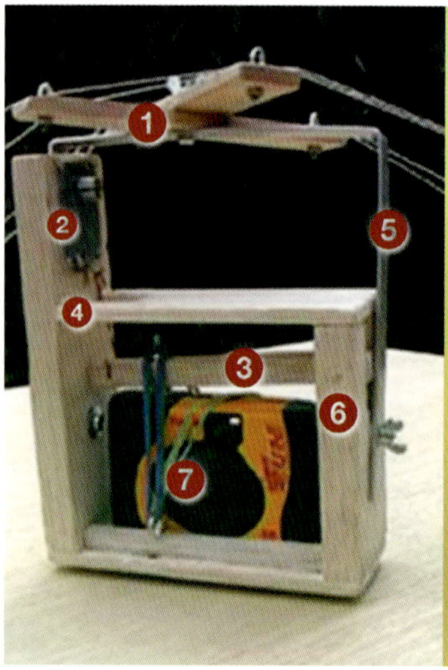

Kamera-halterung (Rig)

1. Seilpendelaufhängung
2. Zeitschalter
3. Schwenkarm
4. Büroklammer
5. Alubügel
6. Nagel
7. Gummis

Kamerahalterung (Rig)

- Zeitschalter (Bezugsquellen)
- Balsaholz 6 mm stark
- Balsaholz 15 mm stark
- Balsaholzleiste Querschnitt 10 mm x 10 mm
- Balsaholzleiste Querschnitt 6 mm x 25 mm
- Alu-Flachstange Querschnitt 2 mm x 15 mm
- 4 Schraubhaken (gebogen) 20 mm
- 4 Ringschrauben 16 x 6 mm
- 3 Flügelmuttern M4
- 2 Muttern M3
- 3 Unterlegscheiben 4,3 x 12 mm
- 3 Gewindeschrauben M4 x 25 mm
- 1 Gewindeschraube M3 x 25 mm
- Nagel 1 x 45 mm
- 2 Schlüsselringe 14 mm
- 2 Gefrierbeutel-Verschlussklemmen (z.B. „Toppits")
- Büroklammer
- Haushaltsgummis
- Drachenschnur

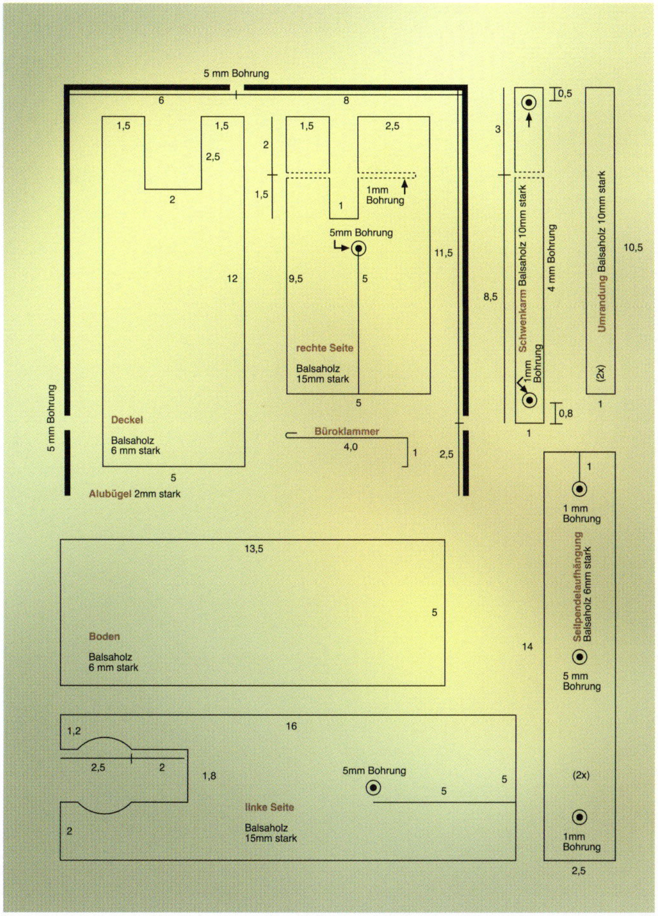

Schnittvorlage Kamerahalterung (alle Angaben in cm).

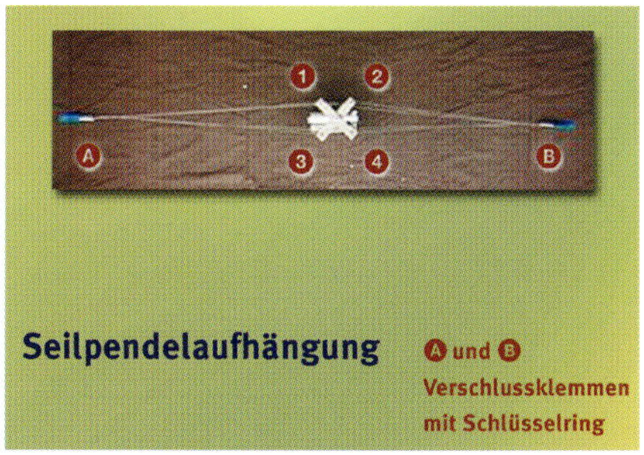

Der Alubügel wird gemäß Grafik gebogen. Ein Metallbohrer dient zur Herstellung der Löcher. Damit die Kamera horizontal ausgerichtet ist, liegt die obere Bohrung etwas dezentral über dem Schwerpunkt der Kamerahalterung. Zwei M4-Schrauben werden mit Unterlegscheiben versehen und durch die Innenseite der Seitenteile durch den Alubügel geführt. Außen werden sie durch Flügelmuttern gesichert.

Die Seilpendelaufhängung wird aus den beiden Flachleisten gefertigt. Diese werden kreuzförmig miteinander verklebt. An den vier Enden werden die Ringschrauben eingedreht. Die M4-Schraube wird von unten durch die obere Bügelbohrung und durch die mittlere Bohrung der Seilpendelaufhängung geführt. Mit Unterlegscheibe und Flügelmutter sichern.

Der lange Arm des Zeitschalters wird auf die Aufziehtrommel gesetzt und das Ende der Büroklammer in den kurzen Arm gehängt. Die Kamera wird mit einem Gummiband in der Halterung fixiert. Dazu wird an der Vorder- und Hinterkante der Bodenplatte jeweils ein Schraubhaken derart eingedreht, dass das Gummi weder Objektiv noch Bedienelemente verdeckt. Zusätzlich wird unterhalb des Auslöseknopfs vorne und hinten je ein Schraubhaken eingedreht. Über das obere Gewindestück des Schwenkarms werden zwei Gummis gehängt und jeweils vorne und hinten fixiert. Möglicherweise erhöhen weitere Gummis die Kraft auf den Auslöser.

Damit der Auslöseknopf vom Schraubenkopf exakt getroffen wird, muss die Kameraposition entsprechend korrigiert werden. Im „scharf gemachten" Zustand sollte der Schraubenkopf so weit heruntergedreht sein, dass der Auslöser gerade nicht gedrückt wird.

Einfädeln der Seilpendelaufhängung

Abschließend wird die Halteschnur durch die Seilpendelaufhängung gefädelt. Dazu wird zunächst jeweils ein Schlüsselring in die Bohrung einer Verschlussklemme gedreht. Beide Klemmen werden nun mit Klebeband auf dem Fußboden im Abstand von zwei Metern fixiert. Dazwischen steht die Kamerahalterung.

Das Ende einer etwa achteinhalb Meter langen Drachenschnur wird an Ring A fest verknotet. Gemäß Abbildung wird nun die Schnur der Reihe nach durch folgende Ringschrauben und Ringe geführt (nicht verknotet):

A – 1 – B – 2 – A – 3 – B – 4 – A.

Das lose Ende wird wieder mit Ring A verknotet und überstehende Schnur abgeschnitten.

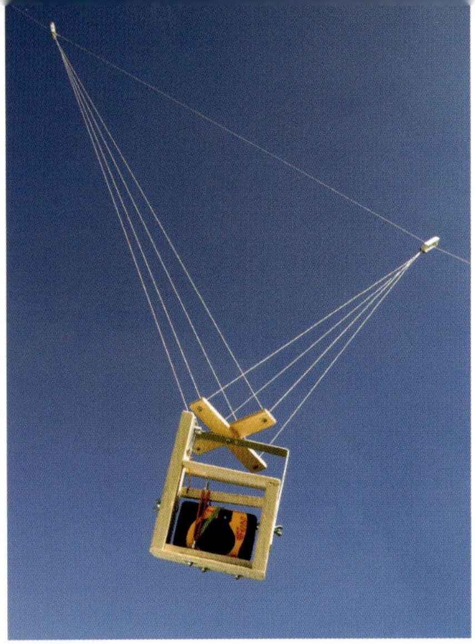

Der Abstand der Klemmen zueinander sollte ca. 150 Zentimeter betragen.

Ready for Take-Off – es kann losgehen

Der verwendete Drachen darf nur von einer Schnur gezogen werden (Einleiner-Drachen). Mit dem *Delta-Drachen* (Bezugsquellen) haben wir die besten Erfahrungen gemacht, denn er hebt das ganze Jahr über problemlos ab, auch bei wenig Wind. Zunächst muss die Trommel des Zeitschalters „aufgezogen" und der Arm, je nach gewünschter Laufzeit, in die entsprechende Nut gelegt werden. Bei z. B. drei Minuten, in die dritte Nut von rechts. Nachdem der Drachen auf etwa 20 bis 30 Meter gestiegen ist, wird die Kamerahalterung mittels der beiden Verschlussklemmen einfach an die Drachenschnur fest geklipst. Mit Hilfe der drei Flügelmuttern werden Neigung und Himmelsrichtung der Kamera eingerichtet. Schließlich wird der Zeitschalter in Gang gesetzt und Leine gegeben.

Der goldene hobby-Tipp

Wer eine Digitalkamera mit Serienmodus besitzt (z.B. „Pentax®Optio"), sollte diesen Komfort nutzen. Pro Aufstieg gelingt dann ein Foto garantiert. Drachen dürfen in Deutschland bis maximal 100 Meter aufsteigen. Wer höher hinaus will, kann eine Genehmigung beim örtlichen Luftfahrtamt beantragen.

Video-Kamera in der Schwebe: das Schwebestativ der hobbythek

Haben Sie sich auch schon einmal gefragt, wie die gleitenden Kamerabewegungen in Fernseh- oder Kinofilmen zustande kommen? Die Kamera schwebt eine Treppe hinunter, huscht um Ecken und durch Türen und das alles ohne zu wackeln. Realisiert werden solche Aufnahmen mit Hilfe eines so genannten Schwebestativs, das auch Steady-Cam oder Führstativ genannt wird. Dabei handelt es sich um eine Art „Pendel", auf dem die Kamera träge balanciert. Ein tief platziertes Ausgleichsgewicht sorgt für ein stabiles Gleichgewicht, da so der Schwerpunkt etwas unterhalb der Aufhängung liegt. Die Kamera selbst liegt direkt über dem Schwerpunkt.
Solche nützlichen Hilfsmittel werden auch für Camcorder angeboten. Leider erreichen die Preise mit ca. 500 Euro schnell die Schmerzgrenze. Im Jahre 2004 haben wir einen verblüffenden und überarbeiteten Nachbau von 1994 vorgestellt. Er ist für jeden Camcorder geeignet.

Die Konstruktion des Schwebestativs

Das Alu-Material gibt es in der Regel in gut sortierten Baumärkten oder im Fachhandel für Aluminium & Aluminium-Halbzeuge (Branchenverzeichnis). Aus dem U-Profil werden vier Stücke in den Längen 25, 14 und zweimal zehn Zentimeter gesägt. Vom Alu-Rohr wird ein Stück der Länge 14 Zentimeter benötigt.
Die U-Profile werden ineinander geschoben und im richtigen Winkel mit den M5-Schrauben, den Zahnscheiben und Muttern fest verschraubt. Als Bohr-Schablone sollten zwei Striche im entsprechenden Winkel auf die Arbeitsunterlage gezeichnet

Schwebestativ ht

- Kugelgelenk 20 mm Durchmesser (Bezugsquellen)
- Aluminium-U-Profil-Leiste 30 x 40 x 30 mm; Wandstärke 3 mm
- Aluminiumrohr, 25 mm Durchmesser
- Lochblech, 15 x 5 cm ; 3 mm stark; Lochgröße ca. 8 mm
- Rohrisolierung, Innen-Ø 22 mm
- 3 Geräteschrauben, ¼ Zoll (Bezugsquellen)
- 1 Mutter, ¼ Zoll (Eisenwarenhandel)
- 5 Gewindeschrauben M5 x 50 mm
- 1 Gewindeschraube M6 x 80 mm
- 5 selbstsichernde Muttern M5
- 1 selbstsichernde Mutter M6
- 7 Unterlegscheiben 6,5 x 25 mm
- 6 Zahnscheiben 5,3 mm
- Schlauchstück, Innen-Ø 6 mm
- Bleischnur

werden. Das Rohrstück erhält im Abstand von 13 Millimetern eines Endes eine Fünf-Millimeter-Bohrung. Der Sockel des Kugelgelenks wird in das Rohrstück geschoben und dort mittels der zugehörigen Klemmschraube und der Bohrung fixiert. Die Schraube darf nur so weit angezogen werden, dass die Beweglichkeit des Kugelgelenks nicht eingeschränkt ist. Auf das Rohr wird ein Stück Rohrisolierung geklebt. Zwei Geräteschrauben werden miteinander verschraubt und auf den Gewindezapfen des Kugelgelenks gedreht. Der Griff wird am oberen Alu-Profil mit der zölligen Mutter befestigt – ca. 3 ½ Zentimeter vom hinteren Ende.

Am unteren Alu-Profil werden zwei M5-Schrauben im Abstand von sechs Zentimetern angeschraubt.

Die Lochplatte erlaubt eine variable Befestigung jedes Camcorder-Typs. Sie wird an einem Ende mit der M6-Schraube am oberen Profil drehbar angebracht – ca. siebeneinhalb Zentimeter vom hinteren Ende. Damit sie einen ausreichenden Abstand vom Profil hat, werden sieben Unterlegscheiben unterlegt. Das lange Schraubgewinde dient zusätzlich als Führungshilfe des Stativs, das somit lediglich mit einem Finger gesteuert werden kann. Das Gewinde wird mit dem Schlauchstück versehen und behutsam leicht nach vorne gebogen.

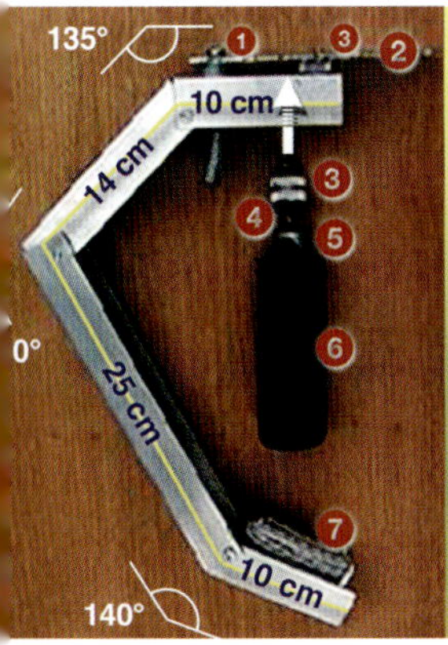

Schwebestativ der hobbythek

1 Unterlegscheiben
2 Lochblech
3 Geräteschrauben
4 Kugelgelenk
5 Alurohr
6 Rohrisolierung
7 Bleischnur

Austarieren & Inbetriebnahme des Schwebestativs

Ein Helfer hält das Stativ in der Senkrechten. Dazu hält er die Kamera mit einer Hand am Griff und mit der anderen am untersten Punkt. Der Camcorder wird mit der Geräteschraube auf dem Lochblech befestigt. Dabei muss das Stativ bei kurzem Loslassen des unteren Punktes in etwa in Position bleiben.

Damit das Stativ vom labilen ins stabile Gleichgewicht kommt,

- wird etwa 100 bis 300 Gramm Bleischnur auf die Vorrichtung am unteren Profil gewickelt.
- kann zusätzlich um die vorderste Schraubverbindung etwas Bleischnur gewickelt werden.
- kann das Lochblech leicht verdreht werden.
- können die Winkel sämtlicher Profile etwas verdreht werden.

Die richtige Einstellung ist gefunden, wenn die Kamera nach einem bewussten Auslenken langsam in die horizontale Ruhelage zurückkehrt.

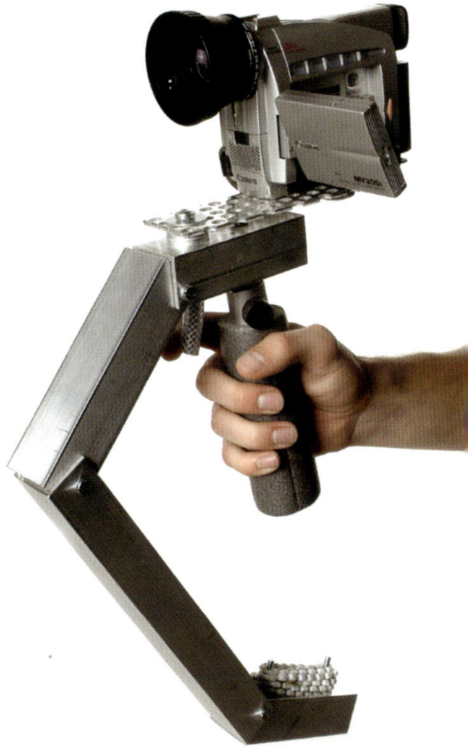

Hollywood lässt grüßen. Mit unserem Schwebestativ werden Sie zum Profi.

Um Verkantungen zu vermeiden, muss beim Filmen darauf geachtet werden, dass der Handgriff stets senkrecht gehalten wird. Und nun heißt es: „Klappe – die erste!"

Der goldene hobby-Tipp

Camcorder mit ausklappbarem Sucherbildschirm bieten gewisse Vorzüge. Alternativ tut's aber auch ein Bildschirm aus dem Zubehör oder eine Weitwinkeleinstellung des Objektivs.

Sonstige Rohstoffe der hobbythek – Rezepte von A – Z

Aceton
Wird als Lösungsmittel, z.B. im Nagellackentferner, verwendet. Es ist eine aromatisch riechende, farblose, leicht entflamm- und brennbare Flüssigkeit.

Aloe-vera-Gel/10fach
Ist keineswegs ein Gel, sondern eine klare Flüssigkeit. Es wird aus dem Saft einer Wüstenpflanze gewonnen, die ähnlich wie eine Agave aussieht. Aloe vera besitzt eine antimikrobiellle Wirkung und fördert die Bildung neuer Haut- und Gewebezellen. Der Pflanzensaft wird auch 10fach konzentriert angeboten und ist mit Kaliumsorbat konserviert, das allerdings völlig unschädlich ist.

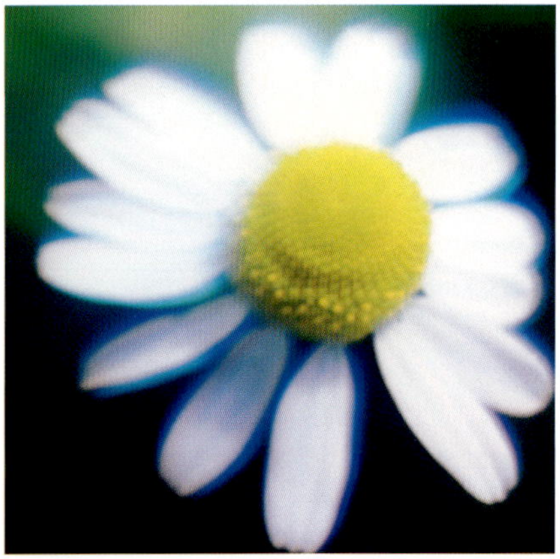

Kamille.

Alpha-Bisabolol
Synthetisch hergestellter Hauptwirkstoff der Kamille. Alpha Bisabolol besitzt die gleiche entzündungshemmende Wirkung wie die reine Kamille, hat aber wesentlich weniger Allergiepotenzial.

Allantoin
Spielt als Wirkstoff in Hautpflegemitteln eine Rolle und kommt in der Beinwellwurzel vor. Es hat heilende Wirkung und wird von der Industrie vor allem als Wirkstoff in Aknecremes verarbeitet.

Andirobaöl
Der Andirobabaum wächst im Amazonasgebiet. Aus seinen Samen wird das Andirobaöl kaltgepresst. Das Öl hat einen angenehmen, nussartigen Geruch und wird seit Urzeiten gegen Muskelverspannungen sowie als fiebersenkendes und entzündungshemmendes Mittel verwendet.

Apfelsäure
Kommt in der Natur in Äpfeln, Quitten, Vogelbeeren und Stachelbeeren als rechtsdrehende L-Apfelsäure und als linksdrehende L-Apfelsäure vor. Wird heute als Stoffwechselprodukt von Bakterien und Pilzen gewonnen.

Betain ht
Hautschonendes Tensid, das aus Kokosfett gewonnen wird. Der Name stammt eigentlich von lateinisch „Beta“, also Rübe, weil Chemiker schon vor über 100 Jahren einen ähnlichen Stoff in der Zuckerrübe nachgewiesen haben. Betain ht ist vollständig biologisch abbaubar.

Bienenwachs
Ein Naturprodukt aus den Waben der Bienen. Es gibt es in ungebleichter (gelb) und in gebleichter Form (weiß). Bienenwachs stabilisiert Wasser-in-Fett-Emulsionen und gibt vor allem Cremes eine gute Konsistenz. Bienenwachs ist außerdem ein besonders edles Rohmaterial für die Kerzenherstellung und schmilzt zwischen 61 und 68 °C.

Birkenextrakt
Ein hochkonzentrierter Auszug aus Birkenblättern in wässrig-alkoholischer Propylenglykollösung. Die Gerbstoffe, Flavonoide, Saponine und ätherischen Öle besitzen leicht desinfizierende und tonisierende Eigenschaften.

Bismutgallat
Gelbes geruchloses Pulver. Verbindung aus dem Halbmetall Bismut (früher Wismut) mit der organischen *Gallussäure*. Wirkt äußerlich antiseptisch und adstringierend, d. h. zusam-

menziehend auf Schleimhäute und Wunden (Hämorrhoiden). Innerlich angewendet hemmt es die Sekretion der Verdauungsdrüsen.

Calciumcarbonat
Besteht aus gemahlenem Kalkstein, Muschel- oder Austernschalen, gehärteter Kreide oder Schlämmkreide. Wird bei uns als mineralischer Putzkörper eingesetzt, der die Zähne besonders sanft, aber gründlich reinigt.

Caciumcitrat ht
Salz der Zitronensäure, schmeckt völlig neutral. Geeignet zur Ergänzung des täglichen Calciumbedarfs. Auch notwendig zur Herstellung von zuckerfreier Konfitüre mit Apfelpektin NVM.

Carnaubawachs
Stammt von einer besonderen, nur in Südamerika wachsenden Palme. Hier schützt es die Oberfläche der jungen Blätter vor dem Austrocknen. Es handelt sich um ein sehr hartes Wachs, das erst bei 82 bis 86 °C schmilzt, weil es vorwiegend aus gesättigten höheren Fettsäuren besteht. Carnaubawachs ist ungiftig und hautfreundlich.

Cetylalkohol
Ist nicht flüssig, sondern fest. Er gehört zur Gruppe der so genannten „Fettalkohole", und er ist besonders als Verdicker von verschiedenen Haarpflegemitteln und Cremes geeignet. Außerdem hat Cetylalkohol leicht emulgierende Eigenschaften.

Collagentensid P
Nichtionisches Zuckertensid aus natürlichen nachwachsenden Rohstoffen. Collagentensid P wirkt als milde Waschsubstanz mit guter Hautverträglichkeit und es besitzt ein hervorragendes Schaumvermögen.

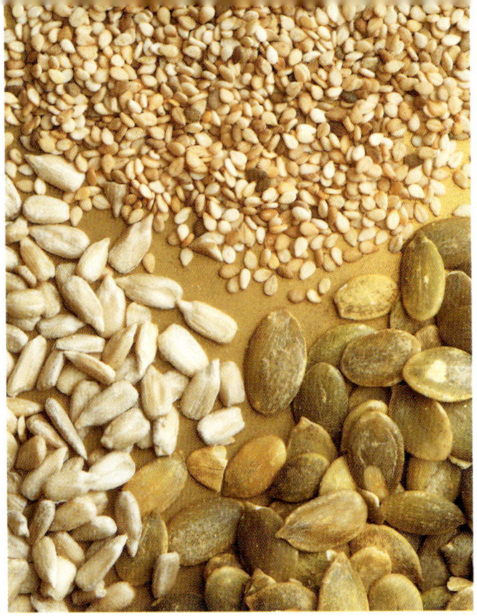

Samen erhöhen den Ballaststoffgehalt.

Confonder
Emulgator rein pflanzlichen Ursprungs. Chemisch gesehen handelt es sich um einen Ester aus Zucker und natürlichen Fettsäuren aus Palmkernfrüchten. Confonder wird vor allem in der Kosmetik verwendet, da es für empfindliche Haut und die Schleimhäute absolut unproblematisch ist. Wir verwenden es unter anderem in unseren Zahnpasten.

Cremaba ht
Basiscreme der hobbythek. Sie besteht aus den Rohstoffen Sheabutter, Oliven- und Palmkernöl sowie aus wertvollen Lecithinen. Sie ist hervorragend mit Wasser mischbar und leicht zu verarbeiten. Die gewünschten Wirkstoffe lassen sich bis zu einem Gesamtvolumen von 10 % kalt in die Cremebasis rühren.

Dihydroxyaceton (DHA)
Kohlenhydrat, das mit den Zuckern verwandt ist und aus Glycerin hergestellt wird. Es färbt die Haut durch Reaktion mit den Keratinzellen der Oberhaut. Dabei bildet sich ein dem Bräunungspigment Melanin ähnlicher Stoff – ein so genanntes Melanoid. DHA kommt in geringen Mengen im menschlichen Organismus vor.

D-Panthenol
Hautpflegendes Provitamin, und zwar eine Vorstufe des Vitamins B_5. Dieses Vitamin ist besser bekannt unter dem Namen Pantothensäure. D-Panthenol wirkt heilend und gibt der Haut Feuchtigkeit. Pures D-Panthenol ist zähflüssig; wir verwenden es zur besseren Verarbeitung deshalb 75 % in dest. Wasser gelöst, zur Stabilisierung ist noch eine kleine Menge Milchzucker zugesetzt. Konservierungsstoffe sind nicht enthalten.

Dreisamenmischung ht
Mischung drei verschiedener Saaten als wichtige Zutat zum Joghurt oder selbst gebackenen Brot. Sie besteht zu gleichen Teilen aus Flohsamen, Leinsamen und Sesamsamen.

Elastin P
So genanntes Weizenhydrolysat, das aus Weizen gewonnen und auch Weizenkleber bzw. *Gluten* genannt wird. Elastin P wird für Haarpflegemittel benutzt, weil es z. B. einen hauchdünnen Film um das Haar bildet, wodurch dünne Haare verdickt und ihr Glanz und ihre Kämmbarkeit verbessert werden.

Außerdem wird der Haarschuppenpanzer, der nach Dauerwellen oder Färbungen aufgeraut ist, wieder geglättet.

Emulsan II
Wir haben lange nach einem besonders hautverträglichen Emulgator gesucht und ihn hiermit gefunden. Emulsan II besteht aus Pflanzenfett und Zucker, was diesem Emulgator zugleich Wirkstoffeigenschaften verleiht. Er spendet der Haut Feuchtigkeit und kann überdies Stoffe, die sehr empfindliche Haut irritieren könnten, in ihrer Wirkung abschwächen.

Festiger HF 37
Flüssige, synthetische Haarfestigersubstanz, die in Haargele, Haarwachse und Fönlotionen eingearbeitet werden kann. Er enthält die Erdölpolymere Vinylpyrrolidon und Vinylacetat im Verhältnis 40:60.

Gelatine
Ist in Bindegeweben, den Kollagenen von z.B. Schweinen enthalten. Gelöst werden kann sie durch Kochen oder durch Aufschluss mit Säuren und Basen. Sie bildet mit Wasser unter Quellung gallertartige Lösungen. Gelatine wird hauptsächlich zum Gelieren von Nahrungsmitteln verwendet. Eine vegetarische Alternative zur Gelatine ist **Agar-Agar,** das aus Algen hergestellt wird.

Gelbildner PNC 430 ht
Feines weißes Pulver, welches synthetisch hergestellt wird. Es handelt sich dabei um ein Sodium Carborner. Der Gelbildner wird von uns zum Herstellen von Gelen oder zum Andicken verwendet.

GeO-Wash ht
Ist mit einem speziellen Tensid versehen, das für die Reinigung von **Ge**müse und **O**bst entwickelt wurde. Wasserunlösliche Wachsschichten können damit mitsamt Schadstoffen entfernt werden. Es ist absolut ungiftig, völlig geschmacksneutral und wirkt zugleich als mildes Desinfektionsmittel. Ein Rückfettungsmittel pflegt die Hände.

Glycerin
Ölig wirkende Flüssigkeit, die allerdings gut wasserlöslich ist, da es sich um einen Alkohol, genauer gesagt um einen dreiwertigen Alkohol, handelt. Glycerin bindet Wasser und verhindert so ein schnelles Austrocknen.

Haarchitin ht
Wirkstoff, der aus dem Chitinpanzer von Krustentieren gewonnen wird. Er verbessert die Kämmbarkeit des Haars und wirkt Splissbildung entgegen – mit Repair-Funktion. Zur Weiterverarbeitung in Shampoos, Haarspitzenfluids, Spülungen, Kuren, usw.

Haarguar ht
Wird aus den Samen der Guarpflanze gewonnen, die in Pakistan und Indien wächst. In einem komplizierten chemischen Prozess wird der Guarsamen so modifiziert, dass der daraus entstehende Stoff positiv geladen ist. Dadurch haftet das Mittel optimal an den überwiegend negativ geladenen Haaren und erzeugt einen schützenden und neutralisierenden Film. Dieser Film verhindert die starke Entfettung und damit eine Schädigung der Haare. Außerdem verhindert er „fliegende Haare".

Haarsoft ht
Milder Zuckeremulgator auf der Basis von Kokosöl, gemischt mit einer Öl-Säure-Glycerinverbindung, die aus Sonnenblumenöl hergestellt wird. Es handelt sich um Kokosglykosid und ein Öl-Säure-Monoglycerid. Wir verwenden es zur Rückfettung in Haar-Spülungen und -Kuren.

Hamameliswasser
Hamamelis (Zaubernuss) wirkt entzündungshemmend, zusammenziehend und fördert den Heilungsprozess. Außerdem beruhigt es gereizte Haut.

Harnstoff
Der synthetisch hergestellte Harnstoff ist ein weißes, völlig geruchloses Pulver, das in der Kosmetik und Hautmedizin eingesetzt wird. Es bindet die Feuchtigkeit der Hornhaut und wirkt wundheilend, entzündungshemmend und desinfizierend.

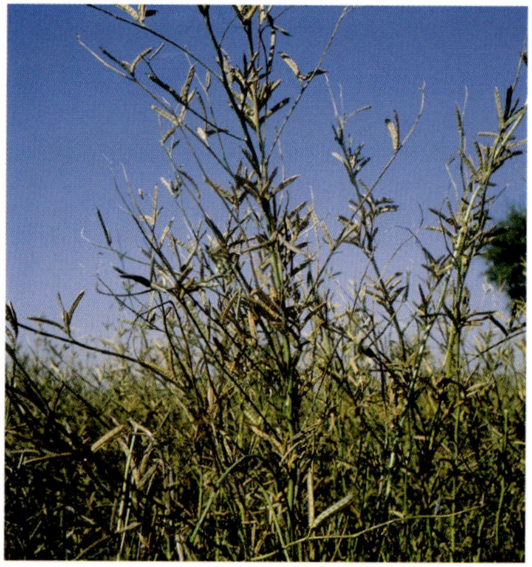

Die Guarpflanze, aus deren Samen Haarguar HT hergestellt wird, wächst in Indien und Pakistan.

Hyaluronsäure ht

Diese Säure gehört zur Gruppe der Polysaccharide, also zur Gruppe der Zucker. Wegen ihrer gelbildenden Eigenschaft wird sie auch in Kosmetika verwendet, wo sie einen unsichtbaren Oberflächenfilm auf der Haut bildet, der die Feuchtigkeit festhält. Der natürliche Gehalt von Hyaluronsäure im Gewebe sorgt dafür, dass die Haut geschmeidig und elastisch bleibt.

Isopropanol

Auch Isopropylalkohol genannt. Es handelt sich um einen weit gehend ungiftigen Alkohol, der allerdings trotzdem nicht getrunken werden sollte, weil er ungenießbar ist. Er hat einen relativ starken und unangenehmen Eigengeruch. Isopropanol ist ein mildes antibakterielles Mittel und kann für die Beseitigung aller Flecken verwendet werden, die alkohollöslich sind.

Jojobaöl

Jojobaöl (ausgesprochen wird es „Hohoba") spielt seit unseren früheren Kosmetikrezepten eine ganz zentrale Rolle. Es ist ein „Öl" höchster Qualität, wobei es in Wahrheit gar kein Öl, sondern ein flüssiges Wachs ist. Jojobaöl ist für die Kosmetik deshalb so wichtig geworden, weil es mit dem natürlichen Walratöl eine große chemische Ähnlichkeit hat. Walrat ist ein Fett aus dem Hirn des Wales, der glücklicherweise von den meisten Ländern nicht mehr gejagt wird.

Jojobaöl wird aus dem nussartigen Samen der Wüstenpflanze Jojoba (Simmondsia chinensis) gewonnen, die heute in Kalifornien, Mexiko und Israel, aber auch in Spanien angebaut wird. Die Indianer kannten diese

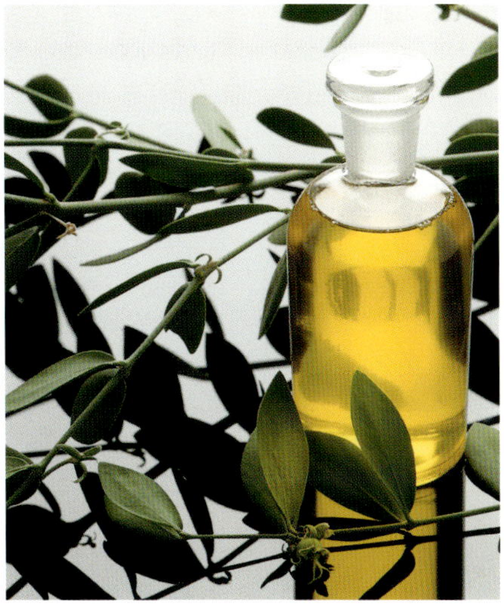

Jojobaöl.

Pflanze schon vor Hunderten von Jahren, und sie nutzten sie als Heilmittel.

Kakaobutter

Zur Herstellung werden die gurkenartigen Früchte des Kakaobaums (Theobroma cacao) verwendet. Die Samen, die so genannten Kakaobohnen, enthalten 50–58 % Fett. Das Fett, das Kakaobutter genannt wird, hat seinen Schmelzpunkt bei ca. 36 °C. Bei Raumtemperatur ist es spröde, leicht gelblich, hat einen schwachen kakaoartigen Geruch und einen milden Geschmack.

Kieselsäurepulver

Für die natürliche Kieselsäure sind Christobalit und Quarz die wichtigsten Lieferanten. Das reinweiße, leicht bläulich schimmernde Pulver ist eigentlich Siliciumdioxid. Es ist extrem leicht und sehr feinstaubig. Es bildet in Wasser oder Ölen stabile Gele.

Kosmetisches Basiswasser/-Haarwasser

Um die Alkoholsteuer zumindest im Kosmetikbereich zu umgehen, haben wir unseren 95%igen **Weingeist** leicht parfümiert (1% Duftzusatz) und mit D-Panthenol (0,5 %) versetzt. Damit entspricht er nicht mehr den Voraussetzungen für Trinkalkohol. Diese Mischung kann als fertiges Haarwasser oder Gesichtswasser verwendet werden. Der Unterschied zwischen beiden besteht lediglich im Duftzusatz. Generell werden in der Chemie alle organischen Verbindungen als Alkohole bezeichnet, deren charakteristische Gruppe die sog. Hydroxy-Gruppe ist.

Labtabletten ht

Lab ist ein Ferment und unentbehrlich zur Quark- und Käseherstellung. Es wird traditionell aus dem sog. Labmagen von Kälbern gewonnen, wo es hilft, die Muttermilch leichter zu verdauen. Die Labtabletten der hobbythek sind garantiert ohne gentechnische Verfahren hergestellt und enthalten auch keine Konservierungsstoffe, wie z. B. Benzoesäure.

Leinöl

Ist leuchtend gelb und schmeckt leicht bitter nach Leinsamen mit einer fast schon fischartigen Komponente. Es hat einen besonders hohen Gehalt an mehrfach ungesättigten Fettsäuren. Leinöl ist ein so genanntes trocknendes Öl : Wird es in einer dünnen Schicht ausgestrichen, öffnen sich die Doppelbindungen und nehmen Sauerstoff auf. Dadurch wird der Anstrich trocken und hart. Es eignet sich zum Schutz für Holzgegenstände, die Wind und Wetter ausgesetzt sind.

LV 41
Ein nichtionischer Lösungsvermittler auf Rizinusölbasis. Er ist gut haut- und schleimhautverträglich und enthält keine Konservierungsstoffe. LV 41 sollte kühl und nach dem Öffnen nicht länger als drei Monate gelagert werden.

Magermilchpulver
Aus Magermilch mit Hilfe eines Zerstäubungs-Trockenverfahrens hergestelltes Milchtrockenprodukt (Restwassergehalt ca. 4 %), das rund 36 % Eiweiß und 52 % Milchzucker enthält. Magermilchpulver gibt dem selbst gemachten Joghurt eine stabile und cremige Konsistenz.

Magnesia (gebrannte)
Gebrannte Magnesia (Magnesiumoxid) entsteht beim Verbrennen von Magnesium in Sauerstoff oder beim Erhitzen von Magnesiumcarbonat. In der Medizin als Mittel gegen Magenübersäuerung und bei Säurevergiftungen angewendet.

Magnesiumchlorid
Magnesiumchlorid ($MgCl_2$) ist ein natürlich vorkommendes Salz, das aus Meerwasser gewonnen wird. Es ist in hoher Dosis im Toten Meer enthalten. Ihm wird entzündungshemmende Wirkung bei Schuppenflechte und Neurodermitis zugeschrieben.

Magnesiumpulver ht
Schmeckt völlig neutral. Geeignet zur Ergänzung des täglichen Magnesiumbedarfs.

Meristemextrakt
Meristem ist embryonales Pflanzengewebe, das sich an den Spitzen sowohl der Wurzeln wie der Sprossen von Pflanzen ausbildet. Eine Besonderheit dieses Gewebes ist es, dass es nicht altert! Der Meristem-Extrakt fängt z.B. Sauerstoffradikale ein, die zellschädigende Wirkung haben. Außerdem wirkt es entzündungshemmend und leicht antiallergisierend.

Milchsäure
Es handelt sich um 90 % reinste Milchsäure E 270. Sie dient vor allem als kosmetisches Hilfsmittel, zur besseren Löslichkeit wie z.B. bei der Verarbeitung von Haarchitin. Milchsäure ist in konzentrierter Form eine klare, farblose bis schwach gelbliche, fast geruchlose Flüssigkeit, die in verdünnter Lösung rein sauer schmeckt.

Multimineralpulver ht Super
Leicht säuerliche Nahrungsergänzung und enthält die Mineralstoffe Calcium, Magnesium, Kalium auf Citratbasis.

Multivitaminpulver ht
Hauptträgerstoff Milchzucker (Laktose) und 10 Vitamine. 100 g Vitaminpulver enthalten durchschnittlich: 37,5 g Vitamin C; 9 g Niacin; 8,9 g Vitamin E; 3 g Pantothenat; 0,9 g Vitamin B6; 0,85 g Vitamin B2; 0,7 g Vitamin B1; 0,075 g Folsäure; 0,05 g Biotin; 0,0015 g Vitamin B12.

Myrtenwasser
Dieses Hydrolat ist das bei der Destillation von Myrtenöl anfallende Wasser, das ebenfalls noch wertvolle aromatische Inhaltsstoffe enthält. Da es wasserlöslich ist, wird kein Lösungsvermittler benötigt. Es wirkt antiseptisch, antiallergisch und entzündungshemmend.

Natron
Natron ($NaHCO_3$) ist allgemein als Hausmittel gegen Sodbrennen und als wichtiger Bestandteil im Backpulver bekannt. Es hat sich auch als wirkungsvolles Pflanzenschutzmittel erwiesen.

Nuratin P
Ein Weizenhydrolysat, das aus Weizenkleber gewonnen wird. Es lagert sich zwischen den Hornblättchen der Haare ein. Dadurch kommt ein gewisser Repair-Effekt zustande, also eine Glättung geschädigter Haare.

Odex ht
Eine Art Seife, das Zinksalz einer Fettsäure, die im Rizinusöl enthalten ist. Es bindet Geruchsstoffe, die bei der bakteriellen Zersetzung des Schweißes entstehen. Es wird in Deo-Produkten eingesetzt. Odex ht hat keine bakteriziden und fungiziden Eigenschaften, greift weder die natürliche Bakterienflora der Haut an noch hemmt es die natürliche Transpiration.

Paraben K
Wirkt gegen Bakterien und Pilze und kann deshalb als mildes Konservierungsmittel verwendet werden. Es besteht aus einer Mischung von Methylparaben und Propylparaben, außerdem enthält es noch den antimikrobiellen Duftstoff Benzylalkohol und Farnesol, einen Wirkstoff, der auch in den ätherischen Ölen vieler Pflanzen vorkommt.

Paraffin
Paraffine sind aus Erdöl raffinierte Kohlenwasserstoffe. *Hartparaffin* hat einen Schmelzpunkt in der Gegend von 56 °C und einen relativ geringen Ölgehalt. Es verbrennt also so gut wie geruchlos.

Perlglanzpigment
Besteht meist aus dem Mineral *Glimmer*. Der Glitzereffekt von Farben kommt dadurch zustande, dass das Licht an den mikroskopisch dünnen Plättchen unterschiedlich stark gebrochen wird und sich die einzeln reflektierten Strahlen dabei überlagern (Interferenz). Perlglanzpigmente sind völlig ungiftig und werden in reiner Form vor allem in Indien und Südamerika gewonnen. Die Farbpalette reicht von Rot, Gelb und Blau bis zu schimmernden Bronze-, Gold- und Silbertönen.

Plantessenz ht
Ein wässrig-alkoholischer Kräuterextrakt aus Fenchel (reizmildernd), Hopfen (durchblutungsfördernd), Kamille (desinfizierend), Melisse (virentötend), Mistel (beruhigend) und Schafgarbe (entzündungshemmend). Eingearbeitet wird es vor allem in Haut- und Haarpflegeprodukte für empfindliche Haut.

Reinlecithin P
Reines Sojalecithin in Pulverform. Es ist zum Backen geeignet, hält Backwaren länger frisch und unterstützt die Triebmittel. Außerdem kann es Fettstoffwechselstörungen günstig beeinflussen.

Rewoderm ht
Wird aus Palm- und Kokosöl produziert. Es ist ein sehr schonendes, nicht-ionisches Tensid, das vor allem bei der Haarwäsche eine Rolle spielt. Es wirkt leicht rückfettend auf das Haar und hat zugleich die angenehme Eigenschaft, die wässrigen Bestandteile in einem Shampoo miteinander zu verbinden. Rewoderm ht wirkt also wie ein Verdicker; das Shampoo erhält eine sämige Konsistenz.

Rimulgan
Ein für die Pflanzenbehandlung optimal geeigneter, besonders milder Emulgator der aus Rizinusöl gewonnen wird.

Rizinusöl
Wird aus den Samen der Pflanze Ricinus communis gewonnen und kann kurzfristig bei Verstopfung angewendet werden und wenn eine beschleunigte Darmentleerung erwünscht ist. Rizinusöl besteht vorwiegend aus unwirksamen Triglyceriden der Rizinolsäure.

Rosenwasser
Ein Hydrolat (s. Myrtenwasser), das vor allem aus der Küche, z.B. für die Marzipanherstellung, bekannt ist. In der Kosmetik wirkt es harmonisierend und ausgleichend.

Sanfteen
Sanftes Zuckertensid, das die Hautverträglichkeit von Shampoos und Spülungen für die Haare verbessert. Es ist gut umweltverträglich und wird im Abwasser schnell und ohne Rückstände in seine Bestandteile Kokosöl und Saccharose zerlegt.

Seidenprotein
Durch seine sehr guten feuchtigkeitsspendenden und filmbildenden Eigenschaften wird das Seidenprotein als pflegende und schützende Substanz sowohl in der Haar- als auch in der Hautkosmetik eingesetzt.

Sheabutter
Pflanzenfett, das aus den Früchten des Sheanussbaumes gewonnen wird. Es enthält so genannte unverseifbare Bestandteile, die besonders hautpflegende Eigenschaften haben. Deshalb wird Sheabutter auch zur Herstellung von Make-up verwendet.

Sojaöl
Sojaöl ist als raffiniertes Öl hellgelb. Das kaltgepresste Öl ist selten, eher dunkelgelb und nur für kalte Speisen zu verwenden. Es enthält neben wenig Linolensäure mehr als 50 Prozent Linolsäure und ca. 20 Prozent Ölsäure. Sojabohnen werden hauptsächlich in den USA angebaut. Dort setzt sich zunehmend gentechnisch verändertes Soja durch, das gegen Unkrautvernichtungsmittel unempfindlich ist.

Speisestärke
Pulverförmiges Bindemittel, das für die Herstellung von Saucen, Suppen, Puddings und Gebäck verwendet wird. Es wird aus Weizen, Roggen, Reis, Mais, Kartoffeln oder tropischen Wurzeln und Getreidearten hergestellt. Bei der Produktion bleiben Eiweiß, Mineralstoffe und Fett in der Grundsubstanz zurück, so dass ein geschmacks- und geruchsneutrales Stärkepulver entsteht.

Stearin
Weiße, undurchsichtige, ziemlich brüchige und wachsähnliche Masse, die aus tierischen und pflanzlichen Fetten (Palmitinen) hergestellt wird. Die unangenehmen Eigenschaften dieser Fette, wie schlechter Geruch, schmieriger Griff und unansehnliche Farben werden heute durch komplizierte Veredlungsverfahren ausgeschaltet. Stearin-Ker-

zen brennen gut ab und verbiegen sich nicht so leicht in der Wärme. Der Schmelzpunkt des Stearin liegt bei etwa 50 bis 60 °C.

Süßholzwurzel

Süßholzwurzel („Lakritzenkraut") wirkt schleimlösend und auswurffördernd und durch den Flavonoidanteil entkrampfend. Auf die Magenschleimhaut wirkt es schützend, da es die gestörte Schleimhautzusammensetzung bei einem Magen-Darm-Geschwür normalisiert und zusätzlich entzündungshemmend wirkt.

Tegomuls

Rein pflanzlicher Emulgator, der auch in der Lebensmittelindustrie, vor allem in Backwaren und Eiscremes, verwendet wird. Das grobe Pulver schmilzt bei 50-55 °C und wird von uns als Emulgator für Kosmetika empfohlen.

Terpentinöl

Hat heute zu Unrecht einen eher schlechten Ruf, denn dieser gründet sich auf einer Verwechslung mit Terpentinersatz, einem giftigen organischen Lösungsmittel. Echtes Terpentinöl dagegen ist ein ätherisches Öl, das sogar als Badezusatz verwendet werden kann und aus dem Harz von Fichten, Tannen, Lärchen und Kiefern gewonnen wird. Es wird als Lösungsmittel für Öle und Wachse eingesetzt.

Vitamin-A-Palmitat

In unserer Kosmetik setzen wir das Vitamin-A-Palmitat ein, da es wesentlich stabiler und deutlich ungefährlicher ist als reines Vitamin A. Vitamin-A-Palmitat ist ein Salz der Palmitinsäure, die ein wichtiger Bestandteil des Kokospalmöls ist. Es erhöht den Vitamin-A-Gehalt in der Hornschicht, der Oberhaut und der Unterhaut. Dadurch verdickt die Haut bis zu 30 % und die Faltentiefe wird verringert. Außerdem wird die Zellteilung angeregt.

Vitamin-E-Acetat / -Fluid

Vitamin-E-Acetat ist eine Verbindung von Vitamin E und einem Salz der Essigsäure. Dieses Produkt ist erheblich stabiler und hautverträglicher als reines Vitamin E. In der Natur hat Vitamin E vor allem die Aufgabe, die Zellen und ihre empfindlichen Aufbaustoffe vor dem Angriff von aggressivem Sauerstoff zu bewahren. Es dient daher auch als Konservierungsstoff, das die Zersetzung von Wirkstoffen an der Luft verhindert. Vitamin E bewirkt eine Glättung und eine Steigerung des Feuchthaltevermögens der Haut.
Im Vitamin-E-Fluid ist Vitamin-E in kleinsten Tröpfchen verarbeitet. Die fettlöslichen Wirkstoffe sind dadurch umkapselt und somit wasserlöslich gemacht. So kann auf Emulgatoren verzichtet werden.

Vitamin-ACE-Fluid SP

Die in diesem Fluid eingearbeiteten Vitamine A, C und E regenerieren die Haut und schützen sie vor freien Radikalen. Von uns gern angewendet bei Pflegeprodukten für die reife anspruchsvolle Haut, z. B. in Antifaltencremes und -Fluids, aber auch in After-Sun Lotionen. Vitamin-ACE-Fluid schützt auch vor lichtbedingter Hautalterung und verringert die Faltentiefe.

Vithaar ht

Vitaminpflegemittel für das Haar. Es besteht aus Biotin (mind. 0,15%), das auch Vitamin H heißt, sowie aus natürlichen Aminosäuren (mind. 6%), die in Alkohol gelöst werden. Vithaar ht wird vor allem aus Reis hergestellt. Biotin ist in geringen Mengen in allen lebenden Zellen enthalten. Biotinmangel führt beim Menschen zu Ekzemen und Haarausfall. Äußerlich angewendet verbessert es die Haarstruktur.

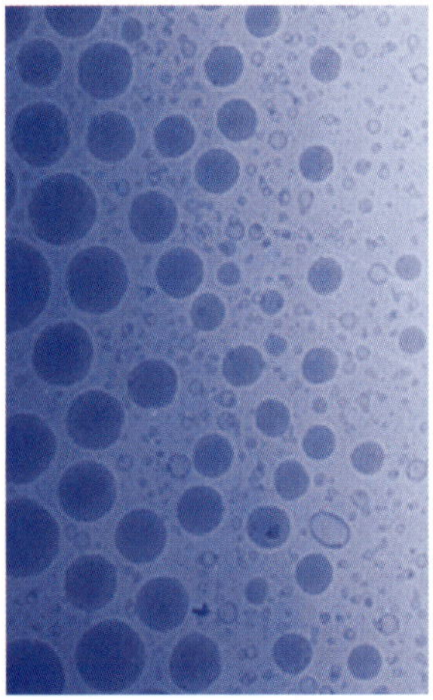

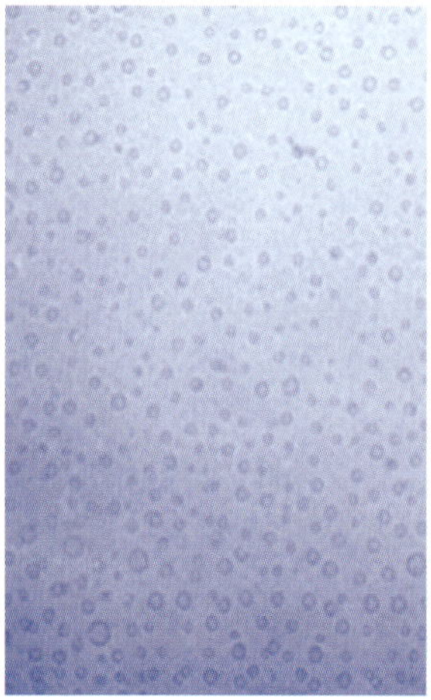

**Links: Ein Emulgator ermöglicht die Verbindung von Öl und Wasser zu einer Emulsion.
Rechts: Bei einem Fluid sind die Öltröpfchen in eine Haut aus winzigen Lecithinmolekülen verpackt.**

Walratersatz
Konsistenzgeber und trotz seiner synthetischen Herkunft immer noch sehr beliebt. Vor allem Menschen, die auf Bienenwachs allergisch reagieren, finden im Walratersatz eine gute Alternative. Er ähnelt in der Struktur dem Cetylalkohol, und es versteht sich von selbst, dass wir kein natürliches Walrat aus der Stirnhöhle des bedrohten Wals empfehlen.

Weizenkleber ht
Natürlicher Bestandteil des Weizenmehls, der auch Gluten genannt wird. Chemisch gesehen handelt es sich um eine bestimmte Eiweißfraktion des Weizenproteins, vor allem die Aminosäuren Glutamin und Prolin. Er verbessert die Backeigenschaften des Teiges, vergrößert das Volumen der Brote und verhindert weit gehend deren Zusammenfallen.

Xanthan
Natürlicher Schleimstoff, der als Gelbildner eingesetzt wird. Er entsteht mit Hilfe von Mikroorganismen beim Gärvorgang von Glucose und ist gut dazu geeignet, bestimmte Produkte zu verdicken.

Zetesol ht
Schön schäumendes Tensid, ideal zur Herstellung von Duschgelen, Reinigungsemulsionen, Schaumbädern und Shampoos mit hohem Schaumbildevermögen. Es ist rein pflanzlich und besitzt eine Waschaktivität von ca. 56 %.

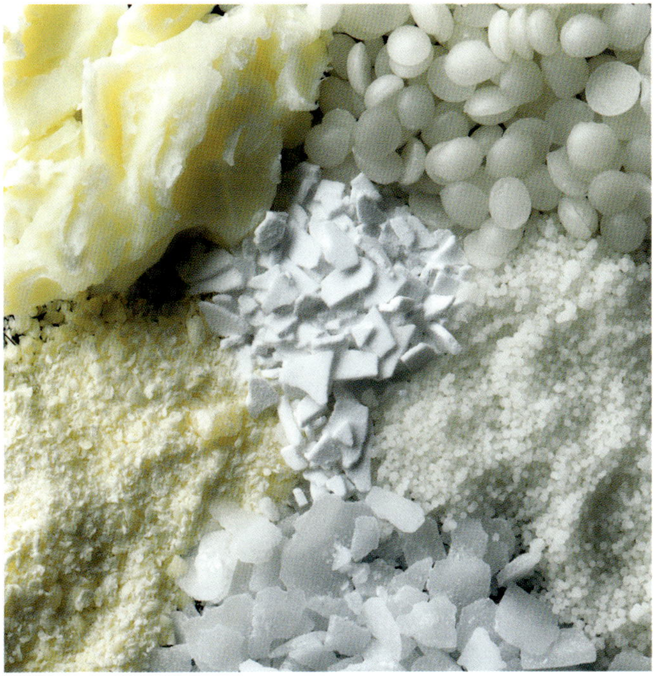

Konsistenzgeber:
o.l.: Sheabutter,
o.r.: Bienenwachs,
M.: Cetylalkohol,
u.l.: Kakaobutter,
u.M.: Walratersatz,
u.r.: Ceralan

Zinkoxid
Mineralisches, weißes Pulver. Es bildet mit Wund- und Hautsekreten lösliche Zinksalze, die mild adstringierend (zusammenziehend) und antiseptisch wirken, ohne die Haut zu reizen.

Zitronensäure
Gehört zu den am meisten verbreiteten Pflanzensäuren. Sie findet sich z.B. in zahlreichen Früchten, in Zitronensaft, Milch, Nadelhölzern, Rübensaft usw. Sie wird hergestellt durch die Fermentation von Zuckerlösung (z. B. aus Melasse).

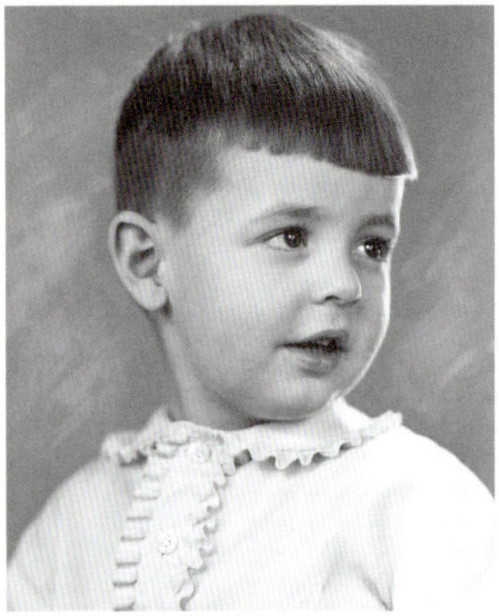

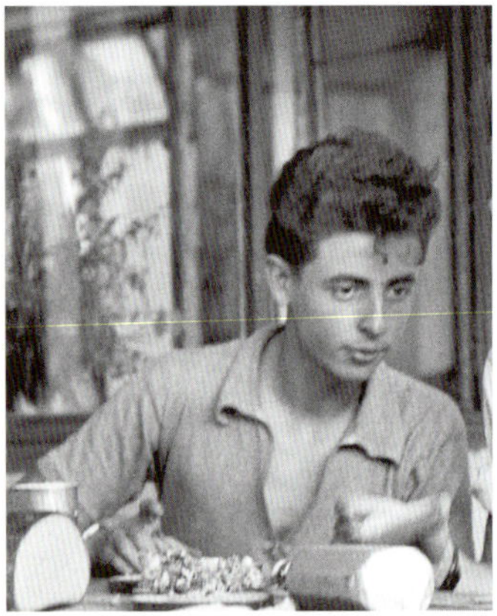

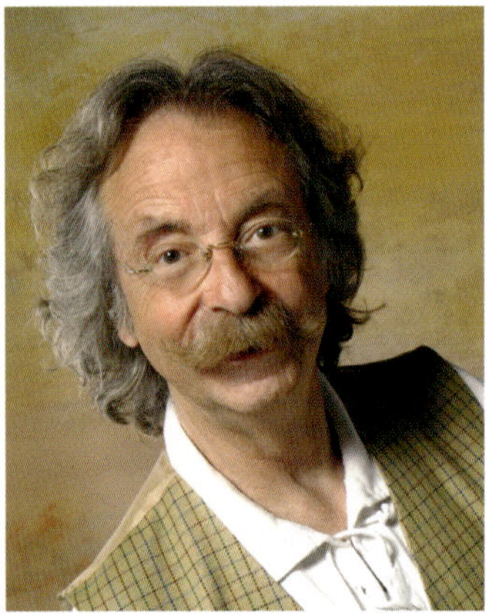

„Beim Barte des Jean Pütz“

Stationen des Mr. hobbythek

21.09.1936	geboren in Köln
1936-42	Kindheit im luxemburgischen Remich an der Mosel
1942-52	Volksschule in Remich bis zur 8. Klasse
1952-55	Lehre an der «École des arts et métiers» du Luxembourg zum Elektromechaniker
1955-56	Tätigkeit als Betriebselektriker im Luxemburger Eisenhüttenwerk Arbed-Belval
1955	Aufnahmeprüfung für Sonderbegabte an der Staatlichen Ingenieurschule Köln
1956-59	Studium mit Abschluss als Diplomingenieur der Nachrichtentechnik
1959-60	Ingenieur im Entwicklungslabor für elektronische Schaltgeräte bei Kloeckner-Moeller Bonn
1960	Abiturprüfung für Externe
1960-64	Physik- und Mathematikstudium für das Lehramt der Sekundarstufe II mit Nebenfach Chemie an der Universität zu Köln
1965-67	Referendarzeit und parallel Soziologie- und Volkswirtschaftsstudium mit Schwerpunkt „Empirische Mediensoziologie“
1967-69	Studienrat für Physik, Mathematik und Elektronik an der Fachoberschule und Berufsschule in Köln, parallel Tätigkeit als freier Journalist
1970-2001	Redakteur, Autor und Produzent beim Westdeutschen Rundfunk in Köln. Aufbau und anschließende Leitung der Redaktion „Naturwissenschaft und Technik“
seit 1972	Autor und Herausgeber von rund 30 Büchern gesundheitlichen und wissenschaftlichen Inhalts wie z. B. Elektronik, Digitaltechnik, anti-aging und Aromatherapie
seit 22.12.1974	Autor und Moderator der **hobbythek** mit inzwischen 345 Folgen und 55 Büchern
1978	Verleihung des Batelle-Preises für Wissenschaftsjournalismus für die ARD-Sendung „Intelligenz in Miniatur – Mikroprozessoren revolutionieren die Technik“
1984-94	Entwickler, Autor und Moderator der Sendereihe „Wissenschaftsshow“ aus der die Reihe „Quarks & Co“ hervorging
1985	Mitinitiator der Wissenschaftspressekonferenz Bonn/Berlin e.V. (WPK). Von 1990 bis 2003 1. Vorsitzender (www.wpk.org)
1988-94	Autor und Moderator der ARD-Reihe „Bilder aus der Wissenschaft“
1994-2000	Verantwortlicher Redakteur für die ARD-Reihe „GLOBUS - Forschung und Technik“ seitens des WDR
1996	Verleihung des Preises der Gesellschaft Deutscher Chemiker für Journalisten und Schriftsteller
1997-2003	Moderator und Mitautor des Magazins „Dschungel – leben und leben lassen“
Dez. 2004	Rückzug aus der **hobbythek** nach 30 Jahren
2005	Auf zu neuen Ufern! Aktuelles unter www.jean-puetz.net

Die im folgenden aufgeführten Bezugsquellen sind von Autor und Verlag zusammengetragen worden und erheben keinen Anspruch auf Vollständigkeit.

*ALC COSMETIC, 27804 Berne, Kranichstr. 2, Tel. 04406-6144, Fax 04406-5363
AROMA & NATUR, 13507 Berlin, Am Borsigturm 2, B. u. W. König GbR, Tel. 030-43402270, Fax 030-43402271; 26789 Leer, Mühlenstr. 30, Volker Zarmebowiez, Tel. 0491-9921127; 45721 Haltern, Merschstr. 6, Gisela Reinke, Tel. 02364-929351.
*BRENNESSEL, 80799 München, Türkenstr. 60, Claudia Hölzer, Tel. 089-280303, Fax 089-2802049, www.brennessel-muenchen.de; 85354 Freising, Untere Heilig Geist Gasse 10, Tel. 08161-41999.
APOTHEKEN: 01307 Dresden, Fetscherplatz 2,Fetscher Apotheke, Tel. 0351/4425603,fetscher-apotheke@gmx.de; 01309 Dresden,Loschwitzer Straße 52 a, Schiller Apotheke, Tel. 0351/3100498; 02826 Görlitz, Demianiplatz 34 - 35, Der grüne Laden, Tel. 03581/403364; 02977 Hoyerswerda, Lausitzer Platz 1, Kräuter Meyer, Tel. 03571/604451, kraeuter-meyer@proximedia.de; 03046 Cottbus, Bahnhofstraße 63, Flamingo-Apotheke, Tel. 0355/780730, flamingo-apotheke@t-online.de; 04109 Leipzig, Strohsackpassage, Naturparadies, Tel. 0341/9612205,aturparadies-leipzig@gmx.de; 04109 Leipzig ,Willi-Brandt-Straße 5 / Promenaden-Hauptbahnhof, Vitalia Reformhaus, Tel. 0341/9617551; 04932 Hirschfeld, Hauptstraße 15,Linden Drogerie, Tel. 035343/60954; 06112 Halle,HEP-Einkaufspark,Teerose - Ideen mit Tee GbR, Tel. 0345/5829836, teerose-hep@gmx.net; 06406 Bernburg, Karlplatz 31, Naturshop Marleen, Tel. 03471/3009009, marlies.hoppe@t-online.de; 07743 Jena, Leutragraben 1, VIELERLEI, Tel. 09771/636340; 08451 Crimmitschau, Markt 3, City-Apotheke, Tel. 03762/938193, f.hoff@saxoniapharma.de; 08529 Plauen, Äu.Rechenbacherstr.64, Tee & Gewürze, Tel. 03741/440105; 09111 Chemnitz, Am Rathaus 1 (Am Kaufhof), Apotheke an der Zentralhaltestelle, Tel. 0371/6664866; 09122 Chemnitz, Vita-Center, Kräuter-Meyer, Tel. 0371/2802428, agklau@aol.com; 09337 Hohenstein-Ernstthal, Dresdener Straße 5, Major's Tee & Co., Tel. 03723/3961; 09350 Lichtenstein, Marktsteig 2, Major's Tee & Co., Tel. 037204/83624, johanna-a@t-online.de; 09599 Freiberg, Im Kaufland, Häuersteig 8, Apotheke im Kaufland, Tel. 03731/76274, wienberg@apotheke-kl-freiberg.de, www.kaufland-freiberg.de; 10117 Berlin, Bahnhof Friedrichstraße, Vitalia Reformhaus, Tel. 030/20619964; 10178 Berlin, EKZ Berlin-Carré, Natur Art, Tel. 030/2428862, natur-art-lehder@web.de; 10439 Berlin, Schönhauser Allee 78-80 / Schönhauser Allee-Arcaden, Vitalia Reformhaus, Tel. 030/44652668; 10627 Berlin,Wilmersdorfer Straße 125, Bong Apotheke, Tel. 030/31 86 92 10, bong-apotheke@t-online.de; 10961 Berlin, Zossener Str.32, Naturebox, Tel. 030/69508303, www.naturebox.de; 10999 Berlin, Oranienstraße 17, Parvulus, Tel. 030/6141392, info@parvulus.de; 12043 Berlin, Karl-Marx-Straße 66, Vita Apotheke, Tel. 030/62732151, info@vitaapo.de; 12099 Berlin, Tempelhofer Damm 152, Reformhaus Lücke, Tel. 030/75659320; 12159 Berlin, Hauptstr. 76, Stier Apotheke, Tel. 030/8512031, team@stier-apotheke.de; 12163 Berlin, Schloßstraße 101 / Galleria,Dr. Ziegler Naturkaufhaus in der Galleria GmbH, 030/7973716; 12555 Berlin, Forum Köpenick UG, Natur-Garten, Tel. 030/65485340, natur-garten-berlin@t-online.de; 12555 Berlin, Alt Köpenick 14, Natur-Garten, Tel. 030/65 48 89 88, www.natur-garten.de; 12619 Berlin, Spree-Center, Spree-Center Apotheke, Tel. 030/5622113, spree-center@t-online.de; 13357 Berlin, Gesundbrunnencenter, Kräuter Meyer,Tel. 030/49308974; 13507 Berlin, Bernstorffstraße 4, Hildchens Wellness-Insel, Tel. 030/43557797, b.hildebrand@imail.de; 13581 Berlin, Spandau Arcaden, Reformhaus Kunert, Tel. 030/35133122, detlef-kunert@inx-berlin.de; 14471 Potsdam, Luisenplatz 5, Luisen-Apotheke, Tel. 0331/9512263; 14776 Brandenburg, Hauptstraße 21, Taraxacum, Tel. 03381/228701, webmaster@filmmuseum-potsdam.de; 15366 Hönow, Mahlsdorfer Str.61 HEP, Teevielfalt, Tel. 030/9953932; 15517 Fürstenwalde, Eisenbahnstraße 27, Linden Apotheke, Tel. 03361/310567; 16225 Eberswalde, Michaelisstraße 2, Tee, Wein & Würze, Tel. 03334/289320, Eichendorff-H@t-online.de; 16321 Bernau, Berliner Straße 2, Gesundheitsinsel am Steintor, Tel. 03338/708577, www.bernau.com/steintorapotheke; 17033 Neubrandenburg, ECE Marktplatz-Center, Apotheke Marktplatz-Center, Tel. 0395/5666320, logemann@apotheke-iminternet.de, 18055 Rostock ,Rostocker Hof, Edda's Hoflädchen, Tel. 0381/8170636, Edda.R@t-online.de; 18057 Rostock, Doberaner Str.10-12, Teekontor Rostock, Tel. 0381/514457, teekontor.vera.zorn@t-online.de; 18107 Rostock, Warnowallee 6, NATÜRLICH, Tel. 0381/7697117; 18146 Rostock, Im Real Kaufhaus, Teestübchen Kelsch, Tel. 0381/6002177; 18209 Bad Doberan, Am Markt 14, Edda's Teelädchen, Tel. 038203/16459, Edda.R@t-online.de; 18439 Stralsund, Ossenreyer Str.44/45, Van de Moore, Tel. 03831/666855, vandemoore@gmx.de; 18528 Bergen/ Rügen, Markt 26, Rugard Apotheke am Markt, Tel. 03838/80340, info@rugard-apotheke.de; 19053 Schwerin, Schloßstraße 39, Schlosspark-Apotheke, Tel. 0385/557220; 19322 Wittenberge, Bernhard-Remy-Str. 6a, Rathaus-Apotheke, Tel. 03877/402266, rathaus-apotheke-wittenberge@t-online.de; 20095 Hamburg, Bergstr. 14, Vitapharm-Apotheke, Tel. 040/32527690; 20099 Hamburg, Lange Reihe 70, Kräuterhaus, Tel. 040/240404; 20259 Hamburg, Osterstr. 36, Eichen-Apotheke, Tel. 040/40170304, info@eichen-apotheke-hamburg.de; 21031 Hamburg-Bergedorf, Alte Holstenstraße 30, Schnelle, Tel. 040/7214697; 21073 Hamburg-Harburg, Lüneburger Straße 45, Arcaden Apotheke, Tel. 040/30092121, info@arcaden-apotheke.de; 21244 Buchholz,Bremer Straße 47, TAO LEBENSART, Tel. 04181/217925; 21335 Lüneburg, Enge Straße 1, Teehaus Samowar, Tel. 04131/47828, birgit.heidbrock@t-online.de; 21493 Schwarzenbeck, Lauenburger Straße 10, Die Stadt Apotheke, Tel. 04151/3313; 21502 Geesthacht, Buntenskamp 5a, Buntenskamp Apotheke, Tel. 04152/75073, info@buntenskamp-apotheke.de; 21614 Buxtehude,Stavenort 1, Lebensart, Tel. 04161/513866, deabuchholz@aol.com; 21682 Stade, Drosselstieg 77, Pinguin Apotheke, Tel. 0414/981631, pingaop@t-online.de; 21682 Stade, Große Schmiedestr.6, Delphin-Apotheke, Tel. 04141/777430, s.lehmkuhle@aponet.de; 22045 Hamburg-Jenfeld, EKZ Berliner Platz , Berliner Bär Apotheke, Tel. 040/6723132, www.berliner-baer-hamburg.de; 22083 Hamburg, EKZ Hamburger Straße, Rund um Tee, Tel. 040/2992214, saeid.fardanesh@web.de; 22111 Hamburg, Horner Landstraße 200, Bauerberg Apotheke, Tel. 040/650605-0, info@bauerberg-apotheke.de; 22111 Hamburg, Billstedt Center, Kräuter Meyer, Tel. 040/73671978, jschnelle@freenet.de; 22159 Hamburg-Farmsen, Berner Heerweg 173-175, Center-Apotheke, Tel. 040/6430041; 22415 Hamburg, EKZ Langenhorner Markt, Apotheke am Langhorner Markt, Tel. 040/53283890, Apotheke-hh@t-online.de; 22589 Hamburg, Sülldorfer Landstraße 5, ElbVital Apotheke, Tel. 040/870890-10, Gesundheitszentrum@elbvital.de; 22765 Hamburg-Altona, Mercado EKZ, Reformhaus Engelhardt, Tel. 040/39905591, info@reformhaus-engelhardt.de; 22869 Hamburg-Schenefeld, Kiebitzweg 2, Reformhaus Engelhardt, Tel. 040/44809277, info@reformhaus-engelhardt.de; 23552 Lübeck, Breite Str. 71, Adler-Apotheke, Tel. 0451/79 88 515,

adler-apotheke-luebeck@t-online.de; 23562 Lübeck, Ratzeburger Allee 111-125, Apotheke am Klinikum, Tel. 0451/5022239; 23611 Bad Schwartau, Lübecker Str. 18, Stadt-Apotheke Sanitärhaus , Tel. 0451/29 250-11, stadt-apotheke@klindwort.de, www.klindwort.de; 23701 Eutin, Am Berliner Platz, Rosen Apotheke, Tel. 04521/798071, rosen.apotheke.eutin@pharma-online.de; 23774 Heiligenhafen, Kirchenstraße 1, Ostsee Tee Hus, Tel. 04362/7027; 23879 Mölln, Am Bahnhof 2, Stadt-Apotheke, Tel. 04542/39 48, www.stadt-apotheke-moelln.de; 23966 Wismar, Altwismarstr. 24, Teekontor Wismar, Tel. 03841/213320; 24103 Kiel, Herzog-Friedrich-Straße 30, herzog apotheke, Tel. 0431/673001, herzog-apotheke@pharma-online.de; 24143 Kiel, Elisabethstraße 32-34, Werft-Apotheke, Tel. 0431/736565, team@werft-apotheke.de, 24217 Schönberg, Bahnhofstraße 17, De Teepott, Tel. 04344/6213, www.ostsee-tee.de; 24534 Neumünster, Großflecken 20, Stadt-Apotheke, Tel. 04321/49490, www.stadtapotheke-nms.de; 24537 Neumünster,Wasbeker Straße 330, Apotheke im Freesen Center, Tel. 04321/96688-0; 24568 Kaltenkirchen, Brauerstraße 1-3, Reformhaus Moritz, Tel. 04191/932015, gz-mediohaus-hjmoritz@t-online.de; 24576 Bad Bramstedt, Bleeck 25, Apotheke am Bleeck, Tel. 04192/3988, apobleeck@t-online; 24768 Rendsburg, Jungfernstieg 8, Theater-Apotheke, Tel. 04331/24646, theater-apo@t-online.de; 24768 Rendsburg, Friedrichstädter Str.51, Eider Enten Apotheke, Tel. 04331/433780, info@eiderenten-apotheke.de; 24937 Flensburg, Südermarkt 12, Delphin Apotheke, Tel. 04611/50400, delphinapotheke@foni.net; 25524 Itzehoe, Holstein Center, Apotheke in Holstein Center, Tel. 04821/2577, info@hcapo.de; 25746 Heide, Hamburger Str. 26-28, Stadtbrücken-Apotheke, Tel. 0481/877 80; 25826 St. Peter-Ording, Im Bad 37, Siebert Tee & Kunsthandwerk, 04863/955295; 26127 Oldenburg, Kreyenstraße 101, Kreyen Apotheke, Tel. 0441/30882, kreyen-apo@t-online.de; 26133 Oldenburg, Alter Postweg 125, Hansa Apotheke, Tel. 0441/486652; 26160 Bad Zwischenhahn, In der Horst 6, Tee Time, Tel. 04403/949815, info@tea4two.de; 26180 Rastede, Oldenburger Str. 235, Anton-Gunther-Apotheke, Tel. 04402/2755, info@kracke.de; 26209 Sandkrug, Bahnhofstraße 15, Flora Apotheke, Tel. 04481/234, woltemade@die-flora-apotheke.de; 26316 Varel, Neue Straße 1, GERDES, Tel. 04451/861131, info@gerdes-varel.de; 26349 Jade, Vareler Straße 9, Teegalerie, Tel. 04454/918475, Dieter_Schnell@t-online.de; 26388 Wilhelmshaven, Preußenstr. 46, Meitzler, Tel. 04421/806040; 26817 Rhauderfehn,Rhauderwieke 2, Anker-Apotheke, Tel. 04952/9377-0, anker.apotheke@t-online.de; 26954 Nordenham, Friedrich-Ebert-St.15, Stadt-Apotheke, Tel. 04731/22049, StadtapothekeSchulze@t-online.de; 27356 Rotenburg, Verdener Straße 5, Wümme Apotheke, Tel. 04261/966066, service@wuemme-apotheke.de; 27432 Bremervörde, Bahnhofstraße 11, Bahnhof Apotheke, Tel. 04761/97760; 27570 Bremerhaven, Friedrich-Ebert-Straße 54, Naturkosmetik & Mehr, Tel. 0471/9022568, annegretbebenroth@aol.com; 27578 Bremerhaven, Langener Landstr. 271, Buse, Tel. 0471/805219, hansj.buse@nord.com.net; 27749 Delmenhorst, Lange Straße 47, Delme Tee Contor, Tel. 04221/129689; 27777 Bookholzberg, Stedingerstr. 40, Stern Apotheke, Tel. 04223/2032; 28199 Bremen, Pappelstraße 99-101, Delme Tee Contor, Tel. 0421/501431; 28203 Bremen, Vor dem Steintor 43, Fach-Drogerie-Blank, Tel. 0421/72260; 28207 Bremen, Pfalzburger Str. 41, Apotheke in Hansa Carré, Tel. 0421/4986700, apohansacarre@t-online.de; 28215 Bremen, Hemmstr. 182, Lilje-Naturkosmetik, Tel. 0421/3509850, liljeschad@aol.com; 30159 Hannover, Bahnhofstraße 8, Ernst August Apotheke, Tel. 0511/363432, info@ernst-august.de; 30159 Hannover, Georgstraße 7, S.B.S. Naturkosmetik, Tel. 0511/7000815, info@sbs-naturkosmetik.de; 30519 Hannover, Abelmannstraße 8, Naturprodukte Oasis, Tel. 0511/4735102, naturprodukte-oasis@freenet.de; 30823 Garbsen, EKZ Garbsen-Mitte, Teehaus Schwarzer Drache, Tel. 05131/ 44 18 84; 30890 Barsinghausen, Bahnhofstraße 12, Naturprodukte Oasis, Tel. 05105/583619, naturprodukte-oasis@freenet.de; 31134 Hildesheim, Almstraße 3, Andreas Apotheke, Tel. 05121/91760, dr.martin@andreas-apo.de; 31157 Sarstedt,Holztorstr. 22/24, Rook GmbH,05066/2206, tobi-zer@t-online.de; 31655 Stadthagen, Enzer Str. 10, Aesculap-Apotheke, Tel. 05721/16 64, aesculap-apo@t-online.de, www.aesculap-apotheke.de; 31737 Rinteln, Markt 15, Engel-Apotheke seit 1619, Tel. 05757/42060, engel-rinteln@t-online.de; 32049 Herford, Hansastraße 26, Hansa-Apotheke, Tel. 05221/998250, brulandrb@gmx.de; 32339 Espelkamp, Ostlandstraße 12, Ostland-Apotheke, Tel. 05772/6780, ostland-apotheke@t-online.de; 32427 Minden, Hahler Straße 39, Anker-Apotheke, Tel. 0571/20940; 32547 Bad Oeynhausen, Werrepark, Mindener Str., Apotheke im Werrepark, Tel. 05731/105725, apotheke.im.werrepark@t-online.de; 32756 Detmold, Krumme Straße 56, Tee & Kramladen, Tel. 05231/31804, www.ingrids-teeladen.de; 33098 Paderborn, Kamp 3, Reformhaus Strauch, Tel. 05251/22594, reformhaus-seibel@web.de; 33098 Paderborn, Rosenstraße 17, Reformhaus Strauch, Tel. 05251/21001, reformhaus-seibel@web.de, 33098 Paderborn, Wartburgerstraße 93, Schöne Aussicht Apotheke, Tel. 05251/64222, info@apotheke-schoene-aussicht.de; 33129 Delbrück, Oststr. 12, Löwen-Apotheke, Tel. 05250/982950; 33154 Salzkotten, Lange Str. 23, Sälzer-Apotheke, Tel. 05258/940610, info@saelzerapotheke.de, www.saelzerapotheke.de; 33175 Bad Lippspringe, Arminiusstraße 10, Reformhaus Strauch (Seibel GmbH) ,Tel. 05252/6962,reformhaus-seibel@web.de; 33330 Gütersloh, Marienfelderstraße 2, Mohren-Apotheke, Tel. 05241/27010, mohren-apotheke@t-online.de; 33602 Bielefeld, Marktpassage, Teegarten, Tel. 0521/139015; 33758 S.H.Stukenbrock, Holter Straße 4, Arminius Apotheke, Tel. 05207/3293, arminius-apo@t-online.de; 34225 Baunatal, H.-Nordhoff Straße 7, Neue Apotheke, Tel. 0561/949580; 34454 Arolsen, Bahnhofstraße 16,Akazien-Apotheke, Tel. 05691/2074, akazien.apotheke@t-online.de, 34497 Korbach, Prof.-Bier-Straße 8, Reformhaus Röhr, Tel. 05631/70825; 34613 Schwalmstadt, Bahnhofstraße 26, Teeblüte, Tel. 06691/22641, chalet@nexgo.net; 35037 Marburg, Universitätsstraße 5, Schlossberg Apotheke, Tel. 06421/23443, info@schlossberg-apo.de; 35510 Butzbach, Weiseler Straße 10, Harmonie, Tel. 06033/65354, franca_volter@web.de; 35614 Aßlar, Christengall 6, Tommy-Thomas-Teelädchen, Tel. 06441/81071; 35708 Haiger, Marktplatz 4, Rathaus Apotheke, Tel. 02773/4612; 36037 Fulda, Vor dem Peterstor 2, Rabanus Apotheke, Tel. 0661/902590; 36043 Fulda, Chattenstraße 26, Florenberg Apotheke, Tel. 0661/9429300, info@florenberg-apotheke.de; 36129 Gerseld / Röhn, Peter-Seifert-Str.2, Apotheke Marbaise, Tel. 06654/96290, info@apothekemarbaise.de; 36381 Schlüchtern, Lotichiusstraße 46, Lotichius-Apotheke, Tel. 06661/96210, www.lotichius-apotheke.de; 37073 Göttingen, Lange Geismar Str. 44, Göttinger Reformhaus, Tel. 0551/56058; 37079 Göttingen, Otto Brenner Str.1, Reformhaus im Kaufpark, Tel. 0551/56058; 37431 Bad Lauterberg, Hauptstraße 153, Das kleine Teehaus, Tel. 05524/1249; 38100 Braunschweig, Hagenmarkt 19/20, Hagenmarkt Apotheke, Tel. 0531/400114, apotheke@hagenmarkt.de; 38226 Salzgitter, In den Blumentriften 1, Reformhaus Bertram, Tel. 05341/43324; 38259 Salzgitter, Marktstraße 7, TEE-Boutique, Tel. 05341/395300; 38372 Büddenstedt, Alte Dorfstraße 11, Klosterladen Reinsdorf, Tel. 05352/968373, laden@klostermanufaktur.de; 38440 Wolfsburg, Kaufhofpassage 8, Garias, die natürliche Drogerie, Tel. 05361/655500; 38855 Wernigerode, Ringstraße 31-37,Reformhaus Saaber, Tel. 03943/603300, mail@reformhaus-saaber.de; 39104 Magdeburg, Kantstraße 5a, Apotheke im Hauptbahnhof, Tel. 0391/5311676; 39539 Havelberg, Sandauer Straße 9, Naturbaustoffe und Naturprodukte, Tel. 039387/20688, info@naturprodukt-handel.de; 40227 Düsseldorf-Oberbilk, Kölner Straße 258, Schwanen-Apotheke, Tel. 0211/787837, www.schwanen-apo.com; 40235 Düsseldorf, Lichtstraße 49, Licht-Apotheke, Tel. 0211/6907730, info@licht-apotheke.de; 40591 Düsseldorf-Wersten, Kölner Landstr.205, Apotheke Dr. Herrmann, Tel. 0211/7580840, www.apotheke-dr-herrmann.de; 40597 Düsseldorf, Hauptstraße 9, Steioff, Tel. 0211/7180811, steioff@t-online.de;

40765 Langenfeld, Marktplatz 6, Reformhaus Dr. Weihofen, Tel. 02173/74820; 40822 Mettmann, Jubiläumsplatz 3, Biber Apotheke, Tel. 02104/983700, biber-apotheke@t-online.de; 41061 M-gladbach, Hindenburgstr.12, Steioff, Tel. 02161/567960, steioff@t-online.de; 41751 Viersen, Moselstr. 141 A, Ring Apotheke, Tel. 02162/42300, info@ringapotheke.de; 42103 Wuppertal, Neumarkt 11, Cassiopeia, Tel. 0202/461556; 42275 Wuppertal, Werth 99, Rutten Apotheke, Tel. 0202/558899, info@rutten-apotheke.de; 42369 Wuppertal, Erbschlöerstr. 14, Elch-Apotheke, Tel. 0202/461556, www.elch-apotheke.de; 42551 Velbert, Offerstraße 29, Medico-Apotheke, Tel. 02051/605650, service@medico-apotheke-velbert.de; 42853 Remscheid, Alleestr. 11, Adler Apotheke/Herba Reformhaus, Tel. 02191/92 30 26, ruepp@aar.de; 44339 Dortmund, Bayrischestr.189, Drogerie Mohr, Tel. 0231/851732; 44388 Dortmund, Limbecker Str. 13, Drogerie Zimmermann, Tel. 0231/632392; 44581 Castrop-Rauxel, Freiheitstraße 17, Burg-Apotheke Henrichenburg, Tel. 02367-8888, info@apoburg.de; 44623 Herne, Bahnhofstraße 31, Neue Apotheke, Tel. 02323/3847791; 44649 Herne 2,Hauptstraße 261, Reformhaus Klaas, Tel. 02325/73996, reformhaus-seibel@web.de; 44795 Bochum, Hattinger Straße 334, Alte Apotheke Weitmar, Tel. 0234/431421, www.alte-apotheke-bochum.de; 44869 Bochum, Höntroper Straße 48, Bio S-Bahnhof, Tel. 02327/52277, biosbahnhof@gmx.de; 45127 Essen, Akazienallee 1, Reformhaus Seibel GmbH, Tel. 0201/230444, reformhaus-seibel@web.de; 45127 Essen, City-Center/Porscheplatz, Spinnrad & more, Tel. 0209/947840; 45276 Essen, Bochumer Straße 2-4, Abaddon, Tel. 0201/5927734, mandatem@web.de; 45355 Essen, Gerichtsstraße 26, Reformhaus Seibel GmbH, Tel. 0201/678706, reformhaus-seibel@web.de; 45468 Mülheim, Forum City am Hbf., Reformhaus Seibel GmbH, Tel. 0208/385374, reformhaus-seibel@web.de; 45473 Mülheim, Aktienstraße 277, Barbara Apotheke, Tel. 0208/763212, apothekebarbar@aol.de; 45479 Mülheim, Saarner Str.291 - 293, Sonnen Apotheke, Tel. 0208/997569; 45481 Mülheim, Düsseldorferstr. 63, Spitzweg-Apotheke, Tel. 0208/481323; 45657 Recklinghausen, Münsterstraße 1 a, Duftkännchen Ott, Tel. 02361/16216, elfie@gmx.de; 45699 Herten, Ewaldstraße 17, Reformhaus Klaas, Tel. 02366/87231, reformhaus-seibel@web.de; 45739 Oer-Erkenschwick, Berliner Platz 9, Arco Baleno, Tel. 02368/695366, arco-baleno@t-online.de; 45879 Gelsenkirchen, Robert-Koch-Straße 2, Rosen-Apotheke, Tel. 0209/22104, rosen-apotheke.GE@t-online.de; 46045 Oberhausen, Liebknecht Straße 37, Sternschnuppe, Tel. 0208/3057343,; 46047 Oberhausen, Centro EKZ, Reformhaus Seibel GmbH, Tel. 0208/802001, reformhaus-seibel@web.de; 46145 Oberhausen, Kantstraße 17, Glocken Apotheke, Tel. 0208/669414, mbeutling@t-online.de; 46147 Oberhausen, Holtener Marktplatz 20, Schwanen-Apotheke, Tel. 0208/680267; 46236 Bottrop, Osterfelder Straße 15, Pinguin Apotheke, Tel. 02041/28892; 46284 Dorsten, Halternerstr. 19, Holzwarth Apotheke, Tel. 02362/9498-0, holzwarth-apotheke@haus-lavie.de; 46342 Velen, K. v. Galen Straße 19, Engel-Apotheke, Tel. 02863/4353, engel-apotheke-velen@t-online.de; 46397 Bocholt, Königstraße 6, Reformhaus Feldmann, Tel. 02871/226175, rainer.feldmann@12move.de; 46483 Wesel, Hohe Straße 20-22, Haus der Schönheit, Tel. 0281/21865; 46535 Dinslaken, Neustraße 2, Malteser Apotheke, Tel. 02064/411510, reise@malteser-apotheke.de; 47137 Duisburg, Von der Mark Straße 72, Basar Apotheke, Tel. 0203/450360, Basar-Apotheke@t-online.de; 47167 Duisburg, Lehrerstraße 5, Alpha Apotheke, Tel. 0203/9948550, alpha-apotheke@t-online.de; 47179 Duisburg, City-Center, Apotheke Mattenklotz, Tel. 0203/491001, k.mattenklotz@aponet.de; 47198 Duisburg, Moerser Str.238 - 240, Atrium Apotheke, Tel. 02066/99584, atrium-apotheke-duisburg@t-online.de; 47226 Duisburg, Friedrich-Alfred-Straße 60, Vital Apotheke Rheinhausen, Tel. 02065/550620; 47441 Moers, Kirchstraße 4-6, Adler Apotheke, Tel. 02841/21021, adlerapotheke-moers@t-online.de; 47475 Kamp-Lintfort, Moerser Str. 271, Reformhaus Gröning, Tel. 02842/55689; 47495 Rheinberg, Römerstraße 16, Römer Apotheke, Tel. 02843/6116, helmut.neuhoff@point.gehe.de; 47608 Geldern, Hartstraße 24, Reformhaus Gröning, Tel. 02831/87556; 47798 Krefeld, Neusserstr. 28, Hansa-Apotheke, Tel. 0221/435060; 47798 Krefeldt, Ostwall 146, Kräuter Depot, Tel. 02151/25346, mail@delphin-apotheke-krefeld.de; 47800 Krefeld, Uerdinger Str. 590, Rathaus Apotheke, Tel. 02151/592427; 47877 Willich, Markt 9, Markt Apotheke, Tel. 02154/40801, markt.apotheke@t-online.de; 48143 Münster, Aegidiistraße 54, Fritz Freizeitspass, Tel. 0251/46094; 48147 Münster, Hoyastraße 1,Nord Apotheke, Tel. 0251/29695; 48231 Warendorf, Ostwall 41, Drogeriemarkt Alfred Koschorreck, Tel. 02581/787789, st.georg.apo.was@web.de; 48282 Emsdetten, Am Markt 13, Markt Apotheke, Tel. 02572/2421; 48356 Nordwalde, Bahnhofstraße 1, Rathaus Apotheke, Tel. 02573/2736; 49074 Osnabrück, Öwer de Hase 1, Neumarkt Apotheke, Tel. 0541/35892-0, service@neumarkt-apotheke.de; 49134 Wallenhorst, Zum Weißen Moor 2, Apotheke Agarius, Tel. 05407/853858; 49565 Bramsche, Große Straße 33, Das Kunst-Stückchen, Tel. 05461/880688, heikelienert@gmx.de; 49661 Cloppenburg, Mühlenstr. 2, Königs-Apotheke, Tel. 04471/21 59, info@koenigs-apoetheke.com, www.koenigs-apotheke.com; 50259 Pulheim, Josef-Gladbach-Platz 8, Stommelner Gesundhaus, Tel. 02238/2023, apolandstommeln@aol.com; 50354 Hürth, Kaulardstr. 44, Rosen-Apotheke, Tel. 02233/965252, info@rosenapotheke-huerth.de, www.rosenapotheke-huerth.de; 50667 Köln, EKZ, Breite Straße 80-90, Mutter Erde, Tel. 0221/851107, emmillia@gmx.de, www.naturprodukt24.com; 50678 Köln, Severin Straße 45, Severin Apotheke, Tel. 0221/313185,; 50739 Köln, Merheimer Str. 369, Elefanten-Apotheke, Tel. 0221/747355; 50858 Köln, Aachener Straße 1253, Center Apotheke, Tel. 02234/946120; 50939 Köln, Luxemburger Str.293, Klettenberg Apotheke, Tel. 0221-9415118; 51143 Köln, City-Center-Porz, Margot's Bioecke, Tel. 02203/55242; 51373 Leverkusen, Wiesdorfer Platz 21, Germania Apotheke, Tel. 0214/83040-0, germania.apotheke@t-online.de; 51427 Bergisch Gladbach, Siebenmorgen 39, Linden Apotheke, Tel. 02204/21107; 52064 Aachen, Alexianergraben 9, Barbarossa Apotheke, 0241/32201; 52070 Aachen, Augustastraße 1, Falken Apotheke, Tel. 0241/506268; 52159 Roetgen, Hauptstraße 43, Hubertus Apotheke, Tel. 02471/8877; 52222 Stolberg, Rathausstr. 46-48, Kupferhof-Apotheke, Tel. 02402/21024; 52249 Eschweiler, Grabenstraße 77, Reformhaus Washausen, Tel. 02403/38433, oekowasi@web.de; 52349 Düren, Josef Schregel Str. 48, Herrig, Tel. 02421/10082; 52372 Kreuzau, Hauptstraße 7,Kreuz Apotheke, Tel. 02422/9400-0; 52477 Alsdorf, Bahnhofstraße 59, Anna-Apotheke, Tel. 02404/90610, www.anna-apotheke.com; 53111 Bonn, Berliner Platz 2, Apotheke in Stadthaus, Tel. 0228/658717, apotheke_im_stadthaus.de; 53125 Bonn, Reichstraße 51, Ahorn Apotheke, Tel. 0228/9250999, info@ahorn-apotheke-bonn.de; 53173 Bonn, Koblenzer Str. 58, Alte Apotheke, Tel. 0228/353001, info@alte-apotheke.com, www.alte-apotheke.com; 53225 Bonn-Beuel, Obere-Wilhelmstr.16, Reformhaus Dr. Weihofen, Tel. 0228/467792; 53340 Meckenheim, Hauptstraße 93, Löwen Apotheke Goebel, Tel. 02225/2256, info@goebelnet.de; 53757 St. Augustin, Südstr.33, Süd-Apotheke, Tel. 02241/202023, info@sued-apotheke-online.de; 53840 Troisdorf, Kölner Str. 33, Reformhaus Dr. Weihofen, Tel. 02241/83903; 53859 Niederkassel, Provinzialstr. 33-35, Fähren Apotheke, Tel. 0228/450010; 53909 Zülpich, Schumacherstr. 10-12, Chlodwig-Apotheke, Tel. 02252/3642; 53949 Dahlem, Bahnstraße 4, Avalon Natura, Tel. 02447/8312; 54290 Trier, Brotstraße 45, Vier-Länder-Apotheke, Tel. 0651/44909, DrbFriebel@t-online.de; 54292 Trier, Theodor Heuss Allee 18, Christophorus Apotheke, Tel. 0651/25816, info@christophorus-apotheke-trier.de; 54329 Konz, Schillerstraße 16, Schiller-Apotheke, Tel. 06501/99430; 54516 Wittlich, Himmeroder Str. 9-11, Minotaurus Tee & Naturwaren, Tel. 06571/96273, www.spin-nature.de; 55116 Mainz, Am Brand 28, Apotheke am Brand, Tel. 06131/231819, dr.klaus.albers@t-online.de, www.apotheke-am-brand.de; 55116 Mainz, Emmeranstraße 9, Schiller-Apotheke, Tel. 06131/225147; 55128 Mainz, Essenheimer Str. 222 / Gutenbergcenter, Center

Apotheke, Tel. 06131/1407666; 55218 Ingelheim, Bahnhofstraße 26, Pfalz Apotheke, Tel. 06132/76660, pharm.steidle@t-online.de; 55252 Mainz, In der Witz 61, Apotheke am Ludwigsplatz, Tel. 06134/22143, info@apo-akk.de; 55268 Nieder-Olm, Bahnhofstraße 1, Laurenzi-Apotheke, Tel. 06136/3045; 55276 Oppenheim, Sant Ambrogio Ring 7, Wormser Keramik GmbH, Tel. 06133/924682, info@wormser-keramik.de; 56068 Koblenz, Schlossstraße 17, Schloss-Apotheke, Tel. 0261/18430, dr.eichele@schloss-apotheke-koblenz.de; 56170 Bendorf, EKZ, Hauptstraße 125, Center-Apotheke, Tel. 02622/903377, www.center-apotheke-bendorf.de; 56410 Montabaur, Rathauspassage, Töpferlädchen, Tel. 02602/2288 o. -228, toepferlaedchen@freenet.de; 56593 Horhausen, Alte Schulstraße 3, Susis Schatzinsel, Tel. 02687/9289505, shuifeng@shuifeng.com; 56856 Zell/Mosel, EKZ Globus, Apotheke im Globus, Tel. 06542/960442, H.Hueckstaedt@gmx.de; 57223 Kreuztal, Marburger Straße 79, Kolumbus Apotheke, Tel. 02732/769761, kolumbus-apotheke@web.de; 58097 Hagen, Märkischer Ring 119, Löwen Apotheke, Tel. 02331/24814; 58300 Wetter, Königstraße 3, Lebender Boden, Tel. 02335/682799, wsabatzki@web.de; 58402 Witten, Ruhrstraße 11, Burg Apotheke, Tel. 02302/13488; 59071 Hamm, Alter Uentroper Weg 53, Paracelsusplus Naturkost, Tel. 02381/985564, wigand@paracelsus-plus.de; 59199 Bönen, Bahnhofstraße 90 - 94, Kaufhaus Gröblinghoff, Tel. 02383/91009-0, info@groeblinghoff.de; 59227 Ahlen, Weststraße 117, Westtor Apotheke, Tel. 02382/91330; 59423 Unna, Niesenstraße 2, Regenbogen Apotheke, Tel. 02303/12686, Regenbogen_Apotheke@t-online.de; 59457 Werl, Walburgisstr. 52, Marien-Apotheke, Tel. 02922/2226, Marien-Apotheke.Werl@t-online.de; 59555 Lippstadt, Lange Straße 56, Röss'l-Apotheke, Tel. 02941/4207, roessl.apotheke@t-online.de; 59590 Geseke, Schildergasse 4, Compe@r Ltd.,02942/3735, fstuhldreier@t-online.de; 59597 Erwitte, Hellweg 9b, Adler Apotheke, Tel. 02943/49320, apotheke-erwitte@freenet.de; 60388 Frankfurt, Hessencenter, Borsigallee 2, Apotheke im Hessencenter, Tel. 06109/50830, info@apotheke-hessencenter.de; 60528 Frankfurt, Kalmitstr. 1, Tea and More, Tel. 069/67726128, Handelsvertretung-Eberle@web.de; 61191 Rosbach, Bahnhofstraße 14, Brunnen- Apotheke, Tel. 06003/91890; 61250 Usingen, Obergasse 6, Momo Naturkost, Tel. 06081/13907, info@momo-naturkost.de; 63075 Offenbach, Langstr. 20, Sonnen Apotheke, Tel. 069/865500; 63065 Offenbach, Marktplatz 8, Schwanen Apotheke am Markt, Tel. 069/8090660, schwanen-apotheke-of@t-online.de; 63450 Hanau, Hirschstraße 12, Teerose, Tel. 06181/4287984; 63505 Langenselbold, Steinweg 6, Quelle Shop, Tel. 06184/934831, Wolfgang.Goergner@Quelle.de; 63512 Hainburg, Wilhelm-Leuschner-Str. 42, Rosen Apotheke, Tel. 06182/4191, rosen-apotheke@pharma-online.de; 63584 Gründau, Leipziger Str. 28, Löwen-Apotheke, Tel. 06051/470300, loewenapgruendau@aol.com; 63633 Birstein, Fuldaer Str. 23, Elektro Schleich, Tel. 06054/5088; 63739 Aschaffenburg, Sandgasse 29, Herba, Tel. 06021/20459; 64283 Darmstadt, Neckarstraße 14, Apotheke Dr. Budde, Tel. 06151/24080, apotheke@dr-budde.com; 65183 Wiesbaden, Marktstraße 12, Apotheke am Markt, Tel. 0611/306509, apo.amma@t-online.de; 65185 Wiesbaden, Körnerstraße 6, Bettinas Kramladen, Tel. 0611/3601695; 65343 Eltville, Schwalbacher Str. 11, Löwen Apotheke, Tel. 06123/2516; 65719 Hofheim, Hauptstraße 36, Teddy's & Geschenke, Tel. 0173/6561486, post@teddyshop.de; 65843 Sulzbach, Main Taunus Zentrum, Apotheke im Main Taunus Zentrum, Tel. 069/9494400; 65929 Frankfurt, Emmerich-Josef-Str. 31, TEE - FEE, Tel. 069/36007979; 66117 Saarbrücken; Metzer Straße 102, Bellevue-Apotheke, Tel. 0681/56582, bellevueapotheke@t-online.de; 66129 Saarbrücken, Saargemünder Str.133, Apotheke Bübinger Markt, Tel. 06805/2986, apo.buebinger.markt@pharma-online.de; 66386 St. Ingbert, Pfarrgasse 2, Die Tee-Liebe, Tel. 06894 / 34 034; 66424 Homburg, Saarbrücker Straße 5, Ringelblume Naturfeinkost, Tel. 06841/64594, ringelblumehom@t-online.de; 66440 Blieskastel, Kardinal Wendel Str.51, Die Tee Liebe, Tel. 06842/507603, fritza-mueller@t-online.de; 66482 Zweibrücken, Hofenfelsstraße 43, Hofenfels-Apotheke, Tel. 06332/16933; 66540 Neunkirchen, Kuchenbergerstr. 29, Glück-auf-Apotheke, Tel. 06821/57880; 66606 St.Wendel, Bahnhofstraße 18, Luisen Apotheke, Tel. 06851/3127, team@luisenapotheke.com; 66663 Merzig, Bezirksstr. 106, Montclair Apotheke, Tel. 06861/2953, info@montclair-apotheke.de; 66679 Losheim am See, Saarbrücker Str. 9, Hochwald Apotheke, Tel. 06872/91200; 66901 Schönenberg, Glanstraße 20, Quelle Shop, Tel. 06373/6985; 67065 Ludwigshafen, Maudacherstraße 201, Kreuz-Apotheke, Tel. 0621/552152; 67067 Ludwigshafen, Silger Straße 7, Barbara-Apotheke, Tel. 0621/551440, barbaraapotheke@t-online.de; 67069 Ludwigshafen, EKZ Pfingstweide, Pfingsweide Apotheke, Tel. 0621/664545; 67071 Ludwigshafen, Dürkheimer Straße 30, Ritter Apotheke, Tel. 0621/676513; 67098 Bad Dürkheim, Stadtplatz 9, Löwen-Apotheke, Tel. 06322/8001, www.loewenapotheke-duew.de; 67136 Fussgönheim, Bahnhofstr. 8, Schloss-Apotheke, Tel. 06237/977 20, schlossapotheke-fussgoenheim@t-online.de, www.apotheke-fussgoenheim.de; 67433 Neustadt, Hauptstr. 82, Stern-Apotheke, Tel. 06321/2367, www.stern-apotheke-neustadt.de; 67655 Kaiserslautern, Pirmasenser Straße 8, Potpourrie, Tel. 0631/4149045, wenzel@potpourrie.de; 67661 Kaiserslautern, Opelstraße 54, Tierpark Apotheke, Tel. 06301/795960; 67716 Heltersberg, Hauptstraße 44, Holzland Apotheke, Tel. 06333/99160, holzlandapotheke@ad.com; 68259 Mannheim, Hauptstraße 23, Drogerie Wagenhals, Tel. 0621/791754, drogerie.wagenhals@t-online.de; 68519 Viernheim, Rathausstraße 30, RMV Rudolf Maier, Tel. 06204/701023, rudolf.m111@freenet.de; 68526 Ladenburg, Hauptstraße 9, Ladenburger Reformhaus, Tel. 06203/16698; 68766 Hockenheim, Reilinger Straße 2, Löwen-Apotheke, Tel. 06205/288928, info@loewen-apotheke-hockenheim.de; 69117 Heidelberg, Kaufhof/Markhalle, Teemeister Tan, Tel. 06221/659393; 70173 Stuttgart, Klettpassage, Laden 15, Bio B Discount, Tel. 08104/669233; 70173 Stuttgart, Büchsenstraße 10, Kreuser'sche Apotheke, Tel. 0711/221017; 70806 Kornwestheim, Bahnhofstraße 2-6, Stern Apotheke, Tel. 07154/29252, info@sternapotheke.com; 71034 Böblingen, Otto-Lilienthal-Str.24, Apotheke Hulb, Tel. 07031/69317, h.friedrich@aponet.de; 71634 Ludwigsburg, Holzmarkt 2, Baccar, Tel. 07141/6434114; 72072 Tübingen, Heinlenstraße 14, Bären Apotheke, Tel. 07071/763888, info@baer-express.de; 72764 Reutlingen, Wilhelmstraße 121, Marion's Fäßle, Tel. 07121/372587, Marion.Jandt@t-online.de; 73479 Ellwangen, Obere Straße 1, Tee & Gewürze, Tel. 07961/7086; 73728 Esslingen, Am Rossmarkt 1, Nepal Bazar, Tel. 0711/3511688, info@nepal-bazar.de; 74072 Heilbronn, Kirchbrunnenstr.11, Heilbronner Teeladen, Tel. 07131/84013; 75417 Mühlacker, Hindenburgstraße 41, Sender-Apotheke, Tel. 07041/818030, sender-apotheke@t-online.de; 76133 Karlsruhe, Kaiserstraße 38, Janssen Kaffee & Tee, Tel. 0721/378484; 76297 Stutensee, Hindenburgstr. 52, Tee und Service, Tel. 07249/599; 76829 Landau, Marktstraße 90, Engel Apotheke, Tel. 06341/86661; 76863 Herxheim, Obere Hauptstr.1, Alte Apotheke von 1837, Tel. 07276/8578; 76887 Bad Bergzabern,Marktstraße 22, Markt Apotheke, Tel. 06343/93550, marktapotheke.bza@t-online.de; 78050 Villingen-Schwenningen, Niederestr. 29, Villinger Teekiste, Tel. 07721/2060632; 80331 München, Neuhauser Straße 11, Internationale Ludwigs Apotheke, Tel. 089/18940-100, ilapo@t-online.de; 80538 München, Thieschstraße 2, Vitalia Reformhaus, Tel. 089/1021857; 80797 München, Agnesstraße, Vitalia Reformhaus, Tel. 089/12718770; 83022 Rosenheim, Stadtcenter Kufsteiner Str., Kempf, Tel. 08031/232968; 83278 Traunstein, Ludwigstr. 12 b, Kempf, Tel. 0861/69506; 83395 Freilassing, Industriestraße 6, Vitalia Reformhaus, Tel. 08654/64605; 83646 Bad Tölz, Lenggriesstr. 33, Vitalia Reformhaus GmbH, Tel. 08041/794308; 85057 Ingolstadt, EKZ Westpark, Vitalia Reformhaus GmbH, Tel. 0841/485847; 86150 Augsburg, Viktoriastraße 2, Papier Berner, Tel. 0821-38546; 88074 Meckenbeuren, Am Bahnhofsplatz 16, Die grüne Schiene, Tel. 07542/912570, info@diegrueneschiene.de; 87700 Memmingen, Weinmarkt 4, Apotheke am Weinmarkt, Tel. 08331/3113; 88326 Aulendorf, Kornhausstraße 1, Inspiration, Tel. 07525/913100, info@baternik.de; 88400 Biberach, Gymnasiumstr. 3, Schmidts Teeparadies, Tel. 07351/6258; 89231 Neu-Ulm, Donau-Center, Insel Apotheke, Tel. 0731/82882, info@inselapo.de; 89520 Heidenheim, Würzburger Straße 21, Silvi's Lädle, Tel. 07321/65440, silvia.trinschek@t-online.de; 90403 Nürnberg, Hauptmarkt 6-8, Reformhaus am Hauptmarkt, Tel. 0911/224078, G_Meck@web.de; 90429 Nürnberg, Hochstr. 18, Aphrodite Naturkosmetik, Tel. 0911/266376; 90473 Nürnberg, Center Langwasser, Vitalia Reformhaus, Tel. 0911/8122394; 90610 Winkelhaid, Hauptstr. 6, Linden-Apotheke, Tel. 09187/42111, m.koehler@aponet.de; 90762 Fuerth, Schwabacherstraße 35, Reformhaus Marx, Tel. 0911/771686; 91541 Rothenburg, Schlachthofstr. 37 c, Rothenburger Projektschmiede, Tel. 09861/935133, www.projektschmiede.org; 92237 Sulzbach, Rosenberger Straße 31, St. Anna-Apotheke, Tel. 09661/4065, www.stanna-apotheke.de; 92637 Weiden, Unterer Markt 32, VITA VERDE, Tel. 0961/16838, info@vitaverde-weiden.de; 93049 Regensburg, Franz-von-Taxis-Ring 53, Naturkost am Rennplatz, Tel. 0941/31776; 93059 Regensburg, Donaueinkaufszentrum, Biomarkt Neuhoff, Tel. 0941/4616540; 93073 Neutraubing, Pommernstraße 4, bio-spar-markt, Tel. 09401/912483; 93326 Abensberg, Straubinger Straße 42, Sanders Sonnengarten KG, Tel. 09443/905657, tino-sander@freenet.de; 94032 Passau, Am Schanzl 10, Turmapotheke am Schanzl, Tel. 0851/33377, turm-apotheke.passau@t-online.de; 95028 Hof, Marienstraße 52, Alraune, Tel. 09281/16253; 95326 Kulmbach, Grabenstraße 5, Tee & Gewürze, Tel. 09221/4211, schmindergewuerz@compuserve.de; 96052 Bamberg, Troppauplatz 1a, Rosen Apotheke, Tel. 0951/9370450; 96215 Lichtenfels, Innere Bamberger Str. 6 - 8, Rats-Apotheke, Tel. 09571/2544, kontakt@ratsapotheke-lichtenfels.de, www.ratsapotheke-lichtenfels.de; 96450 Coburg, Steinweg 40, Chamäleon, Tel. 09561/428033; 97070 Würzburg, Augustinerstr. 6, Schwanen Galerie, Tel. 0931/3292144; 97421 Schweinfurt, Lange Zehnstraße 20, Constance Riedl, Tel. 09721/533524; 97514 Oberaurach, Michelsberg 22, Wohlfühl- & Gesundheitszentrum, Tel. 09529/981358, FranzMajewski@web.de; 97616 Bad Neustadt, Hohnstr. 2 1/2, VIELERLEI, Tel. 09771/636340; 97688 Bad Kissingen, Obere Marktstr., VIELERLEI, Tel. 09771/636340; 98574 Schmalkalden, Auergasse 9, VIELERLEI, Tel. 09771/636340; 98617 Meiningen, Georgstr. 29, VIELERLEI, Tel. 09771/636340; 99084 Erfurt, Anger 2, Apollo Vital, Tel. 0361/6029050, apollo-gesundheitscenter@t-online.de; 99084 Erfurt, Juri Gagarin Str. 94, Apollo Apotheke, Tel. 0361/241166, apollo-gesundheitscenter@t-online.de; 99706 Sondershausen, Johann-Karl-Wezel-Straße 51, Karola's Blumenstübchen, Tel. 03632/541865.

In der Schweiz:
Teedeko-Kern, Grenchenstraße 10 a, CH-3296 Arch Schweiz, Tel. 0041-32-6792108, hkern@teedeko.ch.

*Fa. C & M DIE ÖKOTHEK, 73430 Aalen, Spitalstr. 14, Tel./Fax 07361-680176;
*COLIMEX-ZENTRALE, 50996 Köln, Ringstr. 46, Tel. 0221-352072, Fax 0221-352071; Auslieferungsläden: 32312 Lübbecke, Lange Str. 1, Stern-Apotheke, Tel. 05741-7707, Fax 05741-310887; 33102 Paderborn, Bahnhofstr. 18, St.-Christophorus-Drogerie, Tel. 05251-105213, Fax 05251-105252; 38300 Wolfenbüttel, Lange Herzogstr. 13, Tel. 05331-298370, Fax 05331-298570; 42105 Wuppertal, Karlsplatz 3, In der Rathausgalerie, Tel./Fax 0202-443988; 42853 Remscheid, Alleestr. 74, Allee-Center, Tel./Fax 02191-927963; 50171 Kerpen, Philipp-Schneider-Str. 2-6, Kaufhalle-Center, Tel./Fax 02237-922352; 50226 Frechen, Hauptstr. 99-103, Marktpassage, Tel./Fax 02234-274770; 50354 Hürth, Theresienhöhe, EKZ-Hürth/Arkaden, Tel./Fax 02233-708538; 50667 Köln, Schildergasse, in „Emotions", Tel./Fax 0221-2580862; 50858 Köln-Weiden, Aachener Str. 1253, Rhein Center Köln-Weiden , Tel./Fax 02234-709266; 51373 Leverkusen, Friedrich-Ebert-Platz 9; 51465 Bergisch Gladbach, Richard-Zanders-Str., Kaufhalle, Tel./Fax 02202-43103; 51643 Gummersbach, Wilhelmstr. 7, Vollkorn Naturwarenhandel, Tel. 02261-64784; 52062 Aachen, „Lust for Life", Komphausbadstr. 10, Tel./Fax 0241-4013033; 53111 Bonn, Brüdergasse 4, Tel./Fax 0228-659698; 53721 Siegburg, Am Brauhof 4, Tel./Fax 02241-591160; 53797 Lohmar, Breidtersteegsmühle, Broich & Weber, Tel. 02246-4245, Fax 02246-16418; 56068 Koblenz, Hohenfelder Str. 22, Löhr-Center-Koblenz, Tel./Fax 0261-1004890; 57462 Olpe, Bruchstr. 13, Valentin-Apotheke, Tel./Fax 02761-5190; 63739 Aschaffenburg, Steingasse 37, Colimex/Cleopatra, Tel. 06021-26464; 94032 Passau, Am Schanzl 10, Turm-Apotheke, Tel. 0851-33377, Fax 0851-32109; 95444 Bayreuth, Luitpoldplatz 3, Ars Vivendi - Lebenskunst in der Schloßgalerie, Tel. 0921-5169302, Fax 0921-5169303.
*DUFT & SCHÖNHEIT, 80331 München, Sendlinger Str. 46, Tel. 089-2608259.
EINHORN Drogerie, Irmgard Huber, Theresienplatz 20, 94315 Straubing
HOBBY-KOSMETIK, 97456 Dittelbrunn, Erlenstr. 25, Tel. 09721-44190; HOBBY-KOSMETIK, 86150 Augsburg, Bahnhofstr. 6, Tel. 0821-155346, Fax 0821-513945.
*JANSON, Dr. Klaus Schop, 76133 Karlsruhe, Kaiserpassage 16, Tel. 0721-26410, Fax 0721-27780.
*JOJOBA NATURPRODUKTE, 57072 Siegen, Hagener Str. 71, Tel. 0271-790201, Fax 0271-73866.
*KNACK-PUNKT, 73230 Kirchheim Teck, Alleenstr. 87, Susanne Rosenwirth, Tel. 07021-41726, Fax 07021-720675, E-Mail: info@knack-punkt.de; 27472 Cuxhaven, Präsident-Herwig-Str. 40, Tel. 04721-62820.
*KOSMETIK-BAZARE: Interessengemeinschaft der Kosmetik-Bazare e.V., 30159 Hannover, Knochenhauer Str. 6, Tel. 0511-326236, Fax 05066-693505, E-Mail: Pelili@web.de; 31582 Nienburg, Leinstr. 22, Tel. 05021-12825, Fax 05021-600808; 31785 Hameln, Thiewall 4, Tel./Fax 05151-22576; 32257 Bünde, Bahnhofstr. 31, Tel. 05223-5133, Fax 05232-71219; 32756 Detmold, Paulinenstr. 9, Tel. 05231-39614, Fax 05231-39691; 33602 Bielefeld, Mercartorstr. 13-15, Tel. 0521-131008, Fax 05232-71219; 34414 Warburg, Hauptstr. 46, Tel. 05641-60467; 35037 Marburg, Augustinergasse, Tel. 06421-161363, Fax 0641-76450; 35390 Gießen, Frankfurter Str. 1, Tel. 0641-76979, Fax 0641-76450, E-Mail: mail@har-moni.de; 37073 Göttingen, Papendiek 31, Tel. 0551-5084800, Fax 0551-9995638, E-Mail: Kosmetik-Bazar-Göttingen@web.de; 37671 Höxter, Am Markt 2a, Tel. 05271-380095, Fax 05271-697196, E-Mail: info@kosmetik-bazar-hoexter.de, www.kosmetik-bazar-hoexter.de; 48431 Rheine, Marktstr. 14, Tel./Fax 05971-15421; 53721 Siegburg, Holzgasse 47, Tel./Fax 02241-590942; 59555 Lippstadt, Blumenstr. 1, Tel. 02941-78466, Fax 02947-5276; 63924 Kleinheubach, Dientzenhofer Str. 14, Tel. 09371-68861, Fax 09371-947640, E-Mail: Kosmetik-Bazar.Dauphin@t-online.de; 65183 Wiesbaden, Marktstr. 14, Tel. 0611-379370, Fax 06124-3329; 75172 Pforzheim, Bahnhofstr. 9, Tel. 07231-33254, Fax 07452-67025.
*KRÄUTERGARTEN, 80469 München, Pestalozzistr. 3, Romana Auth, Tel./Fax 089-23249802.
LA VITA – Die grüne Drogerie, 84028 Landshut, Grasgasse 318, Tel./Fax 0871-24424.

NATUR- UND HOBBYLADEN, 91710 Gunzenhausen, Petra Stephan, Strittstr. 4, Tel. 09831-8574, Fax 09831-8566.
PAPILLON - Die andere Pflege, 71063 Sindelfingen, Planiestr. 13, regina Brückmann, Tel. 07031-800774.
PROVENCE, 44135 Dortmund, Bissenkamp 12-26, Tel. 0231-578936.
*PURA NATURA, 90402 Nürnberg, Johannesgasse 55, Tel. 0911-209522, Fax 0911-2447507.

In der Schweiz:
Interwega Handels GmbH DORF-LÄDELI, CH-8863 Buttikon, Kantonsstr. 49, Postfach 125, Tel. 055-4441854.
*DROGERIE IM DREIANGEL, CH-3552 Bärau, Bäraustr. 45, Tel./Fax 034-4021565.
*INTERWEGA Handels GmbH, CH-8863 Buttikon, Kantonsstr. 49, Tel. 055-4441854, Fax 055-4442477.

Die mit * gekennzeichneten Firmen betreiben auch Versandhandel.

Einige Substanzen erhalten Sie auch in Reformhäusern, Drogerien, Apotheken, Bioläden und Lebensmittelläden. Vergleichen Sie die Preise!

Hinweis:
Autoren und Verlag bemühen sich, in diesem Verzeichnis nur Firmen zu nennen, die hinsichtlich der Substanzen und Preise zuverlässig und günstig sind. Trotzdem kann eine Gewährleistung von Autoren und Verlag nicht übernommen werden. Irgendwelche Formen von gesellschaftsrechtlicher Verbindung, Beteiligung und/oder Abhängigkeit zwischen Autoren und Verlag einerseits und den hier aufgeführten Firmen andererseits existieren nicht.

Nachfolgend finden Sie einige Adressen, bei denen Sie zusätzliche Informationen erhalten bzw. speziell im Buch beschriebene Produkte beziehen können:

Gesundheit von Kopf bis Fuß

DARM-KAPSELKAMERA-UNTERSUCHUNG, Given Imaging GmbH, 22453 Hamburg, Borsteler Chaussee 47, Tel.: 040-5133000, www.givenimaging.com, http://arztliste.givenimaging.com

BAUCHTANZSCHULEN, Anette Paffrath, 40223 Düsseldorf, Aachener Str. 24, Tel.: 0211-3849457, www.scheherasade.de

DYNAMIK-SITZAUFLAGE & -STUHL „Schwipp“, Dr. Bastian Niemann, 37077 Göttingen, Brombeerweg 6, Tel.: 0551-22873, www.schwipp.de

UNIVERSALHAKEN „Häng's Dran 8521“, Dieckmann GmbH, 58644 Iserlohn, Grüner Talstr. 18-20, Tel.: 02371-9560, www.dieckmann.com

HÄNGESTRECKLIEGE „Apollo“, Kettler GmbH, 59463 Ense-Parsit, Postfach 1020, Tel.: 02938-810, www.kettler.net

TÜRRECKSTANGE, Hammer Sport AG, 89231 Neu-Ulm, Von-Liebig-Str. 21, Tel.: 0731-974880, www.hammer.de

UNIVERSAL-WIPPE, JVA-Shop-Niedersachsen, 29202 Celle, Postfach 1265, Tel.: 05141-754519, www.jva-shop.de

NIEM-PRODUKTE, Trifolio-M GmbH, 35633 Lahnau, Sonnenstr. 22, Tel.: 06441-63114, www.trifolio.de

KUNSTKOPFMIKROPHON, Soundmedia, 26133 Oldenburg, Cloppenburger Str. 229, Tel.: 0441-9491567, www.soundmedia.de

HÖRSCHUTZ-STÖPSEL, Hearsafe, 51149 Köln, Kölner Str. 195, Tel.: 02203-91000, www.hearsafe.de

SKALIERUNGS-EIMER (Typ 01363), Curver GmbH, 63303 Dreieich, An der Trift 63, Tel.: 06103-8080, www.curver.com

POLLENSCHUTZGITTER „tesa Protect“, tesa AG, 20253 Hamburg, Quickbornstr. 24, Tel.: 040-4909101, www.tesa.com

TOILETTENPAPIER-BEFEUCHTER „poclean“, Zeusnik e.K., 48712 Gescher, Schuckertstr. 30, Tel.: 02542-95570, www.poclean.de

MUNDDUSCHE „WaterPik“, Intersanté, 64625 Bensheim, Berliner Ring 163 B, Tel.: 06251-932810, www.intersante.de

GETREIDEKISSEN, Highland Naturprodukte, 66955 Pirmasens, Kettrichhofstr. 26, Tel.: 06331-226416, www.dinkelkissen.com

LICHTDUSCHE, SML, 52076 Aachen, Hirzenrott 2-4, Tel.: 02408-930093, www.lichttherapie.de

LUFTSATTEL „Air-Seat“, Sixt GmbH, 71106 Magstadt, Rudolf-Diesel-Str. 1, Tel.: 07159-944830, www.sixt-gmbh.de

GELSATTEL „Lookin“, H.B.W. GmbH, 33824 Werther, Ravensberger Str. 48, Tel.: 05203-97240, www.selleroyal.com

Natürliche Kosmetik und Pflege für Haut & Haar

KOSMETIK-SERIE „naturalbeauty", Christine-Niklas-Kosmetik, 50825 Köln, Landmannstr. 32, Tel.: 0221-9771755, www.bessere-haut.de
NEURODERMITIKER-BEKLEIDUNG, Tex A Med GmbH, 95482 Gefrees, Ellrodtstr. 5, Tel.: 09254-9620, www.texamed.de

Köstlich & gesund – Gaumenfreuden à la hobbythek

FAIRE DRITTE-WELT-PRODUKTE, TransFair e.V., 50937 Köln, Remigiusstr. 21, Tel.: 0221-9420400, www.transfair.org
PIZZASTEIN, Cottohaus Baldosas GmbH, 61381 Friedrichsdorf, Zum Köpperner Tal 42c, Tel.: 06175-7979798, www.cottohaus.de
SPRUDELAUTOMAT „WasserMaxx", Mesuca GmbH, 45881 Gelsenkirchen, Wilhelminenstr. 167, Tel.: 0209-155440, www.mesuca.de

Hobby, Heim & Garten

STAUBSAUGER „FÜR ALLERGIKER GEEIGNET", RWTÜV GmbH, 45141 Essen, Langemarckstr. 20, Tel.: 0201-8250, www.rwtuev.de
KUGELGELENK (Best.Nr. 5011) & GERÄTESCHRAUBEN (Best.Nr. 5124), Hama GmbH, 86651 Monheim, Dresdner Straße 9, Tel.: 09091-5020, www.hama.de
EINWEGKAMERA „FUN", Kodak GmbH, 70327 Stuttgart, Hedelfinger Straße 60, Tel.: 0711-4060, www.kodak.de
ZEITSCHALTER (Best.Nr.153) & BALSAHOLZ, Graupner GmbH, 73230 Kirchheim/Teck, Henriettenstraße 94-96, Tel.: 07021-7220, www.graupner.de
DELTA-DRACHEN „Sunrise", In Vento GmbH, 26180 Rastede-Neusüdende, Klein Feldhus 1, Tel.: 04402-92620, www.invento-hq.com
SPÜLMITTEL „Joy", Jako-O GmbH, 96476 Bad Rodach, Werner von Siemens-Str. 23, Tel.: 09564-929315, www.jako-o.de
SCHAFWOLLVLIES „Kairatin", Raab Karcher GmbH, 60314 Frankfurt, Hanauer Landstr. 150, Tel.: 069-40505326, www.raabkarcher.de
RAUMLUFTMODUL, Trilumina GmbH, 74232 Abstatt, Fabrikstr. 9, Tel.: 07062-676128, www.trilumina.de
FORMALDEHYD-SCHNELLTEST „Bio-Check F", Dräger Safety AG, 23560 Lübeck, Revalstr. 1, Tel.: 0451-8820, www.draeger.com
PILZBRUT & PILZTABLETTEN, GAMU GmbH, 47800 Krefeld, Hüttenallee 241, Tel.: 02151-58940, www.gamu.de
DRUCKSPRÜHGERÄT, Gloria-Werke, 59329 Wadersloh, Diestedder Str. 39, Tel.: 02523-770, www.gloria.de
MILBEN-SCHUTZÜBERZUG „Allergocover", Allergopharma KG, 21465 Reinbek, Hermann-Körner-Str. 52, Tel.: 040-727650, www.allergopharma.de
WASSERHÄRTE-TEST, Merck KGaA, 64293 Darmstadt, Frankfurter Str. 250, Tel.: 06151-720, www.merck.de
ELEKTRO-WERKZEUGE, Atlas Copco GmbH, 45141 Essen, Langemarckstr. 35, Tel.: 0201-21770, www.atlascopco.com
DIGITAL-KAMERA „Optio", Pentax GmbH, 22527 Hamburg, Julius-Vosseler-Str. 104, Tel.: 040-561920, www.pentax.de
FOTOPAPIER & FOTOCHEMIE, Tetenal GmbH, 22844 Norderstedt, Schützenwall 31-35, Tel.: 040-521450, www.tetenal.com

Für Versandhandelskunden und Wiederverkäufer sind ab sofort sämtliche hobbythek-Produkte und viele weitere Informationen auch erhältlich bei:

Vitalithek GmbH
Sonnenberger Straße 64 · 65193 Wiesbaden
Tel.: 0611-8906460 · www.vitalithek.de

DOSIERUNGSTABELLE für den Waschmittelbaukasten der hobbythek 2004

Wäscheart	Verschmutzung	Waschtemperatur	Gruwash ht - Pulver Gruwash ht - flüssig (Waschmittelfach)	Probunt ht (Waschmittelfach)	Bawos ht (Waschmittelfach)	Proweiß Spezial ht Eureco liquid ht (Waschmittelfach)
Bunte Wäsche	normal	30° 40°	80 ml Pulver bzw. 30 ml flüssig	10 ml		60 ml Pulver 80 ml flüssig
Bunte Wäsche	leicht	30° 40°	70 ml Pulver bzw. 25 ml flüssig	10 ml		30 ml Pulver 40 ml flüssig
Bunte Wäsche	stark	30° 40° 60°	100 ml Pulver bzw. 40 ml flüssig	10 ml		60 ml Pulver 90 ml flüssig
Weiße Wäsche	normal	30° 40° 60°	80 ml Pulver bzw. 30 ml flüssig			60 ml Pulver 80 ml flüssig
Weiße Wäsche	leicht	30° 40°	70 ml Pulver bzw. 25 ml flüssig			30 ml Pulver 40 ml flüssig
Weiße Wäsche	stark	30° 40° 60°	100 ml Pulver bzw. 40 ml flüssig			80 ml Pulver 90 ml flüssig
Wolle, Seide Felle, Daunen, Leder (waschbar)	normal	30°			60 ml	40 ml flüssig
Sportbekleidung (aus Mikrofaser, mit Vlies)	normal	30°			60 ml	60 ml Pulver bzw. 80 ml flüssig
Feinwäsche (hell & dunkel)	normal	30°			60 ml	30 ml Pulver bzw. 40 ml flüssig

			BEI BEDARF HINZUFÜGEN			
	Biozym SE ht **Biozym F ht** **Biozym P ht** (Waschmittelfach)	**Proweich ht** (Weichspülerfach)	**Waschmittelduft ht** für duftende Wäsche (Weichspülerfach)	**Prohell ht** für extrem weiße Wäsche (Waschmittelfach)	**Waweich ht** ab Wasserhärte IV (Waschmittelfach)	**Kalweg ht** bei verkalkter Wäsche oder Waschmaschine (Weichspülerfach)
	1 Beutel SE bzw. 1 Beutel P	20 ml	15 Tr.		1 Beutel	25 ml
	1 Beutel SE bzw. 1 Beutel P	20 ml	15 Tr.		1 Beutel	25 ml
	1 Beutel SE bzw. 1 Beutel P + 1 Beutel F	20 ml	15 Tr.		1 Beutel	25 ml
	1 Beutel SE bzw. 1 Beutel P	20 ml	15 Tr.	1 Beutel	1 Beutel	25 ml
	1 Beutel SE bzw. 1 Beutel P	20 ml	15 Tr.	1 Beutel	1 Beutel	25 ml
	1 Beutel SE bzw. 1 Beutel P + 1 Beutel F	20 ml	15 Tr.	1 Beutel	1 Beutel	25 ml
	1 Beutel F		15 Tr.			
	1 Beutel F		15 Tr.			
	1 Beutel F		15 Tr.			

Weitere Titel aus der Hobbythek-Reihe ...

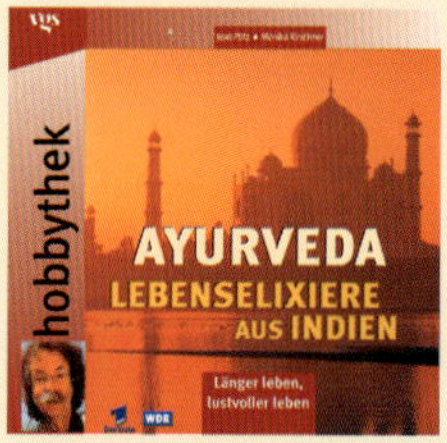

Jean Pütz/Monika Kirschner
LEBENSELIXIERE
AUS INDIEN
Ayurveda
ISBN 3-8025-6221-6

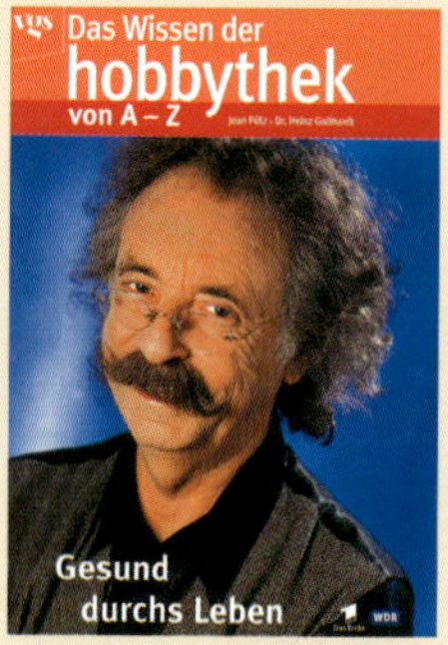

Jean Pütz/Dr. Heinz Gollhardt
DAS WISSEN
DER HOBBYTHEK
von A – Z
ISBN 3-8025-6226-7

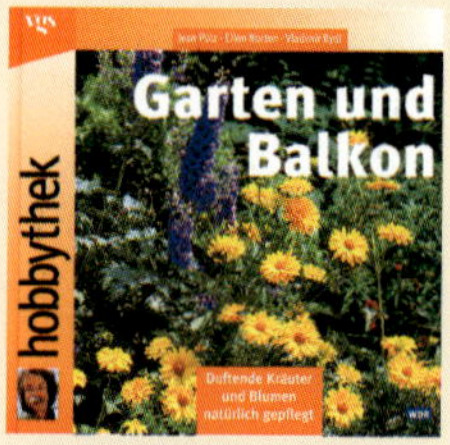

Jean Pütz/Ellen Norten/Vladimir Rydl
GARTEN UND BALKON
Duftende Kräuter
und Blumen natürlich gepflegt
ISBN 3-8025-6200-3

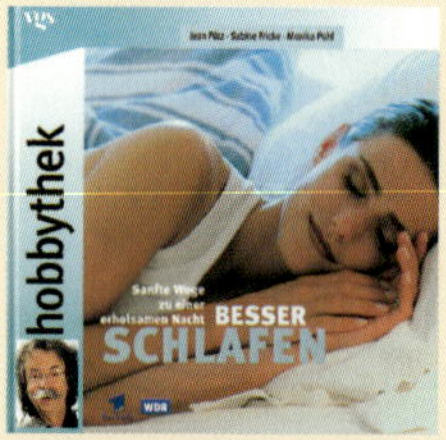

Jean Pütz/Sabine Fricke/
Monika Pohl
BESSER SCHLAFEN
Sanfte Wege zu einer
erholsamen Nacht
ISBN 3-8025-6222-4

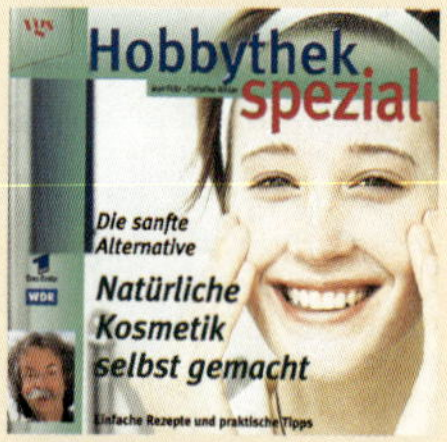

Jean Pütz/Christine Niklas
NATÜRLICHE KOSMETIK SELBST GEMACHT
Einfache Rezepte und praktische Tipps
ISBN 3-8025-1444-0

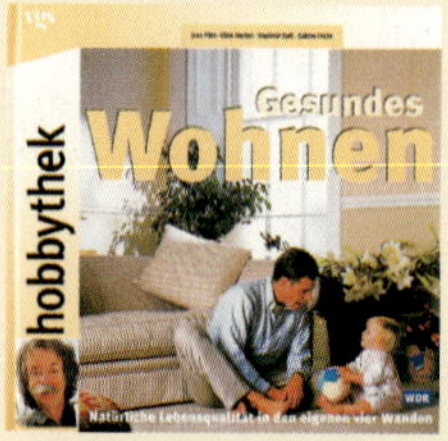

Jean Pütz/Ellen Norten/
Sabine Fricke/Vladimir Rydl
GESUNDES WOHNEN
Natürliche Lebensqualität
in den eigenen vier Wänden
ISBN 3-8025-6220-8

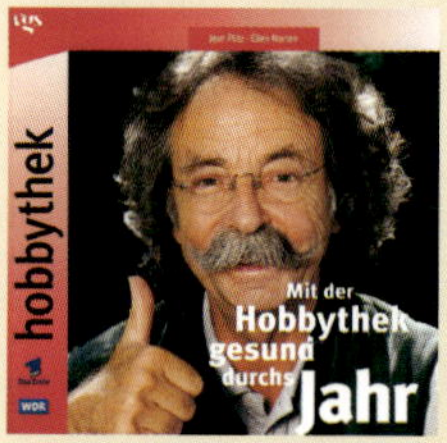

Jean Pütz/Ellen Norten
MIT DER HOBBYTHEK
GESUND DURCHS JAHR
ISBN 3-8025-6218-6

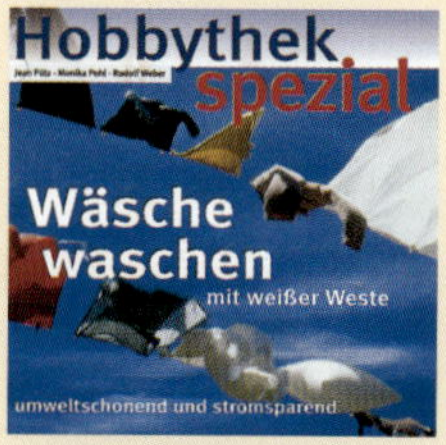

Jean Pütz/Monika Pohl/
Rudolf Weber
WÄSCHE WASCHEN MIT WEISSER WESTE
umweltschonend und stromsparend
ISBN 3-8025-1423-8

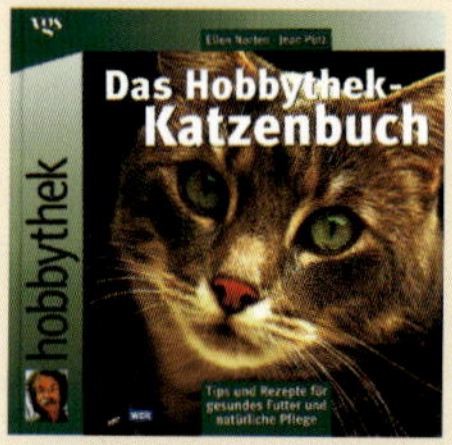

Jean Pütz/Ellen Norten
DAS HOBBYTHEK-KATZENBUCH
Tips und Rezepte für gesundes
Futter und natürliche Pflege
ISBN 3-8025-6207-0

... konkret, praktisch und aktuell

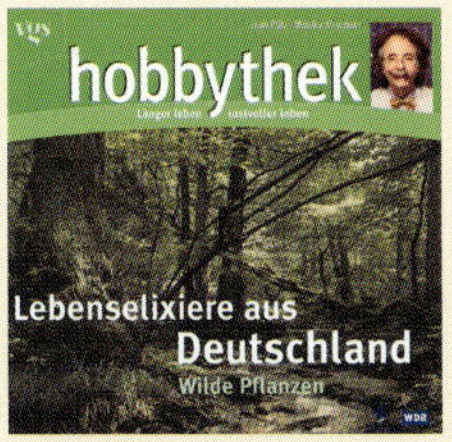

Jean Pütz/Monika Kirschner
LEBENSELIXIERE AUS DEUTSCHLAND
Wilde Pflanzen
ISBN 3-8025-6228-3

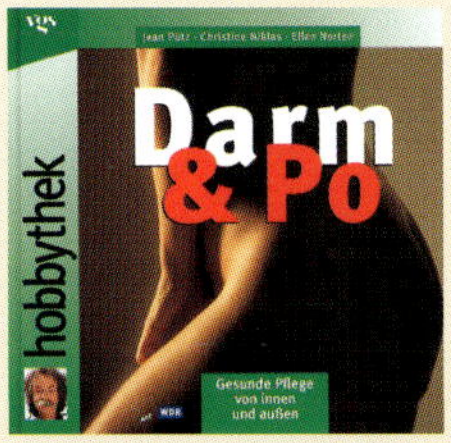

Jean Pütz/Christine Niklas/Ellen Norten
DARM & PO
Gesunde Pflege von innen und außen
ISBN 3-8025-6201-1

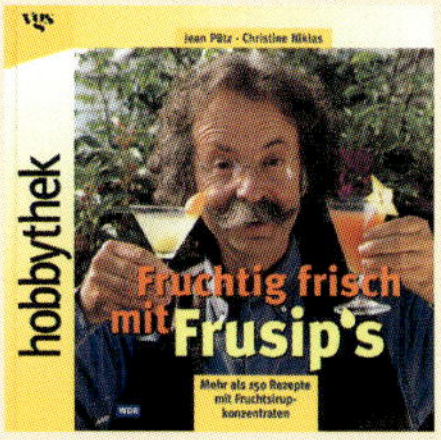

Jean Pütz/Christine Niklas
FRUCHTIG FRISCH MIT FRUSIP'S
Mehr als 150 Rezepte mit Fruchtsirupkonzentraten
ISBN 3-8025-6206-2

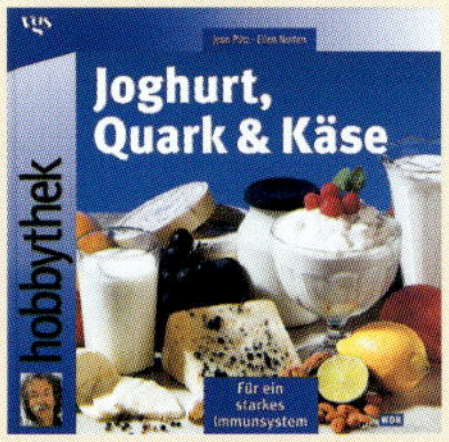

Jean Pütz/Ellen Norten
JOGHURT, QUARK & KÄSE
Für ein starkes Immunsystem
ISBN 3-8025-6213-5

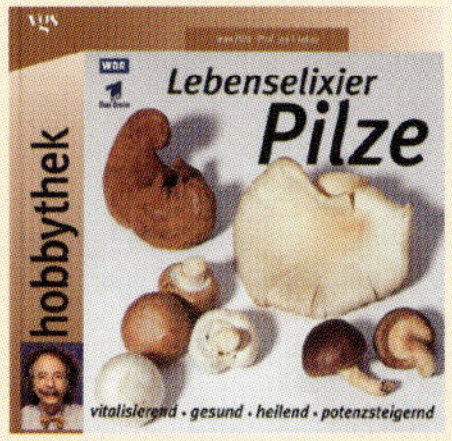

Jean Pütz/Prof. Jan I. Lelley
LEBENSELIXIER PILZE
vitalisierend, gesund, heilend, potenzsteigernd
ISBN 3-8025-6224-0

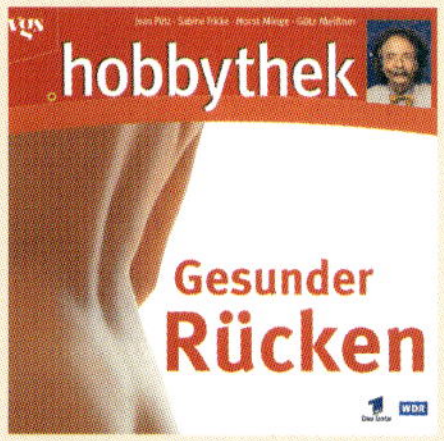

Jean Pütz/Sabine Fricke/Horst Minge/Götz Meißner
GESUNDER RÜCKEN
ISBN 3-8025-6229-1

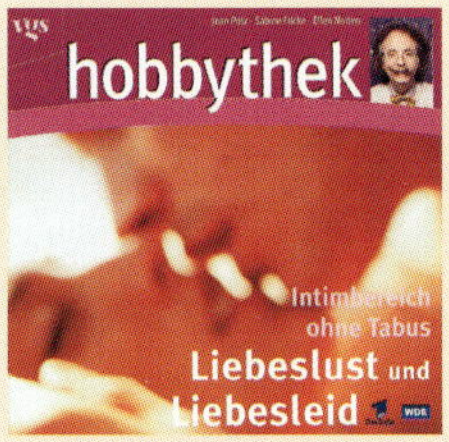

Jean Pütz/Sabine Fricke/Ellen Norten
LIEBESLUST UND LIEBESLEID
Intimbereich ohne Tabus
ISBN 3-8025-6227-5

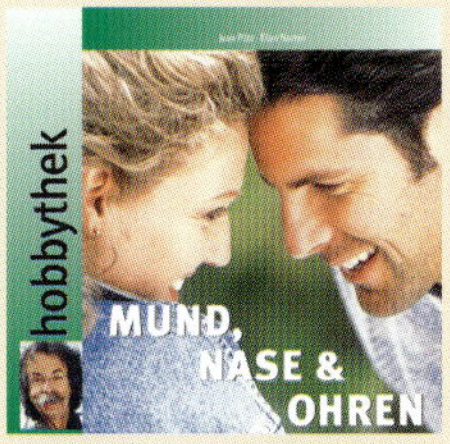

Jean Pütz/Ellen Norten
MUND, NASE & OHREN
ISBN 3-8025-6223-2

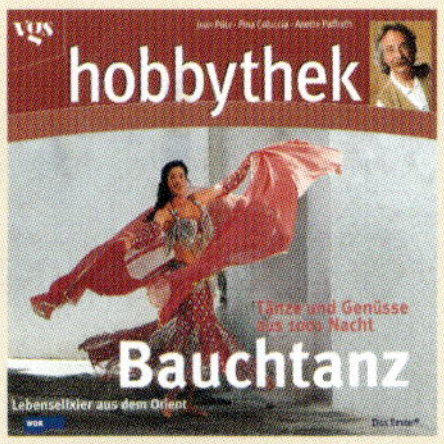

Jean Pütz/Anette Paffrath/Pina Coluccia
BAUCHTANZ
ISBN 3-8025-6231-3

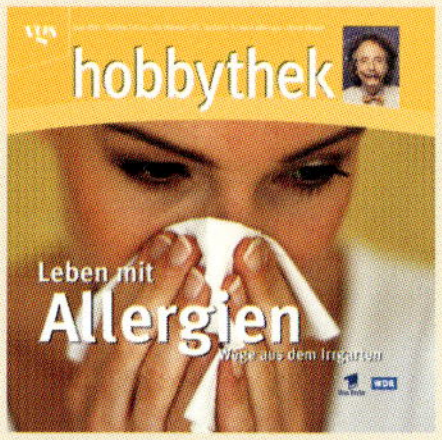

Jean Pütz/Sabine Fricke/Ute Hänsler/Horst Minge/Dr. Stefanie Schmidt-Altringer
LEBEN MIT ALLERGIEN
Wege aus dem Irrgarten
ISBN 3-8025-1545-5

Im Internet: www.vgs.de